Conto Expressão

Coordenação editorial
CLAUDINE BERNARDES

Conto Expressão

O PODER TERAPÊUTICO DOS CONTOS

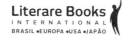

© LITERARE BOOKS INTERNATIONAL LTDA, 2022.
Todos os direitos desta edição são reservados à Literare Books International Ltda.

PRESIDENTE
Mauricio Sita

VICE-PRESIDENTE
Alessandra Ksenhuck

DIRETORA EXECUTIVA
Julyana Rosa

DIRETORA DE PROJETOS
Gleide Santos

RELACIONAMENTO COM O CLIENTE
Claudia Pires

EDITOR
Enrico Giglio de Oliveira

ASSISTENTE EDITORIAL
Luis Gustavo da Silva Barboza

REVISOR
Beatriz Parisi

CONSULTORA LITERÁRIA
Potyra Najara

CAPA E DESIGNER EDITORIAL
Lucas Yamauchi

ILUSTRAÇÃO DA CAPA
Marta Parejo Jiménez

IMPRESSÃO
Gráfica Paym

Dados Internacionais de Catalogação na Publicação (CIP)
(eDOC BRASIL, Belo Horizonte/MG)

C522 Conto expressão: o poder terapêutico dos contos / Coordenadora
Claudine Bernardes. – São Paulo, SP: Literare Books
International, 2022.
296 p. : foto. ; 15,7 x 23 cm

Inclui bibliografia
ISBN 978-65-5922-420-3

1. Educação emocional. 2. Contação de histórias. 3. Terapia
expressiva. I. Bernardes, Claudine.
CDD 615.8516

Elaborado por Maurício Amormino Júnior – CRB6/2422

LITERARE BOOKS INTERNATIONAL LTDA.
Rua Antônio Augusto Covello, 472
Vila Mariana — São Paulo, SP. CEP 01550-060
+55 11 2659-0968 | www.literarebooks.com.br
contato@literarebooks.com.br

SUMÁRIO

9   PREFÁCIO
         Malucha Nunes Caetano Pacheco

11   INTRODUÇÃO
         Claudine Bernardes

PARTE 1: FUNDAMENTOS

13   CONTOEXPRESSÃO E O PODER TERAPÊUTICO DOS CONTOS
         Claudine Bernardes

PARTE 2: PRÁTICA
2.1 CONTOS DE FADAS: RECONTOS E INSPIRAÇÕES

23   AS NOSSAS EMOÇÕES PODEM SER GIGANTESCAS
         Claudine Bernardes

31   CONSTRUINDO RESILIÊNCIA EMOCIONAL
         Claudete Maria de Paulo Cruz

39   DOS DESAFIOS DA VIDA ÀS ALEGRIAS AINDA PRESENTES
         Daniele Dorotéia Rocha da Silva de Lima

49   O CAMINHO DA VERDADE
         Flaviana Aquino

57   EXPRESSANDO AS EMOÇÕES
         Iolanda Garcia

65   FORTALECENDO LAÇOS DE AMOR
         Luciane Siqueira Serra

73   COMUNICAR SEM ENVENENAR
       Kellem C. Girardi Krause

81   ENFRENTANDO RELACIONAMENTOS ABUSIVOS OU TÓXICOS
       Claudine Bernardes

2.2 CONTOS AUTORAIS

91   HONRANDO A SUA HISTÓRIA
       Camila Barreto

99   CRESCENDO COM CAUÃ
       Celina Ferreira Garcia

109   REAVENDO VALORES DESAPARECIDOS
       Cristiane Gavazza

117   A AFETIVIDADE E OS SEUS PODERES
       Danielle Feitosa

125   ACOLHENDO AS MUDANÇAS QUE A VIDA OFERECE
       Eliane Schiestl Stüker

133   DESPERTANDO SEU INTERIOR E ENFRENTANDO O MEDO
       Fátima Leal

143   MEMÓRIAS AFETIVAS: REVISITANDO O PASSADO PARA TRANSFORMAR O FUTURO
       Fátima Pereira

151   CRIANDO PONTES E DERRUBANDO MUROS
       Gilda Maria Santos

159   OS CICLOS DA VIDA
       Gleice Mara Leite da Silva

167   VAMOS ACOLHER E GERENCIAR A RAIVA?
       Ione Sudré Pereira

177   O MUNDO É MAIS BONITO PORQUE VOCÊ EXISTE
       Ivanete de Andrade

185   FLUINDO NO CAMINHO DO MEIO
       Ligia Zamban

193	O SEMÁFORO DAS EMOÇÕES **Chrys Santos (Maria Cristina dos Santos)**	
203	EXPRESSANDO-SE COM ASSERTIVIDADE E DESENVOLVENDO SENTIMENTOS DE EMPATIA E GRATIDÃO **Maria Helena Lobão**	
211	LIDANDO COM PERDAS POR MEIO DE MEMÓRIAS AFETIVAS **Maria Vilela George**	
221	CUIDANDO DO LUGAR QUE AMAMOS **Nilceia Bianchini**	
229	AUTORRESGATE: SEU OLHAR PARA SI ILUMINA SUA CAMINHADA **Potyra Najara**	
239	ACEITANDO MEU PASSADO, ACOLHO-ME EM AMOR E CONSTRUO MINHA HISTÓRIA **Priscila Daniela Hammes**	
247	TRAZENDO AS EMOÇÕES PARA A MESA **Regiane Cantusio**	
255	EU ME OLHO, EU ME DESCUBRO **Valdirene Carvalho da Silva Rodovalho**	
263	A CAIXA DE MEMÓRIAS **Vanessa Mondin Martins**	
271	O SEMEAR DO JARDINEIRO: O TRABALHO DE UMA VIDA **Vivian Faria**	

PARTE 3: COMPLEMENTOS

279	DINÂMICAS DE QUEBRA-GELO **Claudine Bernardes**
291	POSFÁCIO **Maria Vilela Georg**
293	BIBLIOGRAFIA
295	ÍNDICE POR TEMAS

PREFÁCIO

Antes de iniciar a apresentação desta obra, permita-me descrever brevemente a minha jornada profissional no mundo dos contos e oficinas. Sou formada em Psicologia há quase 20 anos, e meu trabalho na educação começou ainda mais cedo. Durante minha graduação, trabalhava como auxiliar de biblioteca e, como estudava Psicologia, a diretora me pediu para que eu fizesse algum trabalho na escola com a 5ª série, que hoje seria o 6º ano do ensino fundamental I. Na época montei minha própria oficina por meio de livros e materiais didáticos disponíveis na biblioteca e, trabalhando com as crianças, notei a incapacidade destas em manejar suas emoções e o quanto isso acarretava prejuízos em suas vidas. Isso me motivou a querer ajudar ainda mais as crianças e a escola.

Após me formar, fui convidada para trabalhar em uma escola privada como psicóloga escolar em uma cidade vizinha à minha, onde permaneço até hoje. Durante meu percurso profissional sempre procurei entender um pouco mais as crianças e suas dificuldades, buscando cursos e especializações que pudessem ajudar na minha formação como psicóloga escolar para ajudar as crianças e nesse processo as oficinas se tornaram a minha grande paixão.

Quando conheci a Contoexpressão me apaixonei e vi o quanto ela poderia contribuir ainda mais com o meu trabalho, onde busco por meio dos contos e oficinas trabalhar questões socioemocionais e desenvolvimento infantil. Acredito que a educação emocional tem crescido nos últimos anos, pois somos ainda muito carentes nesse aspecto. Trabalhar educação emocional por meio de contos toca positivamente na vida das pessoas; digo isso pois meu trabalho se dá, em sua maioria, por meio de oficinas e contos terapêuticos. Vi a Contoexpressão como uma ferramenta muito potente e com resultados surpreendentes no meu trabalho como psicóloga escolar.

Na Contoexpressão utilizamos os contos para o processo de autoconhecimento, adquirindo instrumentos que ajudem as pessoas a lidarem com os seus conflitos, sejam eles de ordem emocional, comportamental e até mesmo mental. Ao utilizar os contos estamos nutrindo nosso mundo interno e fortalecendo a imaginação para criar realidades mais prósperas. Por meio deles tudo se torna possível. Ao contarmos histórias para as crianças ampliamos sua visão de mundo, ajudando a superar dificuldades de aprendizagem, a baixa autoestima e a discriminação de qualquer tipo que sofram ou que venham a sofrer (gerando um espaço de prevenção e promoção de saúde mental).

Conto Expressão é um livro de uma riqueza sem tamanho, pois traz os contos e com eles as oficinas, implementadas em diversas demandas. Esta obra foi carinhosamente construída em conjunto, em que oferece conceitos fundamentais e nos brinda com a vivência das oficinas. Com certeza, uma obra que tem muito a contribuir na prática da educação emocional e também terapia, não somente com crianças, mas também com adolescentes e adultos.

Senti-me honrada em poder participar desse momento de produção; escrever um livro é sempre a realização de um sonho, pois quando escrevemos deixamos sempre uma pista sobre o que amamos, sobre o que acreditamos sobre a vida. Recebi o convite da Claudine para prefaciar este livro lindo e amoroso, e destaco aqui a sua trajetória no mundo dos contos, que já brilha em diversos lugares do mundo, seja por sua presença iluminada e incansável originalidade, seja pelo carinho e ternura por suas alunas sempre com sorriso franco e vibrante. Este livro é cheio de esperança e posições reflexivas por meio das oficinas que dispõe. Recomendo a todos os pais, educadores, gestores, pesquisadores, enfim, a todas as pessoas que querem nutrir amor, resiliência e uma capacidade de todos em superar-se sempre.

Malucha Nunes Caetano Pacheco
Psicóloga e escritora
Instagram: @psicomalucha

INTRODUÇÃO

Como utilizar este livro

Contar histórias é acender uma fogueira em seu coração para que a sabedoria e a imaginação possam transformar sua vida.
Nancy Mellon

Embora a maioria dos livros sejam escritos e publicados para serem lidos, este é um livro que busca algo mais. Desejamos acender uma fogueira no seu coração, e motivá-lo a colocar em prática, tanto o que ensinamos como as propostas didáticas aqui contidas.

Conto expressão: o poder terapêutico dos contos em 60 oficinas de educação emocional é o resultado de um trabalho cuidadoso, honesto e sensível que consegue abarcar inumeráveis temáticas educativas e terapêuticas, as quais podem ser trabalhadas com grupos ou indivíduos de diversas idades. Algo tão amplo e didaticamente coerente só foi possível tendo em vista que para a sua criação contamos com a participação de profissionais que são referência em muitas áreas distintas (psicólogas, psicopedagogas, pedagogas, enfermeiras, terapeutas, arteeducadoras, contadoras de histórias etc.).

Para melhor aproveitar tudo o que este livro oferece, recomendo que primeiro leia a informação teórica contida na sessão que intitulamos "Contoexpressão e o poder terapêutico dos contos".

Depois você pode ler todo o livro para conhecer o seu conteúdo completo, ou, caso tenha a necessidade de aplicar alguma oficina, basta buscar aquela que mais se adeque à temática que você deseja tratar. Para ajudá-lo a encontrar o que está buscando, além do "Sumário por Capítulos", que está no início do livro, também criamos um "Sumário por temas" que se encontra ao final.

As 60 Oficinas se encontram na Parte Prática, que se subdivide em "Contos de Fadas: Recontos e Inspirações" (com oito contos de fadas, recontados ou inspirados) e "Contos Autorais" (22 contos escritos pelas autoras), somando um total de 30 capítulos.

Depois da "Parte Prática" você encontrará um capítulo destinado a "Dinâmicas de quebra-gelo" que foram sugeridas dentro das oficinas.

Além de tudo isso, no final do livro disponibilizamos um código QR por meio do qual você poderá baixar o material de apoio em PDF, que servirá de suporte às oficinas.

Começamos?

CONTOEXPRESSÃO E O PODER TERAPÊUTICO DOS CONTOS

Nada lhe posso dar que já não exista em você mesmo. Não posso abrir-lhe outro mundo de imagens, além daquele que há em sua própria alma. Nada lhe posso dar a não ser a oportunidade, o impulso, a chave. Eu o ajudarei a tornar visível o seu próprio mundo, e isso é tudo.
Hermann Hesse

Somos seres narrativos! Embora vivamos dentro de um espaço de tempo linear, nos movemos dentro desse tempo, viajando do presente ao passado por meio das nossas memórias, que estão desenhadas no nosso inconsciente por meio de um fio narrativo que contém símbolos e metáforas. Dessa forma, podemos mudar o nosso passado, por meio da ressignificação da narrativa de vida, e podemos nos projetar ao futuro, criando histórias que esperamos que aconteçam. É também por meio da narrativa que interpretamos o mundo e as nossas vivências nele, porque a nossa realidade é resultante das histórias que nos contamos, sobre fatos que nos ocorrem. Por exemplo, duas pessoas estão caminhando na rua, começa a chover de maneira abundante, uma delas sorri, enquanto a outra fica extremamente irritada. Por quê? A que sorriu criou uma narrativa amável para esta experiência, por exemplo, enquanto a chuva caía, ela pode ter criado uma narrativa interna, na qual conversava consigo, dizendo "Chegarei em casa, tirarei essa roupa molhada e tomarei um banho bem quente. Depois vou ler na cama, amo ler escutando o barulho da chuva." A outra pessoa possivelmente tenha ficado irritada porque criou uma narrativa interna mais negativa, algo como: "Que horrível ficar todo molhado! Se não me secar logo, ficarei doente, e se fico doente me prejudicará no trabalho."

Como você pode ver, as histórias que contamos influenciam na forma como nos projetamos nesse mundo. A Contoexpressão utiliza a narrativa como ponte que comunica cada pessoa com o seu próprio mundo interior. Os símbolos e metáforas existentes dentro dos contos são conduzidos ao interior do ser humano por meio do fio da narrativa, despertando e conectando-se com os símbolos pessoais. Esse processo natural é potencializado pelas ferramentas contoexpressivas, gerando um movimento de mudança de dentro para fora, ou seja, do pensamento para a conduta. Mas, o que é a Contoexpressão?

Para poder responder a essa pergunta, considero necessário explicar como e por que surgiu a metodologia, a qual se entrelaça com a minha história pessoal. Antes de ser mãe havia lido dezenas de livros sobre como educar os filhos e, com tanta informação (além de trabalhar durante anos com o público infantil e adolescente), pensei que já estava preparada para esse desafio. Hoje dou risadas de mim mesma e da minha grande ignorância em relação à maternidade real. Os primeiros anos com o meu filho foram desastrosos, eu me sentia perdida e desesperada. Foi então que descobri o mundo mágico dos contos e como poderia usá-los para me comunicar com meu menino. Comecei a escrever histórias que lhe contava de acordo com as suas necessidades e o resultado foi incrível! Em pouco tempo observamos que ele se nutria dos contos e que isso gerava uma mudança positiva no seu comportamento.

Posteriormente comecei a pesquisar sobre o assunto e foi quando decidi fazer a minha primeira formação nessa temática – um Mestrado em Contos e Fábulas Terapêuticas, no Instituto de Psicologia IASE (com sede na Espanha, onde atualmente sou docente). Ao embarcar nesta incrível aventura, também passei por um processo de amadurecimento e cura, o qual resolvi compartilhar a fim de ajudar a pais, mães e profissionais.

Foi então que me deparei com um grande problema: o que para mim parecia simples e prático, para outros era complexo de entender, pois além de não possuírem os conhecimentos teóricos e práticos que eu havia acumulado, também não existia uma metodologia clara a seguir. Além disso, muitos utilizavam os contos de maneira equivocada, por pensar que conto é coisa de criança e fácil de aplicar… não tinham ideia da complexidade e profundidade do tema. A fim de tornar esse conteúdo mais acessível, resolvi criar uma metodologia muito didática, a qual denominei **Contoexpressão**.

1. Sobre a Contoexpressão

A Contoexpressão é a arte de compartilhar, provocar e despertar conhecimento, de maneira sensorial e simbólica por meio de contos. É uma técnica que busca produzir mudanças de pensamento, que culminarão em mudanças de conduta, auxiliando o ser humano no árduo processo de buscar uma melhor versão de si.

Consideramos a Contoexpressão uma arte, já que partimos do ponto de vista de que o educador (dentro desse conceito integramos todos aqueles que, de alguma forma, compartilham conhecimento) é um artista. A educação é a arte de inspirar no outro o desejo de aprender e transcender, é a arte de comunicar e despertar conhecimento de modo consciente e respeitoso. Você poderá observar que utilizamos esta técnica, não com o objetivo de impor conhecimento, mas sim, de compartilhar, despertar e provocar conhecimento por meio do uso dos símbolos existentes no conto.

Trata-se de uma experiência sensorial, cujo objetivo é despertar os símbolos internos e o conhecimento adormecido no inconsciente, transportando-o e projetando-o de modo material a fim de que seja observado tanto pelo expressante como pelo facilitador (você verá isso de maneira mais clara nas oficinas).

Ferramentas contoexpressivas:

Tudo isso será feito utilizando quatro ferramentas contoexpressivas:

1. Conexão emocional: Conexão com o facilitador (criação ou fortalecimento do vínculo) ou com os símbolos existentes nos contos, a fim de que a compreensão seja mais profunda e fluida.

2. Metáforas e símbolos existentes nos contos: Partiremos dos símbolos existentes no inconsciente coletivo e que aparecem na história, a fim de que o expressante, consiga conectar com os seus próprios símbolos, e assim experimentar o conto, de modo pessoal, vivenciando as experiências dos personagens como se fossem suas (aprendizagem vicária). Dentro das metáforas também criei uma ferramenta específica que se chama "Metáfora Sensorial", utilizada para provocar o conhecimento sobre conceitos muito complexos. A Metáfora Sensorial de um conceito complexo (amor, perdão, resiliência etc.) é criada por meio de um processo que pode envolver o uso da maiêutica, expressão artística, os sentidos, sensações e percepções e a memória (no desenvolvimento das oficinas que compõem este livro empregamos diversas metáforas sensoriais).

3. Método socrático: A Maiêutica ou método socrático, era o modo como o filósofo Sócrates ensinava aos seus alunos. Nesse método (que foi difundido por Platão) o professor guia o aluno, ajudando-o a parir (isso significa maiêutica)

determinado conhecimento por meio de perguntas. Ou seja, as perguntas guiam o aluno ao conhecimento de maneira respeitosa.

4. Atividade didática: Seu objetivo é fortalecer a aprendizagem dos conceitos trabalhados, além de despertar o conhecimento que desejamos compartilhar, ou ajudar a projetar parte do mundo interior, para que possa ser observado tanto pelo expressante como pelo facilitador.

Como você pode observar, estamos diante de uma metodologia que respeita os processos internos de cada pessoa, despertando o conhecimento sobre alguma circunstância específica que esteja "madura para a colheita".

Outra coisa que considero importante esclarecer é que o fato de tratar-se de uma atividade de cunho pedagógico ou terapêutico não suprime a parte artística da contação de histórias, que é tão necessária, conforme ensina Cléo Busatto:

> A narração oral de histórias não deveria jamais perder a condição primeira dessa antiga arte, que é funcionar como uma ponte entre as diferentes realidades. [...] Acredito que não se deveria perder a referência da narração e do conto simbólico como mediador entre real e sonho, natureza e cultura, consciente e inconsciente, funcionando como força unificadora e fazendo a síntese das experiências humanas (BUSATTO, 2006, p. 83)

Por esta razão, recomendamos que ao compartilhar histórias contadas neste livro, lembre-se de que se trata de um ato artístico, e não apenas o compartilhamento de saberes. Portanto, viva a arte de contar histórias, vibre com as nuances do texto, pratique a leitura (caso não possa memorizar a história) para que os ouvintes possam sentir as emoções do texto fluindo por meio de você.

Agora que você já conhece um pouco mais sobre o enfoque desta metodologia, seguiremos aprendendo mais sobre o poder dos contos, porém antes, gostaria de esclarecer que todas as coautoras deste livro são facilitadoras contoexpressivas certificadas, e, portanto, criaram as suas oficinas de forma muito responsável e respeitosa.

2. O poder terapêuticos dos contos e a quem vai dirigido

Ao dizer que trabalho com contos, a maioria das pessoas pensa que me dedico exclusivamente ao público infantil. Porém, os contos são apenas para as crianças?

Você observará na parte prática deste livro que o público das oficinas são tanto as crianças, como os adolescentes e adultos, pois as facilitadoras contoexpressivas compreendem que todos somos seres narrativos, conforme também defende Rudolf Steiner (2012):

> A alma humana tem uma necessidade inextinguível de que a substância dos contos flua por meio das suas veias, do mesmo modo que o corpo necessita ter substâncias nutritivas que circulem através dele.

Bruno Bettelheim, psicólogo e psicanalista que dedicou grande parte de sua pesquisa científica à utilização de contos no desenvolvimento da criança, explica que:

> As histórias contribuem com mensagens importantes para o consciente, o pré-consciente e inconsciente infantil. Ao referir-se aos problemas humanos universais, especialmente aqueles que preocupam a mente da criança, essas histórias se comunicam com seu pequeno "ego" em formação, estimulando o seu desenvolvimento. À medida que as histórias são decifradas, elas dão crédito consciente e corpo às pulsões do id e mostram os diferentes modos de satisfazê-los, de acordo com as exigências do ego e do superego.
> (BETTELHEIM, p. 12)

A linguagem simbólica é um valioso recurso que se esconde por trás da simplicidade das histórias e que é usada para expressar problemas, etapas ou fatos por meio de símbolos ou imagens direcionadas ao inconsciente humano, sugerindo possibilidades e alternativas. Graças a essa linguagem específica, as crianças veem suas preocupações e desejos expressos. Atualmente, usamos essa linguagem para representar coisas que não estão ao alcance do entendimento humano, isto é, coisas que não podemos explicar com fatos, ou que a sua compreensão seria muito difícil se explicássemos de modo racional. Sobre isso, Hans C. Andersen dizia:

> Devemos chamar cada coisa pelo seu verdadeiro nome, porém se não é possível, podemos fazê-lo através do conto.

Porém, nesses anos de dedicação a este trabalho, observei e experimentei uma grande necessidade do público adolescente e adulto como destinatários da educação ou terapia por meio da narrativa. Já ministrei diversos programas de educação emocional para esses públicos, assim como também as minhas alunas e facilitadoras contoexpressivas (psicólogas, educadoras, *coaches* e terapeutas).

Por que isso acontece? É muito simples: cada adolescente e adulto carrega consigo a criança que foi. Essa criança está ali, muitas vezes escondida e tímida, esperando uma oportunidade de se libertar e desfrutar das histórias e todas as suas possibilidades.

Agora que já deixamos claro que podemos utilizar as histórias com todos os públicos, vamos compreender melhor onde reside o poder terapêutico e educativo dos contos. Vejamos essa reflexão de Ben Okri (2015):

> É fácil esquecer como são misteriosos e poderosos os contos. Fazem o seu trabalho em silêncio, de maneira não visível. Trabalham com todo o conteúdo da mente e se transformam em parte nós enquanto nos mudam.

É interessante destacar que os contos possuem ao menos cinco funções ou utilidades que influenciam a vida do ser humano (DIEZ RIENZI; DOMIT PALAZUELOS):

1. Mágica: estimular a imaginação e a fantasia.
2. Lúdica: entreter e divertir.
3. Ética: transmitir ensinamentos morais e identificar valores.
4. Espiritual: compreender verdades metafísicas e filosóficas.
5. Terapêutica: encontrar nos personagens e situações, referentes para a vida. Encontrar também orientação para compreender o nosso mundo interior e nossos conflitos.

Considero importante ressaltar que um conto sempre deve estimular a imaginação e a fantasia; do contrário será apenas um conselho e esse não é o objetivo do conto (ainda que às vezes sirva de conselho, não deve ter essa estrutura). De forma imaginativa os contos, ajudam os conflitos internos da pessoa, conforme ensina Sheldon Cashdan em seu livro *La bruja debe morir* (A bruxa deve morrer):

> Os contos de fadas resolvem os conflitos oferecendo à criança um cenário no qual podem representar esses conflitos internos. Quando escutam um conto de fadas, as crianças projetam inconscientemente partes de si mesmas sobre os distintos personagens do relato, os quais utilizam como depositários psicológicos dos elementos que lutam no seu interior. Por exemplo, a rainha diabólica em Branca de Neve encarna o narcisismo, e a jovem princesa, com quem se identificam os leitores, personifica aquela parte do Ego que luta por superar a inclinação ao narcisismo. Derrotar a rainha representa o triunfo das forças positivas internas sobre os impulsos da vaidade.
> (página 32 [tradução própria])

Esse processo de se colocar no papel do personagem é o que chamo de vivência vicária dos contos, ou seja, a pessoa (ao ler ou escutar o conto) se coloca no papel dos personagens (principalmente dos protagonistas), e por meio dessa experiência empática consegue compreender as situações vivenciadas no conto. Ou seja: experimenta vicariamente as situações vividas pelo protagonista (medos, lutas, desafios, perdas e também as suas vitórias). A vivência vicária se constitui em um verdadeiro exercício para a vida, no qual a pessoa, experimentando as vivências do protagonista, aprende como enfrentar-se a situações semelhantes, porém a partir de um lugar seguro.

Por que acontece isso?

Lemos e escutamos histórias de situações que em realidade não vivenciamos literalmente. Por exemplo, como podemos entender e interpretar o que sente Branca de Neve quando está no bosque sozinha e perdida, se possivelmente jamais experimentamos de fato esta situação? Como podemos compreender o medo de Chapeuzinho Vermelho diante do Lobo Mau, quando nunca realmente nos encontramos com tal figura? Para compreender essas situações, nossa mente vincula esses símbolos a experiências similares que vivemos e emoções que sentimos. Nunca nos encontramos com um lobo que fala, porém em algum momento nos sentimos ameaçados por alguém que, de maneira inconsciente e automática, foi interpretado pela nossa mente como um "lobo mau". Quem nunca se sentiu perdido em algum momento, tal qual Branca de Neve no bosque? Emprestamos essas emoções e memórias inconscientes aos personagens do conto, nos misturamos com eles e com as suas vivências, e assim o conto vai fazendo um caminho dentro de nós, que nos ajuda a encontrar respostas aos nossos medos, a raiva, dúvidas, desilusões etc., gerando um processo de cura e aprendizagem.

Assim sendo, podemos dizer que o conto é como o fio de ouro que Ariadne entregou ao seu amado Teseu, para que entrasse no labirinto e pudesse matar o terrível Minotauro[1]. O fio da narrativa nos conduz em segurança ao nosso interior, um lugar muitas vezes escuro onde guardamos sentimentos, lembranças, dores, que necessitam ser elaboradas (vencidas tal qual o Minotauro). É no

---

1 O Minotauro era um ser monstruoso, meio homem, meio touro, que vivia na Ilha de Creta e fora aprisionado pelo rei Minos num labirinto do qual ninguém conseguia sair. A cada ano a cidade de Atenas, que fora castigada pelo rei Minos, deveria enviar um sacrifício ao Minotauro, um grupo de jovens (homens e mulheres) para alimentar o monstro. Teseu, filho de Egeu, rei de Atenas, se ofereceu para ir com os jovens, a fim de matar o minotauro e libertar o seu povo. Ariadne, filha do rei Minos, se apaixonou pelo jovem e resolveu ajudá-lo, entregando uma espada mágica para matar o Minotauro e um novelo de fio de ouro que o ajudaria a sair do labirinto.

interior do labirinto onde encontraremos as nossas sombras, as quais devem ser iluminadas porque somente assim serão vencidas.

Por fim, gostaria de destacar algo que considero de grande importância: "Os contos não se explicam". Cada pessoa interpreta uma história a partir de sua perspectiva de vida, a qual é formada pelas experiências que vivenciou. Nesse ato de interpretar, projetamos nosso mundo inconsciente, como se a história fosse o nosso próprio reflexo sobre uma poça de água turva. Portanto, cada pessoa vai entender o que precisa da história para integrar ao seu mundo neste exato momento. Ao explicar um conto o que você faz é impor sua visão do mundo aos outros. Na verdade a sua interpretação pode ser muito rica e profunda, porém pode também matar o caminho que o conto está percorrendo dentro da outra pessoa, o que implica que algo que ela precisava aprender, reconhecer ou despertar em si mesma, pode ser sufocado.

Gostaria de salientar que por tratar-se de um tema altamente profundo, este livro não possui por objetivo esgotá-lo, ao contrário, é apenas um instrumento de provocação para a sua curiosidade. Tudo o que compartilhei é como uma gota num oceano muito vasto. Se achou esta temática interessante, sugiro ler a bibliografia recomendada e, inclusive, buscar uma formação nesta matéria.

3. Oficinas de educação emocional

Antes de mais nada, considero importante compreender o que é a educação emocional e para isso compartilho uma definição do Dr. Rafael Bisquerra Alzina, que considero muito acertada.

> A educação emocional é um processo educativo contínuo e permanente, que visa promover o desenvolvimento das competências emocionais como elemento essencial do desenvolvimento integral da pessoa, a fim de habilitá-la para a vida. Tudo isso visa aumentar o bem-estar pessoal e social.
> (BISQUERRA, 2012, p. 90).

O mesmo autor afirma que o objetivo da educação emocional podem ser resumido da seguinte forma:

- Adquirir uma melhor compreensão das emoções.
- Identificar emoções em outras pessoas.
- Desenvolver a capacidade de regular as próprias emoções.
- Prevenir efeitos nocivos de emoções negativas.
- Desenvolver a capacidade de gerar emoções positivas.
- Desenvolver a capacidade de automotivação.
- Adotar uma atitude positiva em relação à vida.

Isso significa que não basta realizar uma atividade esporádica de educação emocional. É necessário criar um programa consistente, que perdure no tempo e que facilite o desenvolvimento das habilidades emocionais de maneira sistemática (conforme corrobora a meta análise realizada por Durlak, J. A. e Weissenberg, R. P. em 2005). Para ajudar a alcançar este objetivo, criamos este livro o qual possui 60 oficinas que abordam diversas temáticas que podem ser utilizadas para criar um programa de educação emocional que você poderá implementar no seu consultório, escola, casa, atelier etc.

Por que por meio de oficinas?

Vemos crescer o interesse de atividades ou terapias que utilizam o formato de oficina. Isso está acontecendo porque nas oficinas o participante (na contoexpressão denominado "expressante") é parte ativa do processo de aprendizagem. Mas o que é uma oficina?

Natalio Kisnerman define a oficina como unidades produtivas de conhecimento baseadas em uma realidade concreta, a fim de transformá-la e na qual os participantes trabalham convergindo teoria-prática.

Para Nidia Aylwin de Barros e Jorge Gissi Bustos de Barros, uma oficina é um processo pedagógico no qual alunos e professores desafiam em equipe problemas específicos. E acrescentam "A oficina é concebida como uma equipe de trabalho, geralmente formada por um professor e um grupo de alunos em que cada um dos membros dá a sua contribuição específica. O educador dirige os alunos, mas ao mesmo tempo adquire com eles experiência das realidades concretas nas quais as oficinas se desenvolvem."

No que concerne a Contoexpressão, podemos definir a oficina como um espaço de trabalho social e participativo, que visa a construção de conhecimento e enriquecimento emocional, social e psíquico dos expressantes, a fim de gerar ferramentas que ajudarão a enfrentar e resolver problemas concretos fora do espaço de aprendizagem. Os agentes que participam diretamente desse processo são: facilitador e expressante.

O facilitador ocupa o papel de mentor e guia, facilitando o processo de aprendizagem no qual o expressante está imerso. Há um texto de Rubem Alves que considero apropriado para explicar o trabalho do facilitador contoexpressivo:

> Educar é mostrar a vida a quem ainda não a viu. O educador diz: "Veja!" e, ao falar, aponta. O aluno olha na direção apontada e vê o que nunca viu. Seu mundo se expande. Ele fica mais rico interiormente… E ficando mais rico interiormente ele pode sentir mais alegria – que é a razão pela qual vivemos.

O facilitador contoexpressivo é esse educador que cria um ambiente (oficina) que em sua totalidade aponta numa direção, provocando a curiosidade do expressante. É importante esclarecer que é considerado um facilitador contoexpressivo aquela pessoa que recebeu formação específica que o certifique como tal.

No outro lado da equação encontramos o expressante que é parte ativa desse processo e não somente um mero receptor de informação. Ele participa na construção de conhecimento, elaborando as propostas iniciadas pelo facilitador, por meio da captação dos símbolos compartilhados e projetando neles os seus símbolos pessoais. O expressante é quem materializa o processo de conhecimento, inclusive propondo alternativas às provocações do facilitador. Isso é assim, porque em ocasiões, a direção apontada pelo facilitador é apenas um ponto de partida, já que muitas vezes aquilo que ele propõe, se expande dentro do expressante, fazendo nascer novos questionamentos e outros caminhos a seguir. Dentro desta dinâmica, os contos se constituem no fio condutor da temática que se propõe desenvolver, disponibilizando um leque de símbolos que servirão de ponte e elementos de provocação.

Na Contoexpressão podemos dividir as oficinas em três categorias, que se encontram também neste livro:

1. Oficinas pedagógicas.
2. Oficinas de provocação.
3. Oficinas terapêuticas.

Cada oficina deste livro está muito bem explicada, para que você possa aplicá-la ainda que não tenha estudado a metodologia. Porém, em relação às oficinas terapêuticas (identificadas como tal), orientamos que caso você não tenha conhecimento sobre atividades terapêuticas em grupo, se abstenha de aplicá-las.

Caso você queira aprender mais sobre a temática tratada neste livro, queira ser um facilitador ou facilitadora Contoexpressiva Certificada, criar e aplicar as suas próprias oficinas, basta entrar em contato para informar-se sobre os cursos disponíveis.

Claudine Bernardes
Escritora e Especialista em Contos Terapêuticos
Formadora em Contoexpressão

1

AS NOSSAS EMOÇÕES PODEM SER GIGANTESCAS

Neste capítulo, utilizando como base o reconto "O Gigante sem coração", apresento duas oficinas por meio das quais os participantes compreenderão que é natural sentir emoções e que elas são reações instintivas a eventos e pensamentos. Também compreenderão que todas são necessárias no processo de desenvolvimento humano, porém, para que tenhamos uma melhor qualidade de vida, devemos aprender a identificá-las, acolhê-las e geri-las adequadamente.

CLAUDINE BERNARDES

Claudine Bernardes

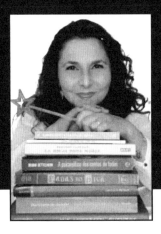

Contatos
www.acaixadeimaginacao.com
info@claudinebernardes.com
Instagram: @claudine.bernardes

Escritora brasileira vivendo na Espanha desde 2005, possui diversos livros publicados tanto no Brasil como na Europa, entre eles o best-seller *Contos que curam: oficinas de educação emocional por meio de contos*, *Carlota não quer falar*, *Tuá* e outros. Autora do conto oficial do Villarreal CF (time espanhol de primeira divisão que também participa da Liga Europeia). Mestre em Contos e Fábulas Terapêuticas, é criadora e formadora da metodologia Contoexpressão. Também é docente de narrativa em terapia e recursos multissensoriais nas pós-graduações do Instituto IASE, com sede em Valencia, Espanha. Mestranda em Terapias Psicoexpressivas pelo Instituto IASE. Trabalhou em Sar Alejandria Ediciones, com sede na Espanha, como Diretora Editorial das Coleções Infantil e Didática. Atualmente, também cria, assessora e dirige programas de educação emocional junto a entidades públicas e privadas.

O gigante sem coração

Ah, quem dera eu pudesse arrancar o coração do meu peito e atirá-lo na correnteza, e então não haveria mais dor, nem saudade, nem lembranças.
Paulo Coelho

Em uma época perdida no tempo, habitava um gigante em um remoto reino. Tão grande era o gigante, como grande era o seu coração. Esse enorme coração fazia um ruído estranho que lhe incomodava, algo assim como: "tac-tac-tatac-tac-tatac". Um dia, cansado daquele barulho, meteu a mão no peito, arrancou o coração e o guardou em uma caixa, que escondeu em um lugar onde ninguém a encontraria. Mas você sabe o que acontece quando arrancamos o coração do peito? No lugar cresce um ninho de vespas. E foi isso o que aconteceu! No peito do gigante cresceu um ninho de vespas que fazia um zumbido estranho. Ah! Mas do ninho o gigante não reclamou! E não demorou muito para que ele se transformasse no terrível Gigante Sem Coração, que saiu pelo reino rodando a baiana. Se tinha fome, atacava as granjas, pisava nas plantações sem dó e só por diversão. E pobre de quem o encontrava pelo caminho: ele lançava um raio que transformava as coisas em pedra imediatamente! Todos temiam o Gigante Sem Coração.

Mas aquele reino era regido por um jovem rei muito severo que, de forma implacável, perseguiu o gigante e o capturou, condenando-o a viver o resto dos seus dias na masmorra do castelo, um lugar escuro e frio. Passaram-se os anos e o Gigante Sem Coração foi esquecido por todos, transformando-se em uma lenda. Somente algumas pessoas sabiam que ali, no fundo do castelo, habitava um gigante. Entre elas estavam os sete príncipes, filhos do rei. Um dia, o mais jovem, que era muito curioso, encontrou a chave da porta que levava à masmorra e a abriu com cuidado. Realmente, era um lugar escuro, mas o príncipe, armado de coragem e com um candeeiro na mão, desceu pouco a pouco e com cuidado.

— Quem está aí? É melhor não seguir... ou posso transformar você em pedra – disse uma voz grave, tentando simular autoridade.

O jovem príncipe iluminou o lugar de onde vinha a voz e ali encontrou o gigante, era grande, sim, mas já não tinha o olhar terrível de outrora.

— Posso ir embora se quiser ou posso ficar um pouco e contar algumas histórias do que acontece lá fora.

Enquanto o gigante o observava, o príncipe abriu uma pequena janela, que trouxe um pouco de luz àquela escuridão. E esse foi o primeiro de muitos encontros, todos furtivos, porque ninguém deveria saber da amizade de ambos. Um dia, o príncipe propôs libertar o amigo, mas o gigante disse que não era uma boa ideia porque continuava sendo um ser sem coração. Mas o jovem príncipe, que também era teimoso, disse que o ajudaria a recolocar o coração no peito e, sem esperar mais, abriu a porta e guiou o gigante até a saída do castelo. Havia tanta luz que o pobre gigante ficou cegado e, quando os moradores do reino o viram, começaram a gritar de medo. Foi um alvoroço! O gigante ficou tão confuso que nem pensou direito, começou a lançar raios que transformavam todos em pedras e desapareceu pelo caminho. Sabendo que deveria resolver aquela catástrofe, o príncipe saiu em busca do amigo sem coração. E sabe de uma coisa?! Não foi nada difícil encontrá-lo. Bastou seguir o rastro de destruição para chegar à casa do gigante. E logo estava ali, diante daquela enorme porta, que golpeou sem medo.

— Vá embora! Sou um terrível gigante sem coração e transformarei você em pedra! – respondeu uma voz grave no interior da casa.

— Veja! – disse o príncipe enquanto entrava na casa. — Eu não posso voltar ao castelo, todos me culpam pela catástrofe que você criou. Por isso, ficarei aqui até encontrar o seu coração.

— Hahahaha! Você nunca encontrará o meu coração, está muito bem escondido. Mas aceitarei o seu desafio, se encontrá-lo, colocá-lo-ei no peito.

E foi assim que o príncipe, sem descansar, começou a procurar o coração do gigante em cada canto da casa, debaixo de cada pedra do jardim, mas não encontrou nada. Depois de um tempo, começou a pensar em por que o gigante saía para passear cada final de tarde. Aonde ele ia? E, como era muito curioso, resolveu segui-lo. Caminhou sorrateiramente para não ser descoberto... cruzaram um rio, que para o gigante foi fácil, mas para o príncipe foi todo um desafio e, depois de uma longa caminhada, o gigante subiu uma colina e sentou-se. Enquanto descansava, fez um buraco no chão e dele retirou uma velha caixa de madeira a qual acariciou durante um longo tempo. Quando já começava a escurecer, guardou-a e voltou à casa. Durante uma semana, o príncipe seguiu o gigante ao mesmo lugar, no qual realizava aquele estranho ritual todos os dias. Porém, um dia foi diferente, quando o gigante chegou na colina, ali estava o príncipe, ao lado da caixa aberta que continha o seu coração.

— Chegou o momento de cumprir a promessa e colocar o seu coração no peito!

— Ah! Eu não sei se é uma boa ideia! Cada dia desejo colocá-lo no peito, mas faz tanto tempo que estou sem coração que tenho medo do que pode acontecer.

— Não se preocupe, amigo! Eu estarei ao seu lado e prometo que te ajudarei. No começo será difícil conviver com um coração tão grande. Mas se você o aceitar e o abraçar nos momentos em que se sentir confuso e perdido, ele será o seu melhor companheiro.

Uma coisa que o Gigante não podia negar era a lealdade e valentia daquele jovem príncipe. Por essa razão, cumpriu a sua promessa. Segurando o coração na mão, abriu o peito, deixando todas as vespas escaparem. Algumas já estavam tão acostumadas a viver dentro do gigante que não queriam ir embora, mas o príncipe as enxotou. Depois de devolver o coração ao seu devido lugar, o Gigante, ainda duvidoso, caminhou com o príncipe de volta à casa. É lógico que não foi fácil ter um grande coração no peito, mas a amizade de ambos era tão grande e tão forte que, desde então, tornaram-se inseparáveis. E sabe o que aconteceu? O gigante, depois de ter restaurado todos os danos que provocou, se transformou no guardião daquele reino, claro que sempre guiado pelo seu inseparável amigo, o jovem príncipe.

Oficinas
As nossas emoções podem ser gigantescas

Habilidades desenvolvidas: consciência emocional, gestão e autonomia emocional, empatia e assertividade

Tempo de duração: 1 hora em cada oficina.

Público: crianças, adolescentes e adultos (grupal ou individual). Atenção: busque no código QR o material de apoio e explicação ilustrada desta oficina.

Oficina 1

Nesta primeira oficina, os expressantes tomarão consciência das emoções que experimentam no dia a dia. Suas emoções serão validadas e acolhidas, inclusive aquelas que parecem tão desagradáveis como a raiva, o medo e a tristeza. Para isso, a fala do facilitador deve deixar claro que não existem emoções boas ou más, todas são importantes; não devemos sufocar as emoções, mas expressá-las de forma adequada.

1ª parte – quebra gelo: dinâmica 3: meu nome (página 283).

2ª parte: conectar os expressantes com os símbolos tratados no conto para que tenham uma compreensão mais ampla sobre o impacto das emoções ou do não reconhecimento delas.

1. Preparar um coração do tamanho de uma cartolina (de preferência, vermelho) e, colocando-o diante dos expressantes, deve-se fazer as seguintes perguntas: Quem sabe me dizer o que é uma emoção? Ótimo! Agora gostaria de saber quais emoções vocês experimentaram hoje?

2. Escrever no coração as emoções indicadas e conversar com eles sobre a dificuldades de enfrentá-las. Ler para eles a frase de Paulo Coelho que se encontra acima do conto.

3. Amassar o coração de papel e atirá-lo no lixo. Perguntar: Vocês acham que sufocar as emoções nos faria bem? É possível livrar-se das emoções?

3ª parte – hora da contação: "O Gigante sem coração", inspirado no conto tradicional alemão, foi adaptado para esta oficina. Contar o conto e não o explicar. Depois, fazer perguntas para despertar a compreensão sobre o texto. Sugestão: Quem gostou do conto? Por quê? Quem não gostou? Por quê? Se você fosse um personagem, qual seria? O que você entendeu sobre o conto? Por que o coração incomodava o gigante? Você já sentiu vontade de arrancar o coração do peito também?

4ª parte – atividade expressiva: as emoções que habitam em mim.

Projetar sobre uma silhueta do seu corpo aquelas emoções que costuma experimentar para que possa avaliar as situações que as provocam e como elas se manifestam.

Material necessário: papel contínuo; tesouras, lápis, borracha, caneta, material para pintar (lápis de cor; de cera; guache etc.).

Como fazer:

1. Cada expressante receberá um pedaço de papel do seu tamanho. Ele se deitará sobre o papel e outro expressante contornará o seu corpo com uma caneta, formando a silhueta no papel.

2. No mesmo papel, porém, fora da silhueta, deverá escrever ao menos quatro emoções que costuma experimentar e, abaixo delas, responder às perguntas: O que provoca essa emoção? Como ela se manifesta?

3. Avaliar as próprias respostas e expressá-las artisticamente dentro da silhueta, dando mais protagonismo àquelas emoções que considera que se manifestam com mais frequência.

4. Sugestão de adaptação: caso considere difícil fazer uma silhueta tão grande, recomenda-se desenhar uma silhueta que ocupe, ao menos, o tamanho de uma cartolina.

5ª parte – finalização: roda de conversa e avaliação
Cada expressante deverá ter a sua criação diante de si. Aquele que queira pode expressar como se sentiu durante a oficina e ao criar a sua atividade. Perguntar o que leva deste momento. Recomenda-se deixar o material exposto para que possa ser visto por mais pessoas.

Oficina 2

Nesta segunda oficina, os expressantes compreenderão a importância de gerir as suas emoções, adequando-as de acordo com o lugar e momento.

1ª parte – dinâmica 18: equilibrando as emoções (página 288).

2ª parte – ponte entre oficinas:
1. Relembrar o que foi feito na semana anterior.
2. Perguntar se alguém gostaria de expressar como enfrentou as emoções que surgiram durante a semana (se passou algo que provocou uma emoção muito forte), ou fazer alguma pergunta.

3ª parte – o acelerador e o freio: metáfora que ajudará a compreender como podemos gerir as emoções. Utilizar a figura de um carro ou levar um patinete para que seja mais didático. Sugestão de fala: "Alguém aqui já andou em patinete elétrico? Trouxe um para mostrar. Para andar, tenho que apertar o acelerador e ele se aproveita da energia para mover-se. Mas devo ter cuidado e ter sempre a mão perto do freio porque se me descuido posso atropelar alguém ou bater em algum lado (você também pode fazer toda esta parte através de perguntas, para que os próprios expressantes expliquem o funcionamento, é mais estimulante). Freio e acelerador se completam, vocês não acham? Ah! Mas vocês sabiam que dentro de nós também existe um freio e um acelerador? Aqui no cérebro tem um lugar chamado sistema límbico (mostrar uma imagem do cérebro), que é o acelerador, onde se processam as nossas emoções. As emoções são pura energia que nos movem a fazer muitas coisas, e pode ser perigoso deixar que elas tomem o controle. É por isso que temos um freio chamado córtex pré-frontal, onde tomamos aquelas decisões que ajudam a apaziguar a tempestade que as emoções provocam. O problema é que todos nascemos com o acelerador prontinho para dar tudo de nós enquanto o nosso freio ainda está em desenvolvimento e necessita que o exercitemos muito, respirando fundo para encontrar a tranquilidade que nos ajudará a tomar a decisão correta."

4ª parte – vamos relembrar o conto através de um quebra cabeça: escrever em diversas folhas sulfite as partes principais do conto; colocá-las desordenadas e os participantes devem montar na ordem que aparecem na narrativa. Perguntar se alguém gostaria de contar o que lembra, seguindo a ordem recriada. Depois falar: "Nesse conto, temos dois personagens importantes: o GIGANTE e o PRÍNCIPE. Qual seria o acelerador e qual seria o freio? Por quê?" Ler o parágrafo final do conto e perguntar como eles interpretariam esse final.

5ª parte – atividade expressiva: o que faço com as emoções que habitam em mim?
Material necessário: papel, caneta, caixa.
Como fazer:
1. Distribuir folhas em branco.
2. Cada participante deve escrever nela uma situação real que lhe provoca uma emoção que não sabe como gerir. Deve deixar espaço abaixo para a resposta. Não deve escrever o seu nome.
3. O facilitador deve recolher todas as folhas e colocá-las dentro de uma caixa ou sacola, misturando-as.
4. Passar pelo grupo, pedindo que cada um pegue uma folha aleatoriamente.
5. De forma empática, ajudar o companheiro a encontrar uma solução, colocando a sua resposta abaixo. Exemplo: Situação: Todos os dias, sinto muita raiva porque minha mãe me coloca pressa na hora de ir para o colégio. Resposta: No momento da raiva, você pode lavar o rosto ou tomar água para se tranquilizar.
6. Pedir para que algumas pessoas compartilhem as suas respostas. Ver se os demais têm alternativas. Depois fazer um mural ou varal no qual todas as respostas estejam expostas.

6ª parte – finalização: roda de conversa e avaliação
Avaliar grupalmente o que aprenderam durante as oficinas e o que levam deste momento. Recomenda-se presentear o grupo com uma lembrancinha. No material de apoio, deixo cartões e marca páginas para imprimir.

2

CONSTRUINDO RESILIÊNCIA EMOCIONAL

Neste capítulo, utilizando como base o reconto "A menina enterrada viva", apresento duas oficinas por meio das quais os participantes compreenderão o conceito de resiliência emocional, que envolve as competências de tolerância ao estresse, tolerância à frustração e autoconfiança, fundamentais para solucionar desafios, atravessar momentos de adversidade e atingir suas metas de vida. Alguns elementos simbólicos serão utilizados para acessar sentimentos e emoções, possibilitando a reflexão e ressignificação de experiências vividas.

CLAUDETE MARIA DE PAULO CRUZ

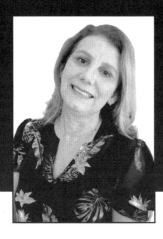

Claudete Maria de Paulo Cruz

Contatos
claumpcruz@gmail.com
Instagram:@clau_cruz21
Facebook: Claudete Paulo Cruz

Natural de Caraguatatuba, SP. Graduada em Pedagogia, especialista em Educação Infantil e Psicopedagogia Institucional. Professora há 30 anos na Prefeitura Municipal de São Sebastião/SP, com experiência na coordenação pedagógica, gestão escolar e formação de professores. Facilitadora licenciada no Programa de Educação Emocional Positiva. Cursando pós-graduação em Psicologia Analítica com ênfase em mitologia, contos e artes. Apaixonada por literatura infantil e pela arte de contar histórias. Atualmente, aluna do curso Contoexpressão: educação e terapia por meio de contos, ferramenta psicopedagógica criada por Claudine Bernardes.

A menina enterrada viva

A nossa maior glória não está em nunca cair,
mas em levantar cada vez que nós caímos.
Confúcio

Era uma vez um viúvo cuja filha era uma menina bela e muito bondosa. Porém, desde a morte da mãe, a menina sentia-se triste e solitária, já que seu pai, um rico comerciante, sempre estava viajando. Ela sempre lembrava da mãe e do tempo que passavam juntas, como quando penteava carinhosamente seus cabelos e lhe fazia longas tranças. Perto da sua casa vivia uma jovem viúva muito ambiciosa, que sempre estava buscando alguma forma de conquistar a menina porque sabia que, assim, teria alguma chance de se casar com o seu pai. Todas as manhãs, a mulher preparava um delicioso bolo de mel e oferecia à menina, que, pouco a pouco, começou a sentir carinho pela viúva, embora jamais esquecesse do amor pela mãe. A mulher tanto a adulou que um dia a menina disse ao pai:

— Case com ela, papai. Ela é muito boa e me dá mel!

— Agora ela lhe dá mel, minha filha, amanhã lhe dará fel – respondeu o viúvo.

Mas não adiantou, a menina, coitada, cismou com aquela ideia e todo dia insistia com o pai, até que ele acabou casando-se com a vizinha para fazer a vontade da filha. Certa vez, o pai saiu para uma longa viagem e a madrasta aproveitou para mostrar quem ela era de verdade. E como uma bruxa malvada, passou a maltratar a menina, não fazia mais bolo nenhum, só dava restos de comida para ela comer e a fazia dormir em cima de uma esteira velha. Depois mandou que a menina se encarregasse dos trabalhos mais pesados da casa, lavar o banheiro, esfregar o chão, lavar a roupa, carregar lenha e nunca mais deixou ela brincar. No quintal da casa, havia uma grande figueira. Quando chegou o tempo dos figos, a madrasta ordenou que a menina ficasse tomando conta das frutas para que os passarinhos não as comessem nos galhos. A pobre menina, que era muito obediente, passava horas e horas vigiando os figos e suplicando:

— Xô, xô, passarinho! Aí não toques o biquinho. Vai-te embora pro teu ninho.

Uma tarde, ela estava tão cansada, mas tão cansada que acabou adormecendo e, quando acordou, os passarinhos tinham picado todos os figos. A madrasta, quando viu aquilo, ficou muito zangada, berrou de raiva e foi pra cima da menina com a cinta na mão. A pobre lamentou, chorou, implorou para que a mulher não a castigasse, mas foi tudo em vão. A madrasta ficou ainda mais furiosa, agarrou a menina, sacudiu-a muito e bateu tanto que ela caiu desmaiada. Quando viu a enteada caída no chão, pensando que ela estava morta, resolveu esconder o corpo para o marido não descobrir e cavou um buraco no quintal. Então, quando o Sol desapareceu, os pássaros fugiram para os seus ninhos e as primeiras estrelas apontaram no céu, a mulher enterrou a menina junto à figueira e pôs uma laje por cima. Quando o pai voltou da viagem, a madrasta disse que a menina tinha fugido de casa e andava pelo mundo sem juízo. O homem ficou muito triste e desesperado, saiu procurando pela vizinhança e depois percorreu vales e montanhas sem nenhum vestígio encontrar. Mas aconteceu que, no lugar onde a menina tinha sido enterrada, brotou um lindo capinzal dos cabelos dela, e quando batia o vento, ouvia-se ao longe uma voz triste a murmurar:

— Xô, xô, passarinho! Aí não toques o biquinho. Vai-te embora pro teu ninho.

Um dia, o pai resolveu que havia chegado o momento de cortar todo aquele capim que o fazia lembrar os longos cabelos da filha. Era uma linda manhã ensolarada quando o jardineiro, contratado pelo pai, chegou e logo começou a cortar o capim. Porém, surpreendeu-se ao escutar uma canção triste de dar dó, que vinha lá do fundo da terra:

"Jardineiro de meu pai
Não me cortes os cabelos...
Minha mãe me penteou,
Minha madrasta me enterrou,
Pelo figo da figueira
Que o passarinho picou...
Xô, xô! Passarinho!"

O jardineiro ficou com muito medo, sentiu o coração disparar, deu um grito, saiu correndo e foi buscar o patrão para ouvir também. O pai veio logo e ouviu o lamento da filha enterrada. Rapidamente cavou a terra e encontrou uma laje, retirou-a e não pôde acreditar no que viu. Ali, debaixo da laje, estava a sua filha, viva!! O pai, chorando de alegria, estendeu a mão, abraçou-a e voltou para casa com ela no colo. Quando a madrasta a avistou de longe, saiu porta afora, fugiu desesperadamente e nunca mais deu notícia se estava viva ou morta. A menina, então, contou tudo o que havia acontecido e o pai prometeu que a partir desse dia estaria sempre junto de sua filha, cuidando dela com todo carinho e amor. E, assim, sempre ao final da tarde, os dois brincavam juntos e felizes no quintal, à sombra da figueira.

Oficinas
Construindo resiliência emocional

Habilidades desenvolvidas: autoconhecimento, autoestima, autoconfiança, assertividade e resiliência.
Tempo de Duração: 1 hora em cada oficina.
Público: adolescentes e adultos.
Este capítulo possui material complementar através do QR code.

Oficina 1

Nesta primeira oficina, os expressantes tomarão consciência das suas maiores dificuldades e desafios enfrentados em seu dia a dia. A oficina oferece oportunidades para que os participantes façam uma avaliação de suas atitudes diante dos desafios e situações adversas, procurando reconhecer suas potencialidades e, desta forma, identificar os fatores de resiliência que precisarão ser fortalecidos como condição de enfrentamento dessas situações.

1ª parte – dinâmica 7: receita de dizer o nome.

2ª parte – conectar os expressantes com os símbolos tratados no conto: a figueira, os figos, os passarinhos e a terra (que atualizam a representação da experiência sobrenatural e o processo de renascimento da menina) para que tenham uma compreensão mais ampla sobre o tema proposto.

2.1. Preparar um cartaz com a imagem de uma árvore "morta" (sugiro uma figueira, modelo disponível através do QR code), colocar diante dos expressantes e fazer as seguintes perguntas: "O que essa imagem representa?" "O que falta nessa árvore?" "Podemos dar vida a essa árvore?"

2.2. Entregar a cada participante desenhos de folhas verdes, previamente preparadas. Pedir que cada um feche os olhos e pense em suas maiores dificuldades ou desafios enfrentados no seu dia a dia. Em seguida, cada um deverá escrever nas folhas, as situações mais difíceis e colar com fita adesiva na copa da árvore. O cartaz deverá ser reservado para ser retomado na finalização da oficina.

2.3. Propor que leiam juntos a frase apresentada no início do conto: "A nossa maior glória não está em nunca cair, mas em levantar cada vez que nós caímos." (Confúcio) e fazer uma breve reflexão com as perguntas: "Vocês já pararam para observar como reagem a situações difíceis?" "Quando vocês caem, vocês levantam ou continuam caídos — qual é a sua escolha?"

3ª parte: – hora da contação: "a menina enterrada viva", inspirado em um conto tradicional, foi adaptado para esta oficina. Contar o conto e não o explicar. Depois, fazer perguntas para despertar a compreensão sobre o texto. Sugestão: Quem gostou do conto? Por quê? Se você fosse um personagem, qual seria? O que você entendeu sobre o conto? Como cada personagem reagiu diante das situações? Como é possível superar os desafios da vida?

4ª parte – atividade expressiva "autorretrato em modelagem". Cada participante irá construir o seu autorretrato através da técnica da modelagem. Como alternativa, poderá ser construído algo que possa representar a cada um.
Material necessário: barro ou argila, recipiente com água, folhas de jornal.

O barro e sua modelagem, além de favorecer um processo artístico rico em experiências estéticas e criativas, promove amplas formas de diálogo entre quem o manuseia e seus sentimentos, levando a pessoa a deparar-se com suas emoções concretizadas em imagens tridimensionais. O facilitador poderá providenciar uma música com sons da natureza para a realização desse momento, deixando que os participantes se expressem de forma livre e tranquila. Sugiro a trilha sonora do DVD "Sinfonia da Natureza", com uma música inspiradora e relaxante composta, orquestrada e executada pelo maestro brasileiro Marcus Viana.

5ª parte – finalização: roda de conversa e retomada da 2ª parte da oficina.
Cada expressante deverá ter a sua criação diante de si. Aquele que quiser, poderá compartilhar com o grupo como se sentiu durante a realização da oficina. O facilitador, então, retoma o cartaz com a árvore do início e entrega aos participantes imagens de frutos. Explicar que nossa árvore ainda não está completa e, por isso, devemos colocar alguns elementos. Cada um deverá escrever nos frutos as suas qualidades pessoais, valores ou atitudes que permitam o enfrentamento das dificuldades vividas.

Para finalizar, o facilitador poderá apresentar algumas reflexões sobre como as árvores nos ensinam a coragem e a resiliência para lidar com as adversidades da vida. Sugiro a leitura dos textos complementares contidos no QR code.

Oficina 2

Nesta segunda oficina, os expressantes compreenderão o conceito de resiliência emocional e, desta forma, identificarão os fatores que precisam ser fortalecidos como condição de enfrentamento das dificuldades e a ressignificação de experiências vividas.

1ª Parte – dinâmica 8: "um passarinho me contou (O poder do elogio)"

2ª Parte – ponte entre oficinas: 1. Relembrar o que foi feito na semana anterior; 2. Perguntar se alguém gostaria de expressar como foi a semana, compartilhar algum sentimento ou vivência. 3. Retomar o significado do termo Resiliência emocional.

3ª parte – resgate oral de alguns elementos simbólicos do conto. Nessa segunda oficina, será explorada a jornada da personagem principal: a menina, que mesmo diante de tantos momentos de sofrimento, suportou todas as provações e se manteve viva! O facilitador poderá retomar alguns trechos do texto que remetem à resiliência demonstrada pela personagem e propor algumas reflexões através de perguntas (poderá incluir uma música instrumental de fundo para promover um clima aconchegante para esse momento). Um exemplo de trecho do conto para reflexão:

"Mas aconteceu que, no lugar onde a menina tinha sido enterrada, brotou um lindo capinzal dos cabelos dela, e, quando batia o vento, ouvia-se ao longe uma voz triste a murmurar:

— Xô, xô, passarinho! Aí não toques o biquinho. Vai-te embora pro teu ninho."

O capim dos cabelos que crescem representa a passagem do tempo e a fase de desenvolvimento natural dos seres vivos. A luta e a resistência pela vida é manifestada na voz triste, mas que, apesar de tudo, ainda ecoa e persiste para ser ouvida. Ser resiliente é uma das características das pessoas que conseguem superar momentos difíceis. E vocês? Já pararam para observar como reagem diante das situações difíceis? Conseguem avaliar as situações e seguir em frente? O facilitador deverá promover um espaço de fala/escuta, deixar que os participantes se manifestem livremente perante o grupo.

4ª parte – atividade expressiva: nosso painel da resiliência. Confecção de um painel coletivo, utilizando o cartaz da árvore da primeira oficina. O objetivo da atividade é o fortalecimento da resiliência e autoconfiança, trazendo à consciência lembranças felizes, pessoas que podem ajudar em momentos difíceis e sonhos que podem dar uma razão para seguir em frente com otimismo e assertividade.

Material necessário: papel craft ou cartolinas para o fundo do painel; flores de papel de diversas cores (levar previamente cortadas); cola ou fita adesiva; canetinhas coloridas; pincéis e tinta aquarela ou guache.

4.1. Distribuir as flores para que os participantes escrevam em cada flor a resposta de cada uma das seguintes perguntas: Quem é a pessoa que te faz feliz? Pense nos seus momentos mais difíceis, com quem você pode contar? Existe algum momento que tenha sido marcante em sua vida? Pense em uma situação difícil que você superou... Lembre-se de que, em situações difíceis, é importante retomar aquilo que você já conseguiu conquistar! Que sonho deseja realizar? Pense em algo que você deseja muito conseguir, um sonho por alcançar: uma viagem; uma graduação, uma carreira profissional; etc.

4.2. Para montagem do painel, unir as cartolinas ou papel craft com fita adesiva, formando um plano de fundo e fixar ao centro, o cartaz da Figueira, confeccionado durante a primeira oficina. Solicitar aos participantes que colem suas flores na árvore. Elas representam elementos muito importantes para a superação de desafios e fortalecimento da resiliência.

4.3. Para completar o painel, distribuir os pincéis e disponibilizar as tintas para que os participantes possam expressar-se através do desenho e pintura. Explicar que poderão escolher entre desenhar uma lembrança, uma imagem ou elementos significativos em sua vida. A única coisa que precisam fazer é deixar a imaginação e a criatividade fluírem. Orientar que apreciem o processo e confiem nas imagens que surgirem, sem preocupação ou julgamentos.

5ª parte – finalização: formação de uma grande roda, com todos de mãos dadas e voltadas para o centro, onde será colocado o painel em exposição, encerrando a oficina com a coreografia simples de uma ciranda, que conectará os participantes em uma mesma energia.

Como sugestão para a dança circular, uma das canções da trilha sonora do DVD "Sinfonia da Natureza", já utilizado durante a primeira oficina.

3

DOS DESAFIOS DA VIDA ÀS ALEGRIAS AINDA PRESENTES

O reconto "A águia nos caminhos de Bremen" ajuda-nos a refletir sobre modos de ser e estar no mundo, principalmente quando permeados por crenças e pensamentos distorcidos, os quais, geralmente, nos distanciam das nossas forças e alegrias pessoais. Acolher nossos processos em sua integralidade e buscar identificá-los é um desafio de autocuidado e reconhecimento de si como fonte que precisa ser diariamente alimentada para uma vida com mais qualidade.

DANIELE DOROTÉIA ROCHA DA SILVA DE LIMA

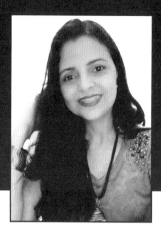

Daniele Dorotéia Rocha da Silva de Lima

Contatos
danidoroteia@ufpa.br
danieledoroteia@gmail.com
Instagram: @danieledoroteia

Pedagoga e Psicóloga. Mestre em Educação (UFRN). Doutora em Educação em Ciências e Matemática (UFPA). Pós-graduanda em Musicoterapia (IEGG). É professora da Educação Básica desde os 13 anos de idade. Atuou por 19 anos na SEMEC/Belém e na SEDUC/PA . Foi a primeira diretora da Educação Infantil e Ensino Fundamental da Secretaria de Educação do Estado do Pará (SEDUC, 2008/2009), colaborando na implantação do E. F. de 9 anos, além de trabalhar em prol do Plano de Formação Decenal, PROINFATIL, PROLETRAMENTO e PROINFÂNCIA, os quais impactaram centenas de professores e estudantes. Em 2004, ingressou como técnica em assuntos educacionais na UFPA. Desde 2017, integra o corpo docente da pós-graduação em Currículo e Gestão da Escola Básica. No ano de 2019, efetivou-se como professora do Instituto de Ciências da Educação, onde compõe o Grupo de Estudos e Pesquisas sobre Infâncias e Educação. A partir de 2020, passou a assumir a coordenadoria da Integração Estudantil na Superintendência de Assistência e Acessibilidade Estudantil da UFPA.

A águia nos caminhos de Bremen

Um amigo me chamou pra cuidar da dor dele,
guardei a minha no bolso. E fui.
Cecília Meireles

Sou uma Águia Real e aprendi que a necessidade de desacelerar a vida, às vezes, é confundida com o descarte. Sim, DESCARTE! Não apenas de coisas, objetos, mas também DESCARTE DE SERES que, para nós, já foram caros. Certa vez, fui acolhida por quatro animais: um burro, um cachorro, um gato e um galo. Eu, uma águia real, nunca imaginei precisar ser amparada por esses bichos, que considerava inferiores por terem que viver em função de seus donos. Eles me contaram sua sina. Vou te contar essa história. Depois de já ter vivido muitas aventuras, e com a idade só aumentando, me vi despencar do alto do meu ninho por não ser mais aceita na nobreza de voar. Minha visão, agora falha, e meus voos, que já não eram tão ágeis, dificultavam conseguir o mísero alimento para suprir minhas necessidades. Certo dia, enquanto eu bicava o chão tentando me alimentar de qualquer coisa que pudesse encontrar, um velho burro se aproximou e, parecendo entender minha frágil situação, começou a falar:

— Trabalhei por muitos anos em uma fazenda. Via-me forte e cheio de energia carregando as colheitas, agradando meus donos, que sempre me davam atenção. Com o passar dos anos, vi minhas forças indo embora. Logo, o carinho e atenção viraram reclamações. Um dia, ouvi meu dono conversando com a esposa, dizendo que me venderiam a um mercador de instrumentos musicais, que ficaria satisfeito com meu couro em seus novos tamborins. Eu fiquei com muita raiva e medo! Como poderiam me descartar sem dó? Pensei muito no que poderia fazer e lembrei da minha voz, o quanto era poderosa e como poderia aproveitar este dom e virar cantor. Decidi fugir para a cidade de Bremen!

— E conseguiu virar cantor em Bremen? – perguntei.

— Ah, nobre águia, a caminhada não me levou para lá – respondeu o burro —, encontrei novos amigos e isso mudou o meu caminho. Foi muito importante não estar sozinho e outros rumos minha vida foi seguindo.

Nesta hora, apareceu um cachorro. Achei estranho no início, mas, então, me dei conta que era um dos amigos do falante burro. O cachorro sorridente logo se manifestou. Quis me contar sua história e como por ali parou.

— No caminho, o burro me viu estirado a choramingar, lembro-me como se fosse hoje quando me perguntou: "Por que choras e estás tão ofegante, valente cão?". Quase sem forças, expliquei o que tinha ouvido do meu dono, que esqueceu-se das brincadeiras, da companhia e de como dizia ser eu o seu melhor amigo, só porque a velhice a mim chegou. Assim como o burro, fugi ligeiro sem olhar para trás.

Ouvindo isso, fiquei muito comovida, respirei fundo, reconhecendo em mim a história do cão. Nessa hora, olhei para o lado e vi se aproximando, um gato. Com um miado leve e olhos reluzentes, o gato se intrometeu e começou a falar:

— Miau! Sou um gato que foi tomado pela frieza de uma dona que me apreciava apenas pela proeza de ser um exímio caçador de ratos. Porém, quando comecei a falhar pela idade, acomodei-me em um canto e, de tanto ser maltratado, corri por muros e telhados. Um dia tive a grata felicidade de encontrar-me com os nobres burro e cachorro, que, mesmo apressados, pararam para me ouvir. Assim, seguimos o mesmo caminho, compartilhando a esperança de encontrar pessoas melhores.

O burro pegou a palavra e continuou a contar:

— Desta caminhada já não éramos mais dois e sim três, três seres diferentes, mas que alimentavam o desejo de se libertarem e voltarem a ser felizes.

— Epa, ainda tem eu! – retrucou o galo.

Vi a nobreza do burro se desculpando com o Galo e me apresentando a sua sina.

— Amigo galo, como posso esquecer-me de ti? Nosso despertador juntou-se a nós pelas armadilhas pregadas pela sua dona, que, ao vê-lo envelhecer, preferiu oferecer-lhe de jantar para visitantes do que conservar as memórias dos dias felizes que a acordou ao nascer do Sol.

Pensativa, fiquei a ver que o galo, embora não alçasse voos altos, também era corajoso. Afinal, a coragem se constrói a cada oportunidade e decisão, por menores que sejam. O Galo também quis participar da conversa:

— Por isso, tomei coragem e não aguardei com paciência a hora certa da panela e cá ainda estou, bati asas e fugi. Continuo cantando para o Sol, graças à decisão de compor este quarteto. Aprendi que só se conhece a coragem quando esta se torna nossa única opção.

Respirei profundamente, pensando que gostaria de ser corajosa como os meus novos amigos. Quis voar, mas a tristeza ainda estava ali e pesavam sobre as minhas asas. Abaixei a cabeça e, com cuidado, abri as asas e abracei-me para acalentar minhas dores. Em um ato de carinho, todos foram somando-se a mim em um abraço coletivo. Quando já me sentia melhor, o galo continuou:

—Tínhamos esperança de chegar em Bremen e construir uma nova vida como um quarteto musical. Mas, no caminho, vimos uma casa com luzes reluzentes. Nela, ladrões se reuniam para se deliciarem em um farto banquete, gozando das lutas e ganhos que eram dos outros.

— Mas não esperavam por nós! – falou o cachorro. — Subi nas costas do burro, o gato nas minhas e o galo nas costas do gato. Fizemos uma torre e entoamos cada um sua voz, em seu ritmo e tom. Só queríamos dar uma lição nos ladrões, mas eles pensaram que era uma assombração cheia de mistérios e poderes, e fugiram correndo e todos rimos da sua história.

— E os ladrões nunca mais foram vistos? – perguntei, curiosa.

— Ah, não foi bem assim, cara companheira – anunciou o gato. — Nosso amigo galo precisou fazer guarda no telhado para que pudéssemos descansar e os atrevidos mandaram o ladrão mais novo voltar e averiguar o local. Com o aviso do galo, nos colocamos a postos e o ladrão viu algo brilhando no escuro: os meus olhos. Quando o malfeitor chegou mais perto, eu arranhei seu rosto. Apavorado, ele não conseguia sair pela porta e o cachorro mordeu-lhe a perna e o burro o acertou-o com vários coices enquanto o galo não parava de cantar. Ao sair e encontrar com o seu bando, transformou o medo em pavor coletivo. Logo, pensaram que, com tanta assombração junta, dificilmente recuperariam todo o dinheiro que haviam roubado e foram para outras bandas. Por aqui fomos ficando, desistimos de seguir até Bremen e decidimos montar um jardim. Ao escavar, encontramos a fortuna que os ladrões haviam enterrado e, com esse dinheiro, estamos vivendo e acolhendo novos amigos.

Aquela história, contada e vivida por aqueles extraordinários seres, despertou em mim o desejo de honrar a vida. Agradeci aos novos amigos e parti, agora mais fortalecida. Conectei-me com a renovação e continuo a minha caminhada em busca de ser simplesmente uma águia que acredita em si.

Oficinas
Dos desafios da vida às alegrias ainda presentes

Habilidades desenvolvidas: restauração de baixa autoestima, consciência emocional, gestão e autonomia emocional, empatia e assertividade.
Tempo de duração: 1 hora em cada oficina.
Público: grupos de adultos que viveram relacionamentos abusivos, idosos, grupos de aposentados que buscam recolocação de vida e grupos de mães.
Materiais: papéis A4, papel cartão, caneta piloto, lápis coloridos, canetas, tesouras, revistas, cola, jornais, barbante e fita adesiva

Oficina 1

Nesta primeira oficina, os expressantes vivenciarão a contação de história de modo interativo. No processo, identificarão a possibilidade de escutarem a si mesmos, suas narrativas, as quais trazem histórias de luta mas também de alegrias. Compreender seus sentimentos e emoções é incentivado em uma troca acolhedora e reflexiva.

1ª parte – dinâmica 9: o ambiente que há em nós.

2ª parte – contação e dramatização coletiva do conto: após a apresentação dos participantes, o facilitador iniciará a contação e, logo em seguida, convida os participantes para coletivamente dramatizarem. Caso não haja, no momento, participante interessado, o facilitador pode ser o narrador e pedirá que cinco expressantes assumam o papel dos personagens do reconto: Águia, Burro, Gato, Cachorro e Galo.

Em seguida, o facilitador incentiva, perguntando: "Com qual personagem você se identificou mais? Por quê?" ou "Das histórias de cada animal, qual você escolheria? Que sons ressoam em vocês?". Após um tempo para o diálogo, em um papel organizar um registro coletivo, painel, para quem se sentir à vontade.

3ª parte – os sons presentes: solicitar que observem os sons do ambiente, incluindo seus próprios sons (os sons do seu corpo, coração, respiração, colocar as mãos em forma de concha nos ouvidos). Que som te chamou mais atenção? Interno, externo? Buscando atenção para o momento presente. Caso haja dificuldade para a concentração, o facilitador pode propor um exercício de respiração.

Socialização de suas investigações sonoras. A partir das narrativas desencadeadas pelas perguntas anteriores, o facilitador pode ir registrando palavras ou expressões significativas manifestadas pelos participantes em uma folha de cartolina exposta na parede ou escrever diretamente em um quadro.

4ª parte – a música que há em mim: pedir que pensem em uma única música, a primeira que vier à sua mente e deter-se a ela. Anotar a música, pode ser uma parte desta, autor, o que for possível.. "Por que você considera que se conectou com esta música neste momento? Que recordação te traz?" De preferência registrar em uma folha de papel." Iniciar movimento de incentivo à partilha: "Alguém quer compartilhar?"

5ª parte – escolha da nossa música: escolher entre as músicas socializadas para tentarem cantar juntos. O facilitador sai de cena e pede para que os expressantes se organizem para realizar a ação e observem seus modos de agir no processo.

6ª parte – que som prevaleceu? Finalização: estimular que dialoguem a partir da vivência sobre quantas habilidades foram necessárias. O facilitador lista para facilitar. Podem surgir habilidades, tais como: organização, empatia, companheirismo, respeito, entre outros.

Finalizamos com a poesia "Não te rendas", que consta no material de apoio (distribuída em pequenos pedaços para que todos participem da leitura).

Oficina 2

Nesta segunda oficina, os expressantes serão incentivados a reconhecerem as suas especificidades humanas, evidenciando suas forças mesmo frente aos desafios cotidianos, resgatando sua autoestima ao exercitarem pensamentos acolhedores, falas assertivas, em um movimento, comprometidos com o seu bem-estar.

1º parte – dinâmica 10: entre aventuras e forças.

2ª parte – as especificidades de cada águia.

1. Propor o desenho de uma águia (dando orientações comuns: Olhos reluzentes, cabeça grande e ereta, asas abertas, bico mediano, patas com garras afiadas... E outras características

2. Fazer exposição dos desenhos e dialogar a respeito de que, mesmo o mediador dando orientações comuns, provavelmente os desenhos e registros não serão iguais e fazer relação com os seres humanos, que cada um é único. Relacionar aos personagens da história e suas diferentes dores.

3ª parte – nossas forças: individualmente fazer um acróstico com suas forças pessoais a partir do nome de cada expressante, feito na oficina 1. O Acróstico é uma composição literária escrita a partir, geralmente, das letras que compõem uma palavra, formado em outra direção e sentido.

O Facilitador contribui com a reflexão de que somos seres humanos inconclusos, portanto, em permanente aprendizado e que, para continuarmos a caminhada, é preciso investirmos no autoconhecimento, principalmente sobre nossas emoções. Dialogar sobre aspectos presentes neste movimento formativo de ressignificação da Águia junto aos outros animais, tais como: ter empatia, investigar sobre seus pensamentos, aprender sobre otimismo, comunicação assertiva.

4ª parte – atividade expressiva: o mosaico em nós. Os expressantes serão convidados a fazer individualmente um mosaico de papel. O desenho do mosaico deve ser um caminho, feito sobre o papel em branco e em pedacinhos de papel recortados em diferentes tamanhos e coloridos, os expressantes devem escrever as dificuldades e problemas que passam ou passaram. Também podem escrever os aprendizados que tiveram dessas situações. Em seguida, vão fazer o seu mosaico colando esses pedaços de papel e o facilitador pode conduzir com frases de superação. Pode ser um momento com música. Compartilhe que o mosaico é uma metáfora: o mosaico é uma obra de arte feita a partir de pedaços de materiais. Nós também podemos juntar nossos pedaços, nossas dificuldades e aprendizados para fazermos da nossa vida uma obra de arte.

5ª parte – leque de possibilidades: apresentar aos expressantes a metáfora do leque de possibilidades.

Materiais: uma folha branca tipo A4 ou ofício e caneta azul ou preta.

1. Entregar para cada expressante uma folha e uma caneta.
2. Dobrar o papel como se fosse uma sanfona para montar um leque de papel.
3. Escrever em cada dobradura do leque as possibilidades positivas que existem a partir de agora.
4. Após cada expressante escrever seu leque, pedir para que expressem como se sentem criando as possibilidades positivas da sua vida.

6ª parte – finalização. Avaliação: cada expressante deverá ter à sua frente suas atividades expressivas ao longo dos dois encontros para compartilhar como se sentiu durante as oficinas, destacando as possibilidades de pensarem sobre suas forças, alegrias bem como suas dificuldades. Perguntar o que leva deste momento.

4

O CAMINHO DA VERDADE

O divórcio é um processo, muitas vezes, doloroso, que requer tempo para ser elaborado e que produz as mais diversas e contraditórias emoções e sentimentos. O rompimento de um casal implica em perdas e, portanto, em dor para todos os envolvidos. Neste capítulo, utilizando como base o conto "Cinderela divorciada", apresento duas oficinas nas quais as participantes que passam pela experiência da crise do divórcio possam se desidentificar das ilusões, do controle sobre o outro e, então, voltar a atenção para si mesmas, traçando um plano para reconstrução da própria identidade e da própria vida.

FLAVIANA AQUINO

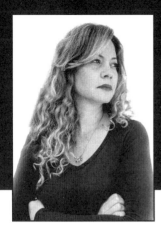

Flaviana Aquino

Contatos
Contatos: flaviana.aquino@hotmail.com
Instagram: @psicologaflavianaaquino

Psicóloga clínica e institucional. Junguiana, arteterapeuta e mestranda em Terapias Psicoexpressivas pelo Instituto IASE. Mãe de três filhos. Aos 42 anos, passou pela experiência pessoal do divórcio. Diante da perda, do rompimento afetivo da vida a dois, percebeu que teria que reconstruir seu caminho, ressignificando sua vida e os papéis que ocupava nela. A trajetória foi longa, cheia de altos e baixos, muitas vezes difícil. Buscou algumas vezes resposta para sua dor no outro, e no decorrer do caminho, entendeu que as respostas estavam dentro de si mesma, percebendo, assim, que toda crise é uma forma de chamado para o encontro da sua verdadeira essência, que tem como sentido nos levar a patamares maiores e melhores na vida.

Cinderela divorciada

> *A nossa realidade é muito mais generosa do que as histórias que a gente conta sobre ela.*
> Byron Katie

E foram felizes para sempre. Assim terminou um conto e começou outro. Depois de uma infância difícil com sua madrasta má, a sorte, enfim, parecia lhe visitar e ela sentia-se a princesa mais feliz de todos os contos de fadas. De princesa à rainha do lar daquele gentil, corajoso e bondoso príncipe que a salvara do borralho da vida. Porém, o tempo foi passando e o "foram felizes para sempre", pouco a pouco, foi cedendo lugar para "às vezes", "quase nunca", "nunca mais"... E foi assim que Cinderela percebeu a segurança daquela vida a dois se esvanecer como fumaça no ar. O príncipe se tornara rei e, quando estavam juntos, por horas ela escutava como ele lhe contava sobre os seus grandes feitos e como o povo o adorava. O poder nas mãos de reis tolos torna-se arma de destruição; ao invés de lhe conferir glórias, prende o homem na ilusão. E, assim, de mãos dadas com a ilusão, Cinderela viu seu príncipe, agora rei, partir em busca de novas conquistas e de uma nova história na qual ela já não estava mais incluída. A dor de uma separação é capaz de destruir até o mais forte coração. E foi isso que aconteceu com Cinderela, seu coração se partiu em muitos pedaços. Triste e exausta, entregou-se a um sono tão profundo que facilmente poderíamos confundi-la com a princesa de outra história. Com um toque cálido, a sua fada madrinha apareceu e a despertou:

—Vamos! Está na hora de você acordar e partir para recuperar seu coração.

—Fada madrinha! – suspirou Cinderela, aliviada ao ver a amiga. — Eu não tenho como recuperar meu coração, ele se partiu em muitos pedaços quando a magia da minha história com o príncipe acabou.

— Ah, querida! A magia nunca acaba, pois é ela que sustenta a vida. Você que não a está enxergando mais. Para recuperar seu coração – continuou a fada –, você terá que percorrer o caminho da Verdade e nele encontrará uma fonte da qual deve beber. Porém, nesse caminho pedregoso e íngreme, habita uma figura enigmática e traiçoeira chamada Ilusão e seu objetivo é impedir que você restaure o seu coração. A única maneira de não ser pega nas suas armadilhas é enfrentando-a com a verdade.

— Como saberei distinguir a Verdade da Ilusão?

— A verdade é dolorosa e desconfortável, por isso, esteja atenta! Quando tudo parecer confortável, saiba que você está diante da Ilusão. – E sem dizer nada mais, desapareceu.

Encontrar-se sozinha no mundo sem a certeza de quem de quem se é pode ser aterrorizante. E foi com esse sentimento que Cinderela iniciou a sua caminhada. Após algumas horas, ela já se encontrava cansada e, nesse momento, lembrou-se do quanto sua vida sempre esteve pautada no esforço, como quando se esforçou para ser gentil e amorosa com a sua madrasta e com suas irmãs invejosas. Com o príncipe, a mesma coisa, pois ela teve também que se esforçar muito para se transformar de borralheira a princesa.

— Para que se esforçar tanto? – uma voz interrompeu seus pensamentos.

— Este caminho não deveria ser percorrido por princesas frágeis. Diga-me o que está buscando e te ajudarei.

Cinderela olhou para cima e, sobre uma grande árvore, encontrou o corvo que lhe falava e sentiu-se contente por ter alguém com quem conversar.

— Estou buscando a fonte da Verdade para poder reconstruir meu coração – respondeu ela.

— Uma princesa que perde o coração não deve ser uma boa princesa.

— Mas não foi minha culpa – justificou-se Cinderela.

— Claro que não é sua a culpa. A culpa deve ser do príncipe que o partiu. Por isso, você deveria voltar para o castelo e esperar outro príncipe aparecer para te salvar novamente.

Cinderela pensou que o corvo tinha razão. O que ela faria depois de reconstruir o coração? Não sabia a resposta e sentiu um terrível medo, que a paralisou. Apesar de sentir-se triste e com medo, essa sensação lhe era familiar, afinal, já havia se sentido assim antes, confortavelmente sozinha e triste. Nesse momento, lembrou-se da advertência sobre a ilusão.

— Você é a ilusão em forma de corvo e está tentando me prender aqui nessas lembranças do passado! – E, levantando-se, disse com autoridade. – Saiba que a minha vida tem solução e eu reconstruirei o meu coração!

O corvo saiu grasnando com raiva por ter sido descoberto e Cinderela reiniciou a sua caminhada. Enquanto caminhava, deu-se conta do quanto mudava. Após o encontro com a ilusão, estava mais atenta e com mais capacidade de ação. No caminho, encontrou muitos obstáculos, que conseguiu ultrapassar sozinha. Depois de um tempo, Cinderela se deparou com uma rosa de cor azul, linda e única e, ao parar para contemplá-la, a flor começou a falar:

— Olá, bela princesa! O que a traz por esse caminho tão pouco frequentado?

— Estou buscando a fonte da Verdade que está no final deste caminho, pois preciso reconstruir meu coração partido – respondeu a princesa.

— Ah, que terrível sorte! Quem seria horrível o suficiente para partir o coração de uma princesa tão linda? Foi feitiço de bruxa?

— Foi o príncipe! - disse Cinderela, com olhos marejados de saudade.

A flor quis saber mais sobre a história, pois nunca conhecera uma princesa com coração partido. Cinderela contou para ela todos os detalhes e sentiu-se até aliviada, pois a flor a ouvia sem julgamentos, e até derramou lágrimas, com dó da princesa. E, assim, as duas ficaram horas conversando.

— Sabe, eu acho que tem alguma coisa errada nessa história – disse a flor —, pois não é da natureza dos príncipes partir o coração das princesas. Ele deve estar enfeitiçado por alguma bruxa má e invejosa e só você tem amor suficiente para salvá-lo!

Cinderela não tinha pensado nisso, e se a flor tinha razão? Sim, ele devia estar sob um forte feitiço de bruxa e cabia a ela salvá-lo, pensou. E, entusiasmada, traçou dentro da sua cabeça uma forma de fazer isso. Seria desafiador e exigiria que ela se dedicasse a ele completamente, mas a ideia de ter seu príncipe de volta acendeu nela a chama da esperança. E, novamente, ela se sentiu em um lugar de segurança e conforto. Nesse momento, lembrou-se da advertência da fada e percebeu que aquela linda e acolhedora flor era somente a terrível Ilusão, que a prendeu na armadilha de crer que era possível mudar o passado e o outro. Assim que se deu conta da presença da ilusão, a flor desapareceu e, sobressaltada, Cinderela regressou rapidamente ao caminho da Verdade. Enquanto caminhava, Cinderela percebeu que enfrentar a ilusão conferiu a ela força suficiente para traçar novos planos na vida. Claro que a Ilusão voltou a aparecer! Mas ela já a conhecia o suficiente para não cair na sua armadilha. Ao chegar no final do caminho, Cinderela percebeu que não havia nenhuma fonte, ali estava somente a sua fada madrinha, que a recebeu com um enorme abraço carinhoso. Então, compreendeu que caminhar pela Verdade não só reconstrói o coração, mas também desvela a essência da verdadeira identidade. A partir de então, deixou de ser princesa da sua velha história e se transformou na rainha da sua própria vida. E, assim, com o coração reconstruído, Cinderela sentiu-se livre. Segura da sua nova realidade, encontrou e percorreu novos caminhos e viveu novas histórias, só que agora, todas escritas por ela mesma!

Oficinas
O caminho da verdade

Habilidade desenvolvida: alívio do estresse, desbloqueio criativo, concentração, capacidade de reorganizar a fragmentação interna gerada pela crise do divórcio.

Público: mulheres que estejam passando por um processo de divórcio ou separação.

Oficina 1

O divórcio representa um processo de grandes mudanças na vida de uma pessoa, bem como um longo processo de elaboração da perda. É comum sentir-se desconectada de si mesma com constante sensação de estar perdida e, para grande maioria, esse processo representa enorme estresse emocional.

1ª parte – dinâmica 16: aliviar o estresse.

2ª parte – soneto da separação: abrir a atividade com a leitura do "Soneto da separação", de Vinicius de Moraes, um soneto que remete à situação do divórcio (está disponível nos anexos ou você pode buscá-lo na internet).

3ª parte – coração partido.
Material necessário: uma folha de sulfite onde estejam impressas as palavras: pranto/espanto/vento pressentimento/triste/sozinho/distante. Uma folha em branco de sulfite, lápis ou caneta.

Todas essas palavras foram tiradas do soneto. Após leitura do soneto e entrega dos materiais, pedir às participantes que escrevam um texto com o tema "Coração Partido", em que essas palavras estejam presentes. O objetivo é que, através de uma escrita criativa, as participantes possam colocar no papel todo o sentimento gerado a partir do divórcio, todas suas dores e temores, e à medida que escrevem, além de ser uma atividade de alívio porque estarão passando os sentimentos para o papel, estarão também reorganizando tudo aquilo que se desorganizou dentro delas para que possam enxergar novos caminhos na vida.

4ª parte – contação: fazer leitura do conto *Cinderela divorciada*. Após leitura, perguntar às participantes se elas conhecem a história original da Cinderela, o que acharam do conto, o que acharam da transformação da Cinderela, e se elas se identificam com a nova história. Deixar que todas tenham um tempo para se expressarem verbalmente.

5ª parte – começo e fim.
Material necessário: folha de sulfite e lápis de cor. Pedir para que todas dobrem a folha de sulfite ao meio, em um lado da folha escrever: "começo", e na outra, "fim". Convidar todas a lembrar como eram quando se casaram. Seus sonhos, expectativas, planos. Pedir para que represente no lado do "Começo" um desenho que expresse esse momento. Depois, devem pensar como estão agora, o que sentem em relação ao processo de divórcio e como estão saindo dessa relação. Devem representar isto por meio de um desenho no lado da folha "fim".

Finalização: finalizar em uma roda de conversa como estão se sentindo após poderem expressar suas dores, os *insights* que tiveram, e se já se sentem a partir das atividades mais animadas para seguir adiante com a história de suas vidas e o que levam desse momento.

Oficina 2

Nesta segunda oficina, as participantes irão trabalhar a mágoa, percebendo a importância de se libertar desse sentimento para poderem percorrer um novo caminho na vida delas, com mais leveza e disposição.

1ª parte – dinâmica 16: aliviar o estresse.

2ª parte – relembrar o que fizeram na oficina 1 e perguntar se alguém gostaria de se expressar dizendo como se sentiram no decorrer da semana após o encontro anterior. Sentiram-se mais organizadas? Como perceberam suas emoções?

3ª parte – liberando a mágoa.
Material necessário: folha de sulfite, lápis ou caneta. Recipiente que aguente alta temperatura, pois vamos utilizar fogo. Fósforo ou isqueiro.

Na minha experiência pessoal do divórcio, percebi que um dos obstáculos mais difíceis de ultrapassar nesse processo era a mágoa, pois ela desencadeia vários outros sentimentos como raiva, culpa, desejo de vingança. A vingança representa um perigo grande, pois muitas mulheres utilizam de seus filhos para atacarem seus ex-parceiros, proibindo-os de vê-los, bem como falando mal do pai para elas, o que acarreta sérios prejuízos emocionais para as crianças. A mágoa também leva a um processo mental de "ruminação", simbologia que aqui descreve pensamentos que ficam na cabeça, a pessoa fica repassando a história várias vezes sem conseguir sair do lugar, sem focar no momento presente da vida, pois esses pensamentos roubam nossa energia e, em alguns casos, desencadeiam um processo de depressão.

Após refletir com elas sobre a temática "mágoa", percorrendo os pontos citados acima, entregar o material e pedir que escrevam uma carta ao ex-parceiro, uma carta expressando a mágoa que elas sentem deles, essa carta não será entregue a eles. Ao final, todas juntas devem colocar as cartas dentro do recipiente para que estas sejam queimadas. O elemento fogo aqui faz referência à simbologia da transformação, como no processo alquímico, energia criadora (nos anexos, deixo um modelo de carta).

Ao final, pedir que falem uma palavra que expresse como se sentem após essa atividade.

4ª parte – escrevendo a própria história!

Material necessário: folha impressa com imagem de um livro aberto (anexo). Revistas e jornais velhos, tesoura e cola.

Entregar folha com imagem de livro aberto (anexos) e pedir que todas busquem, nas revistas e jornais, imagens que representem o que desejam para a nova vida. Importante colocar tudo o que desejam. Fica a opção de colocar uma música enquanto todas fazem a atividade.

Finalização – a vida é um livro: deixar que cada uma se expresse e mostre sua colagem ao grupo todo. Importante ressaltar que, por meio da colagem identificando o que desejam, podem agora, com mais consciência, planejar melhor como chegar ao que desejam; Dica: priorizar os desejos, comece sempre colocando em prática o que é mais simples e, à medida que forem se sentindo mais fortalecidas, vão passando para as próximas; Coloque prazo dentro desse planejamento, pois ajuda a manter o foco.

A vida é um livro em branco, no qual escrevemos nossa história a todo momento. O divórcio é só o encerramento de um capítulo, mas não da história toda. Lembre-se de que a única autora desse livro é você mesma. Por isso, ouse escrever nele as melhores histórias sempre!

5

EXPRESSANDO AS EMOÇÕES

Utilizando como base o conto "Maria Filó", apresento duas oficinas para ajudar crianças (alfabetizadas ou não) e adolescentes a identificar e expressar as suas emoções e sentimentos. Trata-se de um material idôneo para trabalhar com crianças durante a primeira infância, já que não é necessário escrever. Além disso, serão utilizados bichos de pelúcia e outros elementos simbólicos, nos quais a criança poderá projetar seus desafios, problemas e sentimentos.

IOLANDA GARCIA

Iolanda Garcia

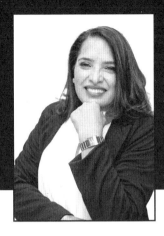

Contatos
www.iolandagarcia.org
iolandagarciacoach@gmail.com
Instagram: @iolandagarciacoach

Palestrante, educadora parental, escritora, artesã, mãe e esposa. Nasceu no estado do Paraná e foi criada no Mato Grosso. O chão da escola foi sua vida durante anos. Sempre teve ligação com a terra e com a natureza. E encanta-se com pessoas que contam histórias da vida e de vida. Mestre em Estudos Literários com pesquisa em contos populares. Publicou os livros: *Qual a cor da lágrima?*, *Lembranças de contos de fadas* e *Amigos da vida*. Com as experiências adquiridas ao exercer os cargos de diretora, coordenadora e secretária de educação enquanto trabalhou em escolas e instituição pública e privada com a educação básica e ensino superior, criou o programa Líder Educador, o curso Professor Tecnológico e a oficina Um Olhar Além do Livro. Atualmente, é professora na Academia Parent Brasil, palestrante, consultora educacional, ministrante de *workshop* e cursos para professores de escolas públicas e privadas sobre educação parental, *coaching* e liderança educacional.

Maria Filó

Reconto da "borralheira"

> *O que faz de qualquer número de pérolas um colar é o fio invisível que as une todas numa certa ordem.*
> Antônio Sérgio

Maria Filó era uma menina meiga, atenciosa, tinha cabelos cacheados, usava vestidos coloridos, gostava de brincar com os pássaros e colher flores à beira da estrada.

A mãe de Maria morreu quando ela tinha apenas cinco anos e, apesar de não ter muitas lembranças da mãe, sentia falta das histórias que contava. O pai de Maria Filó, que era vendedor de joias e viajava muito pela região, com a morte da esposa, teve dificuldades para conciliar a profissão e os cuidados com a filha e, por isso, resolveu casar-se novamente.

Depois do casamento, a madrasta e as suas duas filhas foram morar no mesmo sítio onde Maria Filó morava com o pai. Aproveitando que o marido estava sempre viajando, a madrasta e as novas irmãs colocaram Maria Filó para limpar a casa, cuidar das plantas e animais, cozinhar e lavar roupa no riacho.

Na casa, havia um gato que, vendo o que acontecia com Maria, começou a conversar com ela. Ele era esperto e notava tudo o que acontecia, então, começou a dar conselhos e ajudá-la nas tarefas que a madrasta dava. Ao saber que o gato ajudava a jovem, a madrasta mandou extraviar o gato, bem distante, em uma mata.

Enquanto isso, do outro lado da serra, morava um fazendeiro muito rico que resolveu fazer uma festa porque queria arrumar uma noiva para o filho. Todas as moças da região foram convidadas e foi aquela agitação para a confecção dos vestidos. A madrasta ficou sabendo do baile e, na mesma hora, pediu para Maria Filó costurar os vestidos para si e suas filhas, afinal, queriam exclusividade e a jovem era excelente costureira. Muito contente, Maria trabalhou noites e noites, costurando e bordando sem parar e fez maravilhosos vestidos.

Chegou a noite da festa. Maria estava ansiosa para conhecer o rapaz e se arrumou toda. Porém, quando chegou à sala, a madrasta não permitiu que ela fosse à festa. Tinha medo de que o rapaz a escolhesse para se casar ao invés de uma de suas duas filhas.

Maria ficou tão arrasada e chorou tanto que seu coração apertou de saudade da mãe e do gato, que eram seus verdadeiros amigos. Para se acalmar, foi buscar uma caixinha na qual guardava objetos deixados pela mãe e que estava escondida embaixo do fogão a lenha. Começou a olhar os pertences e encontrou o anel que a mãe lhe deu de presente no leito de morte. Nessa hora, lembrou que a mãe lhe disse para usá-lo somente quando estivesse crescida e se desejasse algo realmente importante. Com os olhos cheios de lágrimas, colocou o anel no dedo e, no mesmo instante, o seu gato apareceu e prometeu ajudá-la a ir à festa.

O vestido de Maria estava todo amassado, mas o gato ajudou a desamassar e a bordar muitas estrelas com fios de ouro. Fez nela um lindo penteado, uma suave maquiagem e colocou um belo colar de pérolas em seu pescoço. Quando ficou pronta, o gato levou a jovem até a entrada da festa e disse para ela voltar antes da meia-noite.

Quando Maria Filó entrou no salão de baile, foi a sensação da noite! Era a moça mais linda da festa e o filho do fazendeiro tirou-a para dançar. Ela ficou radiante e dançou com ele o tempo todo. Quando Maria ouviu o badalar do relógio dando meia-noite, saiu correndo. Na despedida, deixou seu anel com o rapaz.

As irmãs e a madrasta chegaram em casa furiosas porque não conseguiram sequer aproximar-se do rapaz. Contaram à Maria Filó que ele ficou tão apaixonado por uma moça desconhecida que, depois que ela foi embora, ele não dançou com mais ninguém.

Os dias passaram, o rapaz só pensava na moça do baile e foi conversar com o jardineiro, seu velho conselheiro, que lhe disse para procurar a dona do anel. Antes do nascer do sol do dia seguinte, saíram a cavalo para visitar as casas. Andaram três dias, de sol-a-sol experimentando o anel no dedo de todas as moças que encontravam e, já perdendo a esperança, chegaram à casa de Maria Filó.

A madrasta, esperançosa, chamou as filhas para experimentarem o anel. A mais velha passou sabão no dedo e o anel entrou com facilidade, porém quando se aproximou do rapaz teve uma coceira na mão que foi obrigada a retirar a joia. A segunda, passou óleo na mão, mas o anel não serviu no dedo.

A madrasta, revoltada, expulsou o rapaz e o velho que, ao saírem, avistaram uma moça no fundo do quintal, tratando dos porcos. Voltaram e pediram para chamá-la.

Maria Filó veio com o gato no colo e, vendo o rapaz, ficou muito sorridente, era como se ela sentisse a presença da mãe ao seu lado, aquecendo seu coração e lhe dando esperança. O moço colocou o anel no dedo de Maria Filó, que se encaixou perfeitamente. A admiração foi geral e a madrasta berrou:

— Como é possível você ser dona desse anel?

— Sou a moça do baile, aquela do vestido amarelo com fios de ouro e esse anel foi presente que ganhei de minha mãe – respondeu Maria Filó.

O rapaz, encantado por tê-la encontrado e admirado de sua firmeza, levou Maria Filó na garupa de seu cavalo. Um tempo depois, eles se casaram e foram morar na casa grande da fazenda.

Em uma noite chuvosa, Maria sonhou que seu gato estava morrendo e precisando dela. Ao amanhecer, falou ao esposo:

— Estou com saudade do meu gato. Leva-me para visitá-lo.

Quando chegaram à casa, viram muita sujeira, os animais estavam doentes, a madrasta e as irmãs estavam muito magras porque não sabiam cozinhar e seu pai não havia voltado da sua última viagem.

Maria não resistiu ao pedido das irmãs para levá-las embora. Levou o gato, a madrasta e as irmãs para sua nova casa. Na fazenda, a irmã mais velha ficou sabendo que próximo dali havia um homem rico procurando uma esposa e decidiu ir até lá. No caminho, havia um rio muito grande, ela não sabia nadar e desapareceu nas águas. A outra irmã decidiu ir embora para longe, nunca mais deu notícias e a madrasta, sabendo que nunca mais veria suas amadas filhas, de tanta tristeza, teve um ataque e caiu dura no chão.

Maria Filó viveu feliz. Teve duas filhas e brincava com elas no jardim, andava a cavalo e lhes contava muitas histórias. Em um baú especial que ficava em seu quarto, Maria guardava o anel que ganhou da mãe e que um dia iria entregar à filha mais velha. Queria contar que foi um presente da avó e que, quando estivesse com ele, jamais iria se sentir sozinha.

Oficinas
Expressando as emoções

Habilidades desenvolvidas: conexão consigo mesmo, empatia, escuta ativa.
Tempo de duração: 1 hora em cada oficina.
Público: crianças (alfabetizadas ou não) e adolescentes.

Oficina 1

Muitas crianças, adolescentes e adultos encontram dificuldades para entenderem os sentimentos e emoções, alguns por não terem tido a oportunidade de aprenderem a se expressar e outros por sufocar esses sentimentos. Quanto mais cedo aprendemos a expressar os sentimentos, mais habilidades temos para compreender a nós mesmos e aos outros. Por isso, nesta primeira oficina, os expressantes identificarão as suas emoções através da observação sobre a vida dos animais e o seu contato com a natureza.

1ª parte – dinâmica 7: receita de dizer o nome.

2ª parte – conectar os expressantes com os símbolos do conto: o facilitador começará a oficina conectando os expressantes com os símbolos tratados no conto a fim de que, na hora da contação, possam estar mais concentrados e compreender melhor a temática que se aborda na oficina.

Sugere-se ao facilitador nomear os espaços (ou mostrar imagens destes) a seguir e perguntar o que sentem ao estar neles ou observá-los: dia, noite, estrelas, riacho, fazenda, sítio. Exemplo: "Vocês gostam da noite? Imaginem uma noite com muitas estrelas, o que produz em você imaginar isso?" Assim com diversos espaços.

Também nomeie ou mostre imagens de animais como gato, pássaros, porcos, cavalos. Sugestão e fala: "Qual desses animais vocês mais gostam? Que emoção vocês sentem ao observar esses animais?"

3ª parte – contação: o facilitador lê o conto "Maria Filó", sem comentá-lo. Depois da contação, deve-se fazer algumas perguntas para melhorar e compartilhar a compreensão do texto: Quais sentimentos a personagem apresenta quando era criança que perde a mãe? Quando vai morar com a madrasta, como se sente? Quando o pai viaja e ela fica com a madrasta e suas filhas, quais emoções ela experimenta? Você já se sentiu como ela? etc.

4ª parte – identificando comportamentos.

Material necessário: diversos tipos de animais de diferentes tamanhos (bichos de pelúcia, de plástico, tecidos, borracha). Também podem ser utilizadas figuras impressas dos animais. Tente utilizar os que aparecem no conto e outros. Deve haver ao menos um animal por participante.

Objetivo da atividade: Nesta atividade, as crianças projetarão as suas emoções e vivências por meio dos animais. Para poder falar o que os animais podem sentir, elas deverão buscar nas suas memórias pessoais esse conhecimento, que finalmente acabarão "emprestando" ao animal.

1. O facilitador deve empilhar os animais em um monte. Se forem utilizadas imagens impressas, misturar em uma superfície plana, pode ser uma banqueta ou mesa.
2. Diante do monte de animais, o facilitador deve explicar aos expressantes as diferenças entre eles, como características físicas de cada um, alimentação, espaços que dividem na natureza, hábitos, como eles convivem, que alguns precisam da terra, outros da água e outros utilizam o céu para voar. O jeito como os animais expressam o que sentem, porque como eles não falam, normalmente se comunicam pelo olhar. Alguns animais ao sentirem medo fogem, e outros atacam (aqui se sugere que o facilitador faça uma pesquisa sobre os animais que utilize).
3. O facilitador pede que cada expressante escolha o animal com o qual mais se identifica naquele momento.
4. O facilitador pergunta: O que você acha que esse animal irá fazer quando ele tiver medo? Quando ele sentir algo, como vai se expressar? Qual será sua reação diante do medo, da tristeza, da rejeição? Para quem ele pedirá socorro?

5ª parte – refletindo sobre as emoções: cada expressante vai falar sobre o animal que escolheu e expressar seus sentimentos, dizendo como o animal está se sentindo, com que emoção se encontra naquele momento. O que desejaria que fosse diferente. Quem gostaria que viesse para o ajudar. Quais as forças que ele animal tem. Quais são os medos e as angústias. Todos deverão falar, segurando o animal. Depois que todos falarem, os animais serão colocados no centro em círculo, simbolicamente, como pudessem dar as mãos. Os expressantes em círculo, de mãos dadas, ficam ao redor dos animais, fazendo a ciranda. O facilitador fará a reflexão: "Não importa as características que os bichos tenham, nem os sentimentos que estão sentindo, todos necessitam de apoio, de ajuda, de carinho e atenção. Nós também temos dificuldade para expressar nossos sentimentos, porém, podemos procurar ajuda e ajudar aqueles que estão próximos."

6ª parte – finalização: roda de conversa.
O facilitador conduzirá a conversa de maneira acolhedora e estimulará o expressante a falar e ouvir sobre as emoções e sentimentos dos demais. Pergunta se foi possível sentir algumas das emoções mencionadas no início do encontro. Nesse momento, é importante o facilitador estimular cada expressante a falar como se sentiu e como está se sentindo antes de terminar o encontro.

Oficina 2

Nessa segunda oficina, os expressantes compreenderão como observar suas próprias emoções de acordo com as atividades que realizam.

1ª parte – dinâmica 13: liberação de emoções.

2ª parte – momento relembrar o conto e expressar sentimento: o facilitador convida os expressantes para relembrar o conto através de fichas com trechos do conto e o que foi tratado na oficina anterior. Em seguida, pede para cada expressante falar como se sentiu depois da oficina e quais emoções conseguiu identificar durante a semana.

3ª parte – atividade expressiva: como mostrar o que estou sentindo?
Material necessário: folha de papel A4 coloridas cortadas ao meio, canetas coloridas ou tinta a dedo, fita adesiva, cola branca.
 1. O facilitador pedirá para que escolha a emoção que está sentindo e escreva ou desenhe no papel. Poderá colocar sentimentos de vitória, pontos positivos, o que aprendeu na oficina passada, os sentimentos que afloraram.
 2. Pedir para usar cores nas expressões, fazendo desenhos. O facilitador poderá colocar música ao fundo.
 3. Terminada a representação na folha, o facilitador ajudará a colar uma folha ao lado da outra, como costurando colcha de retalhos. No final, poderá colar com a fita adesiva a colcha, que poderá ficar no chão ou colocada em uma parede como mural. O facilitador fará as reflexões amparado nos sentimentos expressos e no aquecimento que uma colcha pode fazer no dia frio.

4ª parte – roda de conversa e avaliação: avaliar grupalmente o que aprenderam com a oficina e com uma palavra que representa a emoção que está sentindo no momento.

5ª parte – finalização: o facilitador deve confeccionar antes da oficina saquinhos feitos de TNT ou papel colorido que contenham sementes de girassol, que é uma planta que tem uma flor que expressa luz pela sua cor e é o símbolo do amor. Orienta que seja plantada, regada e acompanhada durante 30 dias. Cada expressante poderá anotar em uma folha como a planta se desenvolve e a emoção que sente durante esse período.

6

FORTALECENDO LAÇOS DE AMOR

Neste capítulo, utilizando o reconto "Minha pequena Cinderela", apresento duas oficinas que propõem o despertar da consciência nas conexões entre mães e filhos. Nas atividades expressivas, as mães viverão o reforço da construção diária da afetividade na relação com os filhos e a conscientização de que ser mãe é um aprendizado contínuo.

LUCIANE SIQUEIRA SERRA

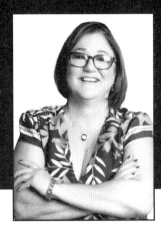

Luciane Siqueira Serra

Contatos
lusiqserra@gmail.com
Instagram: @lucianeserra

Natural de Sertãozinho/SP, cresci na capital e já morei em vários lugares, incluindo Ji-Paraná/Rondônia. Faz pouco tempo que voltei à minha cidade natal, onde atuo nas áreas de saúde e educação. Sou psicóloga e pedagoga há mais de 30 anos, com especialização em Educação Especial e Psicopedagogia Clínica pela EPSIBA, na Argentina. Atualmente, faço pós-graduação em Psicologia Positiva e Contoexpressão. Há dois anos, iniciei um trabalho nas redes sociais com foco em Orientação Parental - em grupos ou individual.

Minha pequena Cinderela

O que cria o laço e sua relação é dar e receber.
Phillipa Perry

A casa era confortável e bem construída, em uma colina entre o campo e o mar, que se avistava de longe. Noutros tempos, lá aconteciam festas e encontros, com músicas e amigos. Foi o casamento mais lindo e a gestação mais esperada da aldeia, com fraldas bordadas em tardes de sonhos e planos.

A chegada da sua filha foi muito comemorada e a casa tinha o cheiro das flores na primavera. Vieram parentes e amigos, trazendo presentes e boas energias, e o coração da jovem mulher vibrava como se fosse um tambor.

Mas, então, as pessoas foram embora e ela se viu sozinha com a criança, que chorava e chorava, e trocava os dias pelas noites. Inclusive seu amado esposo não estava, pois seu trabalho como comerciante demandava longos períodos viajando a lugares distantes. O cansaço ia se acumulando, o corpo guardava as dores e os pensamentos foram tomados pelas dúvidas e inseguranças. Lá fora, o tempo parecia parado, a paisagem ganhando aquele tom monocromático do final de outono, mais cinza e frio. "Assim está meu coração", pensou a jovem mãe, solitária e insegura. "Não sou suficiente para minha filha, não sou capaz de lhe dar tranquilidade e fazê-la feliz, como sonhei".

E os dias foram passando, aquele choro insistia em machucar o seu coração, e ela se afastava cada vez mais da filha. Alimentava, trocava e deixava limpa, mas quase não a carregava mais em seus braços. A casa aos poucos foi ficando quieta, sem risos e sem barulhos, cheia de inverno.

Ela vivia dividida entre o impulso de fechar a porta para não ouvir mais o choro e o instinto de cuidar e proteger sua filha. Cheia de dúvidas e sem entender o que acontecia, às vezes, abandonava a si mesma e, às vezes, tinha ganas de abandonar a criança, apesar de todo o amor que sentia.

Até que certo dia, em um final de tarde, a princesa chorava e nada parecia acalmá-la. Ela já tinha dado banho, trocado e alimentado, e nada parecia suficiente. Quando foi colocá-la no berço, os olhares se cruzaram longamente e ela brincou de "Cadê, achou" com a menina, que, por um segundo, parou o choro e buscou seguir suas mãos.

Nos dias seguintes, ela tentou brincar novamente, muito timidamente, e algumas vezes conseguiu captar a atenção da princesa, outras nem tanto. E apesar do choro persistir, ela acabou se animando a tentar algumas outras estratégias. A ideia era colocar a criança no berço e sair de perto, torcendo para que adormecesse logo.

Certa vez, ela, sem saber bem por que, lembrou-se daqueles dias felizes e de como gostava de dançar e cantar. Foi quando começou a cantar baixinho uma cantiga que aprendera ainda criança com a avó, mais para se distrair do choro do que para tentar acalmar a criança.

Mas aquela canção meio sussurrada, naquele tom de voz ritmado, teve um efeito surpreendente. A princesa diminuiu o choro e passou a olhar fixamente para o rosto da mãe, olho no olho, e aos poucos abriu um sorriso. Seu primeiro sorriso só para ela!

Aquele sorriso foi como uma fogueira que se acendeu em uma floresta escura. Ela cantou um pouco mais alto, olhando a filha e sorrindo, e sentiu uma felicidade tão grande que se pôs a girar pela sala com ela no colo, que agora gargalhava. Havia música em seu coração e cantar ficou cada vez mais fácil.

Desde então, a casa foi ganhando cores e sabores, primeiro com as chamas da lareira e depois com o Sol e a volta da primavera.

Ela acordava e logo corria para sentir aquele abraço apertado e aquelas pequenas mãos que lhe acariciavam o rosto. Então, penteava os cabelos que cresciam e, enquanto os trançava, ia tecendo sonhos e laços.

E com um sorriso nos lábios, pensava "Ah, como é bela a minha pequena Cinderela!"

Oficinas
Fortalecendo laços de amor

Habilidades desenvolvidas: despertar a consciência de que precisamos criar laços afetivos e que o laço primordial é o maternal. Também agir com consciência sobre a importância das conexões de amor entre mães e filhos.

Tempo de duração: 1 hora em cada oficina.

Público: mães junto com filhos (atendimento individual ou em grupo).

Oficina 1

Nesta primeira oficina, as expressantes tomarão consciência da importância de criar e fortalecer a conexão com os filhos e como podem expressar seus sentimentos através de gestos e estímulos sensoriais. O toque sobre a pele e o aconchego do colo materno criam os alicerces de uma relação de confiança e intimidade, fundamentais para enfrentar os desafios da maternidade. O facilitador deve reforçar que os filhos não precisam de uma mãe perfeita, mas de alguém que cuide e crie espaços familiares e culturais inclusivos e seguros. Essa relação se constrói no dia a dia, independentemente da idade que a criança tenha.

1ª parte – dinâmica de quebra-gelo: Apresentação breve do facilitador e, após uma breve apresentação de cada uma, anotar nome e idade dela e do bebê em um crachá que fique visível para todos. Falar sobre a ideia de que seja um espaço de cuidado e empatia para acolher quem está vivendo a maternidade.

2ª parte – conectar as expressantes com os símbolos tratados no conto: elas serão convidadas a uma compreensão mais ampla sobre o impacto de conhecer suas emoções ou descobrirem o quanto as desconheciam até esse momento e, assim, iniciarem a construção de uma maternidade mais consciente e leve.

Materiais necessários: papel cartão de diversas cores, perfurador, fitas de diferentes larguras e cores.

1. Oferecer os papéis que cada mãe vai escolher e pedir que desenhe duas casas iguais, com tamanho suficiente para escrever dentro. As casas desenhadas devem ser perfuradas e as mães vão juntá-las, passando fitas através desses furos.
2. Após a finalização da atividade, o facilitador deve fazer as perguntas: Há quanto tempo vocês são mães? Vocês se prepararam para isso? Como se prepararam? Como foi quando a espera virou realidade? O que as trouxe aqui hoje? Quais sentimentos surgiram em vocês com relação à maternidade?
3. Escrever dentro da casa desenhada palavras, nomeando as emoções.
4. Pedir que leiam em voz alta o que anotaram, sem comentar, para que percebam que esses sentimentos são a realidade das mães, comuns, mas pouco compartilhados, e, por isso, a maternidade é tão romantizada.
5. As folhas com as casas unidas e as palavras escritas devem ficar próximas das expressantes, pois serão usadas novamente ao final da oficina.

3ª parte – hora da contação: "Minha pequena Cinderela", inspirado no conto tradicional do escritor francês Charles Perrault, adaptado para esta oficina. O facilitador conta o conto sem explicá-lo. Depois pode fazer perguntas para despertar a compreensão dele. Sugestão: Quem gostou? Quem não gostou? Por quê? Por que a mulher andava incomodada? Você já se sentiu assim alguma vez? O que teve vontade de fazer? Como conseguiu lidar com isso?

4ª parte – atividade expressiva: o poder de criar laços.

Por meio da atividade sensorial do toque com os dedos e com as fitas, a mãe vai expressar e viver com a criança seu amor e o fortalecimento desses laços para que sejam duradouros.

Material necessário: fitas coloridas de diversas larguras e texturas, caneta hidrocor, conhecida em muitas regiões por canetinha, diversas cores.

Como fazer:

1. O facilitador entrega para cada expressante uma caixa de fitas. No início, as mães vão brincar com as fitas no corpo da criança, explorando as sensações no corpo dela, para familiarizá-la com o material.

2. Depois a mãe amarra as fitas nas pernas ou braços, no caso dos bebês, e faz movimentos suaves em seu corpo, acariciando e conversando. Com crianças maiores, pode-se pedir que feche os olhos, confiando na mãe, que faz um laço entre elas, uma enfeita a outra com as fitas. A criança pode enfeitar a mãe com as fitas, em uma troca sensorial.

3. Durante a atividade, tirar fotos de cada dupla de mãe com seu filho ou filha.

4. Para finalizar a oficina, eles devem estar ligados por um laço.

5. Conversar sobre a experiência, se conseguiram se conectar e se entregar totalmente nessa relação.

5ª parte – finalização: roda de conversa e avaliação: cada expressante deverá ter as casas unidas anteriormente em mãos e deverá escrever no lado em branco as emoções que predominam nesse momento. Peça que leiam e compartilhem com o grupo os sentimentos desse momento. Estimular que as expressantes falem sobre como se sentiram durante a oficina e como esperam que isso os ajude no cotidiano. Cada uma leva consigo as casas desenhadas com as palavras escritas e um dos laços de fitas que fizeram.

Oficina 2

Nesta segunda oficina, as expressantes entenderão como é importante manter essa conexão sempre forte e que essa relação é construída no dia a dia. Recomenda-se um intervalo de, ao menos, uma semana entre as oficinas.

1ª parte – dinâmica quebra-gelo: criar uma conexão entre os participantes da oficina, utilizando, para isso, o corpo e o brincar. Todas serão recebidas com música suave ao entrar na sala onde se desenrolará a Oficina.

Material necessário: cartão com figura de uma abelha.

1. Após dar as boas-vindas, o facilitador convida todos para formar uma roda de mães e filhos. No caso de mães com bebês, estes permanecerão no colo, mas participarão da atividade.
2. O facilitador mostra um cartão com a figura de uma abelha e explica que as abelhas se comunicam por meio do movimento do corpo e que é assim que elas avisam as outras sobre a flor que encontraram.
3. Entregue o cartão com a abelha a uma das expressantes, que deverá criar um movimento que será imitado por todas as outras duplas de mães e filhos.
4. A pessoa que estiver com o cartão o entregará para outra dupla, que inventará também seu próprio movimento corporal.
5. Todas as duplas deverão criar seu movimento a ser imitado pelos outros.

2ª parte – ponte entre oficinas: o facilitador inicia, perguntando o que as expressantes lembram sobre o conto da oficina.

Material necessário: fotografia.

1. Pedir que relembrem a atividade realizada na primeira oficina. Dar a cada mãe uma foto impressa da oficina anterior e pedir que comentem para relembrar o que sentiram.
2. Perguntar se alguém quer falar se houve percepção de alguma transformação a partir do que foi trabalhado na oficina anterior ou fazer alguma pergunta. Sugestão de perguntas: Como fluiu a relação durante esse tempo? Percebeu-se mais atenta aos sinais que a criança dá?

3ª parte – para contextualizar a atividade, o facilitador deve ler a frase escolhida no início do conto e refletir sobre ela: "O que cria o laço e sua relação é o dar e receber". A mesma autora afirma que "Temos influência mútua uns sobre os outros." Eu te afeto e você me afeta e, juntos, criamos uma relação única. A criança te dá os sinais, você os interpreta, e atende suas necessidades. Assim, ela aprende que pode se comunicar e que você a atenderá. Dessa forma, a criança entende que pode confiar no mundo e nas pessoas. No conto, o laço se formou e a relação se teceu quando os corpos ficaram próximos e uma afetou a outra através dos sinais e da reação desses momentos juntas.

4ª parte – atividade expressiva: vou te colocar o melhor laço: a ideia é mostrar que cada um tem um jeito de fazer o laço e que no começo é difícil, mas, com o tempo, fica mais fácil. Nossas vidas vão se entrelaçando com as dos nossos filhos e filhas a cada nova experiência ou situação vivida.

Materiais necessários: caixa de fitas de larguras e cores variadas. Fita crepe, canetas hidrocor, também conhecida por canetinha, papel cartão e tesouras.

Como fazer:

1. Cada expressante deve fazer um laço ou trança de olhos fechados. Em oficinas em que as mães estejam com bebês ou crianças pequenas, pedir que amarre as fitas, desta vez com os olhos fechados, mesmo com os bebês se movimentando. Com crianças maiores, a mãe vai fazer junto com a criança ou cada uma faz o próprio laço.

2. Cada dupla, composta de mãe e filho, deve-se escolher uma fita larga o suficiente para escrever nela momentos bons, o que gostam de fazer, como sabem o que a outra está sentindo. No caso de crianças já alfabetizadas, ela também escreverá na fita.

3. A mãe deve fazer uma trança com essas fitas escritas, e colocar um laço na ponta dessa trança.

5ª parte – roda de conversa e finalização: avaliar grupalmente o que aprenderam com as oficinas e o que levam delas. Abra um espaço de escuta que seja acolhedor e significativo e incentive-as a buscar apoio sempre que sentirem necessidade – pode ser em um grupo de rede social que elas criem ou com pessoas próximas que possam escutá-las sem julgar ou oprimir seus sentimentos. Ler o seguinte texto: "Pode ser difícil dar tempo, respeito e respostas afetuosas a uma criança quando não temos isso dentro de nós. Às vezes estamos momentaneamente exaustos, mas também pode ser porque essas coisas não nos foram dadas por nossos pais. Para cuidarmos de alguém, precisamos ter sido cuidados. E se precisar, busque apoio em alguém que possa fazer uma espécie de contenção pacífica de suas emoções" (Phillipa Perry).

Recomendação de lembrancinha para os expressantes. Ao final da segunda Oficina, você pode entregar um cartão ou marca página com o símbolo do ETERNO impresso nele para simbolizar que esse laço entre pais e filhos é infindável e incondicional.

7

COMUNICAR SEM ENVENENAR

Neste capítulo, utilizando como base o reconto "Branca de Neve", apresento duas oficinas nas quais os participantes refletem sobre a sua comunicação e despertam a consciência sobre os comportamentos venenosos nos relacionamentos.

KELLEM C. GIRARDI KRAUSE

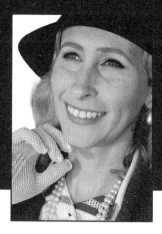

Kellem C. Girardi Krause

Contatos
kellemgirardi79@yahoo.com.br
Instagram: @kellemkrause

Bacharel em Administração de Empresas com especialização em Engenharia de Vendas; mais de 20 anos de experiência em atendimento. Em 2018, conheceu a Contoexpressão, quando passou a utilizar a metodologia em treinamentos corporativos. Coautora do livro best-seller *Contos que curam: oficinas de educação emocional por meio de contos*, e autora de contos autorais, recontos e oficinas contoexpressivas. *Kids coach e practitioner* em PNL, atua com foco na parentalidade assertiva. Instrutora de treinamentos corporativos baseados na metodologia Disney de encantar clientes. Atualmente, trabalha no departamento de Relacionamento com Cliente de uma empresa multinacional de *softwares* e como instrutora de treinamentos de educação emocional corporativa.

Branca de Neve no mundo corporativo

*Ser forte não é esconder a dor, e sim
mostrá-la sem medos dos julgamentos.*
Branca de Neve e o Caçador

Conte 1, 2, 3 e essa história começará diferente dessa vez. Naquela fria manhã, enquanto caminhava pelo verde jardim repleto de árvores em direção à empresa em que trabalhava, Branca de Neve trazia entre seus pensamentos as recordações do que viveu sem a mãe, que morrera quando ela nasceu, a ausência do pai e o difícil relacionamento com a madrasta, uma mulher muito vaidosa que adorava espelhos. Quando passou pela porta de madeira e chegou à sala de trabalho, viu sete cadeiras que pareciam pequenas demais para ela. Apesar de nenhuma delas ser do seu tamanho, estava tão cansada que se acomodou como pôde e começou a trabalhar. Entre telefonemas e mensagens, lembrava de tudo o que viveu desde que saiu de casa: das tentativas de equilibrar a vida pessoal e a carreira, nivelar o estresse e a ansiedade, compensar o amor e superar as expectativas dos outros. Aliás, agradar os outros dizendo "sim" para tudo e duvidar da sua própria capacidade sempre foi uma das características da jovem. Como tem dificuldades de expressar o que não gosta e o que não quer, aceita muitas tarefas, dizendo sempre "sim", tentando dar conta de resolver tudo para todos. Foi assim desde pequena, até com a madrasta, a quem tentava sempre agradar.

Branca de Neve havia terminado de comentar que estava com o dia cheio de atividades, quando uma colega entrou na sala e, com voz mansa, disse:

— Querida, tenho reparado como você anda mal arrumada. Entendo que você tem muito trabalho, porém, aparência é tudo. Você deveria pensar mais sobre a sua forma física e melhorar seu peso. Após ouvir essas palavras, a jovem sentiu uma sensação de sufocamento como se fosse desmaiar. Quando a colega saiu, começou a procurar por dietas, opções de corpetes e cintas modeladoras. Os sete colegas de trabalho que ouviram aquela crítica sobre a aparência dela disseram que ela não deveria aceitar esses espartilhos mentais, com padrões de beleza inalcançáveis. Tranquilizaram-na e aconselharam-na a ter mais cuidado com as amizades.

Algumas horas depois, a colega chegou na sala e pediu ajuda para resolver uma grande pilha de documentos urgentes que estavam atrasados. Dessa vez, Branca de Neve estava decidida a negar. Quando ia dizer "não", a colega com voz meiga disse:

— Ah, querida, só você pode resolver isso, você é tão boa na solução de problemas, tenho certeza de que você vai conseguir fazer isso para mim. Depois de ouvir isso, foi inevitável negar ajuda, não conseguiu recusar e aceitou ficar com aquela enorme quantidade de papéis, mesmo que não fosse sua responsabilidade. Mal a colega saiu da sala, ela sentiu uma forte dor de cabeça e quase caiu. Os sete colegas, vendo aquela dificuldade, ofereceram-se para ajudá-la e a alertaram que deveria aprender a dizer "não" porque dizendo sempre "sim", ela estava se sobrecarregando. Ela concordou com eles, sabia que precisava aprender a dizer "não". Refletiu muito sobre esses conselhos e, então, à tarde, quando recebeu a ligação da colega, respondeu:

— Entendo que é urgente, contudo, você vai precisar falar com outra pessoa para te ajudar a resolver. A colega insistiu, dizendo:

— Querida, você não vai precisar fazer tudo sozinha, já estou fazendo uma parte, você só precisa terminar a outra metade. Ouvindo isso, outra vez, a jovem não conseguiu negar. Afinal, pensou que aceitando mais essa atividade, conseguiria o reconhecimento da colega e talvez de todos na empresa. Disse a si mesma que, se a colega sempre a procurava, é porque via nela a capacidade de resolver as coisas. Era como sentir que alguém enxergava o quanto ela conseguia fazer tudo bem-feito, mesmo que ela própria duvidasse disso. O que ela descobriu pouco depois é que a parte que a colega lhe destinou era a mais demorada e mais difícil de resolver.

Quando aquele dia terminou, como nos dias anteriores, Branca de Neve estava tão esgotada e estressada que esses comentários e pedidos da colega foram como veneno para o seu coração. Um grande desânimo tomou conta dela. Começou a sentir como se a vida acontecesse enquanto ela dormia um sono profundo de desmotivação. Nos dias seguintes, não tinha vontade de levantar-se. Deprimida, arrumou diversas desculpas e não foi trabalhar.

Com a ausência da amiga, os sete colegas ficaram preocupados e foram visitá-la. Ao encontrar a jovem tão desanimada, recomendaram que ela fizesse terapia. Foi quando ela conheceu um terapeuta que a fez refletir sobre sua própria história. Eles conversaram sobre amor-próprio, autoconceito, autorresponsabilidade, autorreconhecimento, os perigos de querer agradar os outros, sobre se sentir amada e valorizada. Como se levasse uma chacoalhada, ela acordou do sono da desmotivação. Aprendeu que as pessoas respeitam quem respeita a si próprio. Era como se todo aquele veneno tivesse saído de sua vida.

Entusiasmada e fazendo terapia, voltou ao trabalho. Motivada a fazer as coisas diferentes, os pedidos da colega já tinham outras respostas. Mais consciente, assumiu uma posição firme sem deixar de ser gentil. Agora filtrava o que ouvia, lia e respondia. Analisava com calma o que aceitar ou negar. Enxergou o que existe de bom que sempre esteve dentro dela. Enfim, viveu uma vida plena e feliz, sem precisar dizer sempre "sim".

Oficinas
Comunicar sem envenenar

Habilidades desenvolvidas: autovalorização, autoconceito, empatia, assertividade, comunicação não violenta e consciência dos comportamentos na comunicação.

Tempo de duração: 1 hora de duração para oficina. O facilitador pode adaptar as oficinas para a duração que considerar necessária.

Público: adultos em ambientes corporativos (grupal ou individual).

Oficina 1

Nesta primeira oficina, os expressantes identificarão seus comportamentos venenosos nos relacionamentos. Todos os comportamentos precisam ser validados e acolhidos, inclusive aqueles que parecem tão desagradáveis como os violentos, impulsivos, ofensivos e destrutivos. Para isso, a fala do facilitador deve deixar claro que precisamos ter consciência sobre os nossos comportamentos antes de buscar mudanças nos resultados dos nossos relacionamentos.

1ª parte – identificando comportamentos
Material: folha de papel vermelha, caneta azul ou preta e tesoura.
1. Cada expressante deve receber uma folha vermelha, uma caneta azul ou preta e uma tesoura.

2. Os expressantes devem desenhar uma maçã com tamanho suficiente para escrever dentro. Recortar o desenho em formato de maçã.
3. Sem colocar o nome na folha, cada expressante deve escrever dentro do desenho da maçã, palavras e comportamentos negativos, comunicação violenta e impulsiva que causou mal para si ou para os outros.
4. Quando terminarem de escrever dentro da maçã, os expressantes devem caminhar entre si e trocar as maçãs que agora são consideradas envenenadas, com palavras rudes e violentas. Enquanto os expressantes estão trocando as maçãs, o Facilitador deve trazer a reflexão de quantas vezes em no nosso dia a dia entregamos e aceitamos "maçãs envenenadas" com grosseria, violência, pré-conceitos, julgamentos e ofensas.

2ª parte – contação: contar o conto "Branca de Neve no mundo Corporativo", que foi inspirado no conto tradicional alemão dos Irmãos Grimm e adaptado para esta oficina. O Conto deve ser contato e não explicado. Depois, devem ser feitas perguntas para despertar a compreensão sobre o texto. Sugestão: Quem gostou do conto? Por quê? Quem não gostou? Por quê? Se você fosse um personagem, qual seria? O que você entendeu sobre o conto? Você já disse "sim" ou aceitou situações para agradar os outros? O que te faz dizer "sim", e fazer o que não quer ou aceitar fazer o que te faz mal?

3ª parte – refletindo e tomando consciência da violência de comportamentos e comunicação nos relacionamentos.
Material necessário: folha de papel vermelha, caneta azul ou preta e tesoura.
1. Cada expressante recebe uma folha vermelha, uma caneta azul ou preta e a tesoura.
2. Os expressantes devem desenhar nessa folha vermelha um coração com tamanho suficiente para escrever dentro. Recortar a figura do coração.
3. Sem colocar o nome na folha, cada expressante deve escrever dentro do desenho do coração palavras de comportamentos positivos, comunicação empática, palavras de esperança e amor, descrever comportamentos que ajudam os relacionamentos a serem saudáveis e felizes.
4. Após escreverem sentimentos e comportamentos positivos nos relacionamentos, os expressantes devem trocar entre si os corações. Enquanto os expressantes trocam corações, o Facilitador pode comentar que todos os dias podemos entregar sentimentos e comportamentos positivos e conscientes, que são capazes de transformar os nossos corações e dos demais.

4ª parte – finalização: roda de conversa e avaliação.

Cada expressante deverá ter o desenho da maçã envenenada e o coração consciente que trocou com alguém. O facilitador deve explicar, na finalização da oficina, sobre nossas polaridades, sobre termos sombras e luz, como podemos entregar maçãs envenenadas em nossa comunicação nos relacionamentos ou corações cheios de palavras positivas e conscientes. Aqui os expressantes podem ser estimulados a dizer como se sentiram durante a oficina. Perguntar o que levam deste momento. Se recomenda deixar o material exposto em um mural ou varal, para que possa ser visto por mais pessoas.

Oficina 2

Nesta segunda oficina, os expressantes devem refletir sobre a importância de filtrar o que falam e o que ouvem. Como esse filtros da consciência são fundamentais para melhorar a comunicação e os comportamentos nos relacionamentos.

1ª parte – momento de escuta e compartilhamento de sentimentos:

1. Convidar os expressantes para falarem sobre o que foi feito na primeira Oficina, esse é um momento para relembrar o que foi feito na semana anterior e perguntar se algo mudou da primeira oficina para essa.

2. Perguntar se alguém gostaria de expressar como se comunicou ou agiu durante a semana, ou se alguém tem alguma pergunta ou dúvida.

2ª parte – refletir sobre a importância da consciência nos comportamentos e na comunicação

Material: filtro de papel de café usado, seco sem o pó, somente com as manchas do café. Cada expressante deve receber um filtro de café usado que servirá como metáfora para reflexão sobre como todos os nossos comportamentos e nossa comunicação, escrita ou falada, deixa consequências como nesse filtro de café usado. Por mais que tentemos limpá-lo, restam sempre os resquícios dos comportamentos positivos e negativos e da comunicação violenta ou não que usamos.

3ª parte – criar os filtros da consciência da comunicação e dos comportamentos nos relacionamentos

Material: filtro novo de papel para café (preferencialmente branco), caneta azul ou preta.

1. Cada expressante deve receber um filtro novo de papel e uma caneta azul ou preta.

2. Os expressantes devem escrever no filtro de papel suas qualidades e as palavras mais assertivas, escritas ou faladas, que já usaram na comunicação nos seus relacionamentos.

3. Nessa atividade expressiva, o Facilitador deve estimular os expressantes a prestarem atenção aos filtros mentais conscientes que podem criar e utilizar a partir de agora, que os filtros mentais melhoram a comunicação, e os comportamentos nos relacionamentos.

4. o Facilitador pode pedir aos expressantes que apresentarem seus filtros com sentimentos de consciência e comportamentos assertivos e não violentos.

4ª parte – finalização: roda de conversa e avaliação. Avaliar grupalmente o que aprenderam durante as oficinas e o que levam deste momento. Quem quiser pode compartilhar as mudanças de comportamentos e comunicação já colocadas em prática.

Recomendação de lembrancinha para os expressantes: ao final da segunda oficina, entregar para cada expressante um saquinho de chá de qualquer sabor, tamanho e aroma, com uma frase colada ou grampeada ao barbante do saquinho. Sugestão de frase: "Devemos estar conscientemente alertas para as escolhas que fazemos" (Deepak Chopra). O facilitador pode usar o saquinho de chá como uma metáfora de finalização. O saquinho também é um filtro. A água fervente, em contato com as ervas, folhas, caules e flores utilizados na composição do chá, potencializa o que existe no chá e tem o poder de transformá-lo. O saquinho é o filtro que permite que seja extraído do chá somente o que fará bem e indicado para o consumo. As sobras das folhas, caules e ervas que não devem ser tomadas precisam ser descartadas, porque o filtro cumpriu o seu propósito, filtrou com assertividade o chá. Assim, também nós devemos conscientemente colocar filtros em nossa comunicação falada e escrita, bem como em nossos comportamentos. Quando fazemos uso de filtros mentais conscientes de palavras e comportamentos assertivos e não violentos, melhoramos nossa comunicação e nossos relacionamentos, deixamos de ser reativos, da mesma forma que diminuímos a reatividade negativa e a violência nos outros. Após o uso dos filtros de forma consciente, descartamos o que não faz mais sentido, que não deve ser guardado, como feito com o resto do chá.

8

ENFRENTANDO RELACIONAMENTOS ABUSIVOS OU TÓXICOS

Algumas vezes, algo que havia começado bem acaba desvirtuando-se. Muitos relacionamentos são exatamente assim. Por meio destas oficinas, cuja base simbólica se encontra no conto *Pele de Asno*, de Charles Perrault, e adaptado por mim, apresento propostas que ajudarão a identificar e a buscar ações de enfrentamento a relacionamentos abusivos.

CLAUDINE BERNARDES

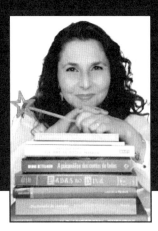

Claudine Bernardes

Contatos
www.acaixadeimaginacao.com
info@claudinebernardes.com
Instagram: @claudine.bernardes

Escritora brasileira vivendo na Espanha desde 2005, possui diversos livros publicados tanto no Brasil como na Europa, entre eles o best-seller *Contos que curam: oficinas de educação emocional por meio de contos*, *Carlota não quer falar*, *Tuá* e outros. Autora do conto oficial do Villarreal CF (time espanhol de primeira divisão, que também participa da Liga Europeia). Mestre em Contos e Fábulas Terapêuticas, é criadora e formadora da metodologia Contoexpressão. Também é docente de narrativa em terapia e recursos multissensoriais nas pós-graduações do Instituto IASE, com sede em Valencia, Espanha. Mestranda em Terapias Psico-expressivas pelo Instituto IASE. Trabalhou em Sar Alejandria Ediciones, com sede na Espanha, como diretora editorial das coleções infantil e didática. Atualmente, também cria, assessora e dirige programas de educação emocional junto a entidades públicas e privadas.

Pele de Asno

Era uma vez um rei poderoso e amado pelo seu povo que governava um país muito próspero. Sua prosperidade tinha uma razão bastante incomum, cujo protagonista era um simples asno. Bem, de simples esse asno não tinha nada, já que cada manhã aparecia na sua baia um monte de ouro. Aquele reino que, durante muitos anos, fora feliz, passou por uma grande perda ao morrer a rainha, deixando o rei e sua única filha extremamente tristes. Os anos passaram e, apesar dos seus ministros rogarem ao rei para que voltasse a se casar, este se negava, dizendo que no seu leito de morte a rainha o fizera jurar que somente voltaria a se casar se encontrasse uma mulher mais bela e virtuosa do que ela.

O caso é que os ministros não desistiram: organizavam banquetes para mostrar-lhe as princesas mais belas que existiam nos diversos reinos vizinhos. Mas o rei sempre dizia que nenhuma era tão bonita e bem-dotada como sua esposa, somente sua filha poderia igualá-la em virtudes. Tanto disse a mesma coisa, e como já não estava muito no seu juízo perfeito, começou a sentir pela filha um amor profundo e forte, que não se assemelhava ao amor paterno. Enfim, não conseguindo esconder os seus sentimentos, declarou que só se casaria com ela. Horrorizada com a possibilidade de ter que se casar com o próprio pai, a princesa resolveu consultar a fada Lilás, sua madrinha.

— É claro, minha menina, que seria um grande erro casar-se com o seu pai – respondeu a fada ao escutar a história da princesa. — Já sei! Exija como condição para casar-se que ele lhe dê um vestido da cor do tempo. Nem com todas as riquezas que possui, ele conseguirá semelhante vestido e, assim, você não será obrigada a casar-se.

A princesa fez exatamente o que a fada disse e o rei ficou tão maravilhado com a resposta que mandou vir os mais habilidosos costureiros do reino e lhes ordenou que fizessem o vestido sob pena de serem enforcados. Dois dias depois, os costureiros trouxeram um vestido, leve como as manhãs e azul como o céu.

Depois, a princesa e a fada buscaram outras formas de impedir aquela loucura, pediram um vestido da cor da Lua, outro da cor do Sol, porém, os costureiros do rei sempre conseguiam cumprir tais desejos, provocando o desespero da pobre princesa.

— Minha menina, não se desespere! – disse-lhe a fada. – Peça agora a pele do asno real e, embora o rei esteja obcecado, não estará tão louco a ponto de desfazer-se do ouro que sustenta este reino.

A jovem, cheia de esperanças, pediu ao pai a pele do asno, porém, ele, sem hesitar, mandou sacrificar o asno, cuja pele foi dada à princesa. Vendo o seu desespero, a fada tentou acalmá-la:

— Não se desespere, pois tenho uma solução! Envolva-se na pele do asno e saia pelo mundo. Vá. Tudo o que lhe pertence a acompanhará, eu lhe garanto. Fique com a minha varinha de condão. Sempre que a bater no chão, verá surgirem as coisas de que estiver precisando.

A princesa deu um abraço apertado na madrinha, suplicando-lhe que não a abandonasse jamais. E, assim, vestida com pele de asno e com fuligem no rosto, ela fugiu do palácio enquanto o rei, desesperado, ordenou que a buscassem em cada canto. Durante dias a princesa buscou trabalho, mas o seu aspecto sujo e aquela pele de asno fazia as pessoas sentirem nojo dela. Por fim, chegou em uma granja onde necessitavam de uma empregada que executasse tarefas difíceis como lavar a pocilga, guardar os gansos e outras coisas do tipo. E foi assim que a bela princesa, escondida em uma imunda pele de asno, se transformou na mais desprezada serva da casa, a ponto de ser motivo de chacota dos outros empregados.

Finalmente, chegou um feriado e a princesa decidiu tocar a varinha e na sua frente surgiram todos os seus pertences. Ela, então, tomou um banho e, limpando o seu rosto de toda a mugre que tinha, voltou a ver a sua brilhante pele e um sorriso brotou daquele rosto cansado de tanto sofrer. Depois, colocou o vestido da cor do tempo e, olhando-se no espelho, sentiu ressurgir dentro dela a princesa que havia perdido. Ainda que fosse somente por aquele dia, ainda que no dia seguinte voltasse a ser Pele de Asno, ela sabia que dentro dela carregava uma alma de princesa.

Em outro dia de folga, esteve de visita na granja o filho do rei, um belo príncipe, bondoso e amado pelo povo. Passeando pelas cercanias, encontrou uma cabana, e observou que algo brilhava no seu interior. Então, olhando pelo buraco da fechadura, viu uma belíssima jovem com um vestido tão brilhante como a lua cheia. Fascinado pela sua beleza e intrigado, perguntou a um criado quem vivia naquele lugar, o qual lhe respondeu que era uma pastora imunda chamada Pele de Asno.

Confuso com a situação, o príncipe voltou à corte, porém, só pensava naquela jovem e o seu coração palpitava por conhecê-la, a ponto de ficar tão doente que a rainha, sua mãe, ficou extremamente preocupada.

— Filho, diga-me, qual é a causa de tanta dor? Nenhum médico conseguiu curar-te!

— Tudo bem mamãe, vou contar-lhe a verdade. O que quero é que Pele de Asno me faça um bolo para saciar a minha vontade.

A rainha se informou sobre quem era essa pessoa de nome tão estranho e logo providenciou que fossem até a granja para cumprir o desejo do príncipe.

Quando Pele de Asno recebeu a ordem, sentiu que o seu coração iria explodir porque cabe dizer que ela havia notado a presença do príncipe naquele dia.

Na sua cabana, onde ninguém poderia vê-la, ela se limpou, vestiu-se esplendidamente e começou a preparar um bolo para aquele que já havia conquistado o seu coração. Em dado momento, não se sabe se por obra do acaso ou se de propósito, deixou cair na massa um anel que tinha no dedo. Uma vez pronto o bolo, escondeu-se de novo sob a repugnante pele e entregou o bolo aos mensageiros.

Ao receber o bolo, o príncipe o comeu com tamanha voracidade que, alguns segundos depois, começou a tossir como se algo o asfixiasse. Tirou da boca um anel e viu que se tratava de uma joia rara que só poderia caber em um dedo de extrema delicadeza. Cheio de esperança, mostrou o anel aos pais e disse-lhes que o havia encontrado, e que tão belo anel deveria pertencer a uma maravilhosa dama, com a qual desejava casar-se, apesar de não a conhecer. Os reis, que amavam muito o filho, e estando de acordo que se tratava de uma joia rara, resolveram emitir um decreto, proclamando que a moça cujo dedo coubesse o anel seria a esposa do príncipe. Houve uma verdadeira peregrinação de moças em idade de casar-se ao palácio. Primeiro, as nobres e ricas, porém, quando estas não cumpriam a prova, começaram a vir as criadas, mas em nenhuma coube o anel.

— Agora só resta vir a tal Pele de Asno que me preparou o bolo – disse o príncipe.

Ao escutá-lo todos riram, pensando que se tratava de uma piada, já que uma criatura tão suja não era digna sequer de pôr os pés no palácio. Porém, o príncipe foi implacável e, obedecendo às suas ordens, foram em busca daquela mulher da qual ninguém queria sequer aproximar-se. Quando Pelo de Asno se apresentou, o príncipe ficou desapontado.

— É você mesma que ocupa aquela cabana no fundo da granja?
— Sim, senhor príncipe – respondeu ela.
— Mostre-me a mão – disse-lhe o príncipe, suspirando de desânimo.

Para a surpresa de todos, o anel entrou perfeitamente no dedo daquela mulher estranha e, de repente, a pele de asno se deslizou pelo seu corpo, como se já tivesse cumprido a sua missão. Ao cair no chão, mostrou o tesouro que escondia, uma jovem belíssima cujo vestido brilhava como o Sol.

O príncipe se ajoelhou diante dela e a pediu em casamento, sob a mirada de aprovação tanto do rei como da rainha. A princesa, toda confusa, já abria a boca para responder quando o teto se abriu e a fada Lilás apareceu em uma carruagem maravilhosa, tecida de pétalas de lilases, e contou a todos a história da princesa Tim-Tim por Tim-Tim. Sem demora, começaram os preparativos para a festa de casamento. Porém, a moça estava triste e disse que não poderia casar-se sem o consentimento do pai. Assim sendo, ele foi o primeiro a receber o convite para as bodas. No dia do casamento, ela estava rodeada de todas as pessoas que mais amava, inclusive seu pai, que felizmente havia se casado e teve um novo filho.

Pele de Asno ficou no passado, agora a princesa vivia o seu presente, brilhando com luz própria ao lado do seu amado esposo.

Oficinas
Enfrentando relacionamentos abusivos ou tóxicos

Habilidades desenvolvidas: autocompaixão, autoconceito equilibrado, assertividade.
Tempo de duração: 1 hora em cada oficina.
Público: adolescentes e adultos (grupal ou individual).

Oficina 1

Nesta oficina, provocaremos a consciência dos expressantes para que identifiquem relacionamentos abusivos ou tóxicos a fim de que possam começar a dar passos no caminho da liberdade.

Atenção: avisar que devem vir com roupa que podem sujar ou aventais.

1ª parte – acolhimento e quebra gelo: receber o grupo com música relaxante, pedir que tirem os sapatos e os coloquem no lugar indicado e em fila. O grupo se sentará em círculo e o facilitador indicará que fechem os olhos, escutem a música e relaxem, respirando tranquilamente. Enquanto isso, o facilitador deve colocar no sapato de cada expressante uma pequena pedrinha. Quando terminar a música, sugere-se realizar a "dinâmica 14: *storyline*".

2ª parte – uma pedra no sapato: o facilitador deve pedir aos expressantes que calcem os sapatos e caminhem pela sala, observar que eles notem que algo está errado e que descubram uma pedra no sapato. Pedir que se sentem outra vez no círculo e perguntar: "O que vocês notaram no sapato? Desconforto, incômodo, dor? Tiveram vergonha de parar para olhar o sapato? O que poderia ter acontecido se continuassem caminhando com a pedra?"

Fala: identificar uma pedra no sapato não é difícil porque provoca desconforto. Porém, às vezes, temos um sapato que gostamos muito e, de repente, sem saber o porquê, ele começa a machucar o nosso pé. Imagine que você está caminhando na rua, sente dor no pé e, quando olha, encontra uma bolha. Está com pressa, por isso continua caminhando até que a bolha explode e, então, sente uma grande dor. O que você faria? Seguiria caminhando ou tiraria o sapato e caminharia descalço? Por que não caminharia descalço? Tem vergonha? Agora contarei a história de uma princesa que tirou o sapato e caminhou descalça.

3ª parte – contação: contar "Pele de Asno" ao grupo, sem explicar e depois fazer perguntas. Sugestão: "Alguma parte do conto ressoou em você? O que você acha da atitude do rei? O que mudou na relação de ambos? O que você pensa sobre ela ter fugido? Você já se sentiu como a princesa? Alguma relação na qual você está se transformou uma pedra no sapato e te produz dor? É uma relação amorosa, de amizade, familiar ou laboral?"

Permitir que o grupo converse com liberdade, porém, mantenha a ordem para gerar segurança.

4ª parte – expressando as minhas dores

Material: papel para mural (pardo ou branco) do tamanho de uma cartolina, por participante, guaches, pinturas e material de limpeza.

Fala: "expresse nesse papel as suas dores, dúvidas, tristezas, decepções, tudo o que você sente em relação a esse relacionamento. Pegue isso que você guarda dentro e transforme em algo visível, com o qual você possa dialogar.

Faça isso, utilizando as suas mãos, não utilize pincéis, conecte-se com esses sentimentos, e extravase-os no papel."

Quando todas terminarem, peça que compartilhem o que expressaram e como se sentiram.

Colocar a música: "Seja Gentil" (Kell Smith): "Enquanto você escuta essa música, abrace-se, dance, libere-se, rasgue o desenho que fez, se quiser... mas seja gentil com você".

5ª parte – finalização: perguntar aos expressantes como se sentem neste momento. Animá-los a serem gentis com eles durante a semana, e dizer que, na semana seguinte, seguirão com a atividade. Entregar a cada participante uma varinha de condão (modelo anexo).

Oficina 2

1ª parte – dinâmica 27: dançar em espelho.

2ª parte – ponte entre oficinas: sentados em círculo, perguntar como se sentiram durante a semana em relação ao tema tratado na oficina anterior. Algo mais do conto ressoou em vocês?

3ª parte – voltando ao conto: pediremos para que os expressantes fechem os olhos e escutem novamente o conto, porém, desta vez, devem prestar atenção nos detalhes e descobrir coisas que não tinham identificado na semana anterior.

Depois perguntar: "Vocês encontraram algo novo no conto? Despertou alguma questão ou conhecimento que não havia tido anteriormente? Você acha que foi fácil para a princesa abandonar o palácio? O que pensa que ela sentia ou pensava quando estava suja, vestida com a pele de asno e trabalhando na granja?"

4ª parte – a pele de asno

Material: uma jaqueta cinza ou negra com capuz; papéis previamente cortados (7cm x 4cm) 6 por cada expressante; canetas, fita adesiva. Muitas pedras de aproximadamente 5 cm (6 por cada expressante).

Fala: "Abandonar o palácio e viver como uma pessoa desprezada por todos não foi fácil para a princesa. Agora peço que você pense nesse relacionamento que você está vivendo e que lhe produz dano. Talvez você se mantenha nele porque pensa que sair dele será difícil. Anote em cada papel um motivo que dificulta sair desse relacionamento."

O facilitador deve pendurar o casaco em um cabide ou cadeira de encosto alto e pedir que os expressantes, colocando a fita adesiva em cada papel, pendure-os por todo o casaco. Por cada papel pendurado, o expressante deve colocar também uma pedra no bolso do casaco.

Pedir para que algum expressante prove o casaco e diga o que sente.

Fala: pode ser que os motivos que te mantenham nesse relacionamento sejam de peso, talvez não seja um caminho fácil escolher abandonar esse relacionamento, porém, viver com uma pedra no sapato também é difícil, não acha? A diferença é que, às vezes, nos acostumamos com a pedra e o pé acaba criando calosidade e ficamos insensíveis à dor.

5ª parte – tempo, lua e sol

Material: imagens de vestido azul (cor do tempo); prateado (cor da Lua); dourado (cor do Sol). Disponível nos anexos. Também podem ser utilizados tecidos de organza nessas cores.

Instrução: expor de forma visível as imagens ou organzas.

Fala do facilitador:
- Tempo: "qual foi o primeiro vestido que ela pediu? E qual foi o primeiro que ela vestiu? Para vocês, o que isso pode significar de forma prática? Por que vocês acham que o tempo é o primeiro?"
- A Lua: "onde apareceu o vestido cor de Lua? Foi o brilho do vestido que despertou a curiosidade do príncipe. O que vocês acham que significa?"
- O Sol: "em que momento surgiu o vestido cor de Sol?" Facilitador, volte a ler a parte onde a pele de asno cai no chão e pergunte o que acha que isso significa.

Provoque o conhecimento dos expressantes de que os vestidos simbolizam um processo.

6ª parte: finalização: roda de conversa. Cada expressante que quiser, pode compartilhar o que aprendeu e como vai aplicar isso de forma prática na sua vida. Eles também podem trocar conselhos. Antes do grupo se despedir, sugiro entregar uma lembrancinha e ler uma frase ou poesia de despedida (modelo nos anexos).

9

HONRANDO A SUA HISTÓRIA

Utilizando como base o conto "A escolha de Jacira", apresento duas oficinas por meio das quais os expressantes compreenderão que a tomada de decisão é uma habilidade socioemocional. Também compreenderão que, para tal ação, é preciso autoconhecimento e criatividade para assumir o protagonismo no processo de desenvolvimento humano. Porém, para que desenvolvamos a criatividade, é necessário mergulhar na própria história e reconhecer as competências emocionais e sociais que possuímos e as que precisam ser aprendidas.

CAMILA BARRETO

Camila Barreto

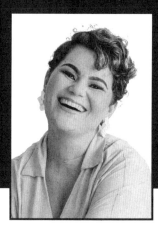

Contatos
psicologa.camilabarreto@gmail.com
Instagram: @vuela.mente

Psicóloga atuante na área escolar e clínica, Camila é amante da arte e da vida por meio de recursos como a escrita, a música e a poesia, com as quais constrói suas ferramentas de trabalho. Acredita que esses caminhos possibilitam a expressão e o diálogo do sujeito com a sua história e com a história do outro. Desde criança, encantada pelas histórias, sempre gostou de construir e de brincar com as palavras e com as emoções contidas nelas. Na vida adulta, resgatou essa paixão, que ficou abafada na adolescência. Hoje, no seu fazer terapêutico, escreve contos e reconta outros como forma de proporcionar aprendizagem e transformação humana. Mulheres, jovens, crianças e famílias têm a experiência de ouvir, como também de criar seus cenários, por meio do fazer psicoterapêutico de Camila Barreto Cavalcante. Ela é mãe do Chico e da Nina e companheira do Davi Cavalcante – potinhos de inspiração e de amor.

A escolha de Jacira

Como é que se explica que meu maior medo seja exatamente em relação a: ser? E no entanto não há outro caminho?
Clarice Lispector

A jovem carregava em seu coração o desejo de conhecer outras gentes, falava isso para sua vó Lá todas as vezes que sentavam debaixo da mangueira que tinha em seu quintal, para trançar palmas e quebrar coco. De modo sábio, Dona Lá respondia que tempo não iria faltar e, assim, os dias foram passando enquanto a menina indígena foi crescendo e se tornando uma adolescente curiosa, que seguia com o desejo de conhecer mais do mundo à sua volta. Jacira, que estudava em uma escola agrícola da região, adorava aulas de botânica, pois perto da sua cidade havia uma reserva ambiental conhecida por possuir plantas e ervas muito raras. Quando estava entre as plantas, Jacira se sentia conectada com sua gente, sua cultura e seu legado ancestral. Um dia, em um processo seletivo entres as escolas, a jovem ganhou uma bolsa de estudos integral. Teria que residir em uma escola na capital e só retornar para casa nos períodos de férias.

— Chegou a sua hora, cuidado com o mundo lá fora, lembre-se de que nem tudo que reluz é ouro – disse sua avó ao despedir-se.

Ao chegar na escola residência, encontrou um prédio enorme, cercado por uma imensa natureza, um campo de estudo ao ar livre que parecia uma minicidade. Entre meses e aulas, saudades de sua casa, mas muitos aprendizados e conquistas, algumas relações foram surgindo. Tinha a Margarida, sua melhor amiga, tinha o grupo da Isa, que não a aceitava muito bem, e tinha o André. De vez em quando, Jacira lembrava da frase que sua avó lhe falou porque sabia que o jovem André reluzia em seu coração. Entre trocas e conversas, Jacira foi acreditando que o moço seria um parceiro para compartilhar seus planos, ideias de laboratório e para vida, ela, com seus dezesseis anos, e ele, com seus dezoito, era o assistente de um dos professores de Biologia. Enamoraram-se e tudo isso escondido porque existia uma regra na escola que os jovens não podiam namorar. Nas ligações para sua avó, queria compartilhar essa situação, mas não conseguia. Dona Iá notava algo diferente nas chamadas de vídeo, os olhos de Jacira brilhavam muito mais e, ao mesmo tempo, ficavam desconfiados como se estivessem escondendo algo. Um mês depois de intensa paixão, Jacira descobriu que sua menstruação estava atrasada. André parecia muito mais esperto e informado nesse sentido, providenciaram logo um exame, que confirmou a gestação da jovem. Jacira estava grávida! Ela esperava que o namorado a apoiasse, que dissesse que estaria ao seu lado, mas a resposta foi outra: "Não, isso não faz parte dos meus projetos, você irá tirar essa criança. Vai atrapalhar as nossas vidas. Vou ajudar você com isso e depois cada um segue seu caminho". A jovem ficou arrasada, abandonada por alguém que ela tanto acreditou. Questionava-se qual seria a próxima decisão, porém, ela precisava se sentir segura no colo de dona Iá, sabia que perto de sua sábia anciã era como regressar, conectar-se a sua essência, para que pudesse fazer a sua própria escolha. Quando a neta adentrou pela porta, Dona Iá sentiu uma dor no peito, eram os avisos que a avó recebia diante de uma situação de conflito que surgia. Abraçou a neta, mostrou a mesa e tudo o que havia preparado para recebê-la. O café passado no filtro de pano, o beiju de coco e um cuscuz de milho ralado na hora. O cheiro provocou em Jacira uma náusea instantânea, mas, resistindo, agradeceu a sua avó e tentou saborear. Eram palavras soltas, um pouco desconectadas, ela não conseguiu dizer o que queria. Ambas terminaram aquele momento, cada uma com uma dor no peito sem ser anunciada.

    Jacira resolveu fazer uma caminhada na praia porque estava com saudades dali. O mar a conectava com suas raízes e sua história, era como se ela pudesse conversar com a sua mãe quando estava diante dele. A jovem não lembrava como era a mãe, pois havia morrido pouco depois que Jacira nascera, porém, sempre se sentiu acompanhada por ela, principalmente quando olhava o mar. Sentada na areia, pegava um punhado de grãos e soltava outros. Como criança, brincava, e o tempo passou. Adormeceu deitada sob o céu, em um cochilo, e sonhou com uma mulher de cabelos longos que chegava perto dela, colocava-lhe no colo e dizia: "Converse, converse sobre tudo, porque o silêncio são pedras e pedras se tornam muros e muros dividem." Jacira acordou sentindo-se abraçada, acolhida e decidiu prosseguir. Voltou para casa, guiada pela lua cheia que fazia naquela noite. Entrou à procura de Dona Iá, que estava debaixo da mangueira, sentada na esteira e contemplando o céu.

— Vó, preciso do seu colo! – disse a jovem e, logo em seguida, as suas palavras foram tendo vida e saindo da boca com a leveza de um coração seguro de si mesmo e do que queria viver. — Meu sonho é continuar com a ciência e com meu estudo, mas eu também vou dizer sim a essa vida que carrego em mim, minha escolha.

Dona Iá chorou ao ouvir a história da neta e sua resposta veio em forma de canção:

— Você veio de sua mãe, ela veio de mim, e eu lhe trouxe até aqui em meu coração, juntas atravessaremos essa estação.

Jacira e sua avó precisaram resolver sua situação acadêmica na escola de residência e, em cada etapa, a jovem lembrava da mensagem que havia recebido, "o que não é dito vira pedra". Comunicou a André sua decisão, a escolha não era apenas dele, ela fez a dela. Na cidade em que ela foi criada e no mar que ela cresceu brincando, nasceu Joaquim, seu filho. Ao pegá-lo nos braços, sentiu a coragem de dar continuidade aos seus projetos, lembrando do que a conduziu até ali. Ela aprendeu cedo que escolhas difíceis não se fazem sozinhas. Entendeu que, na vida, nem todas as pessoas que a cercam a ajudarão e nunca esqueceu que, mesmo que nem tudo que reluz seja ouro, para desconstruir os muros erguidos pela dor, é preciso falar sobre o que está dentro. E foi observando a relação entre seu filho e sua avó, e entendeu que, ao invés de muros, é preciso construir pontes através do amor.

Oficinas
Honrando a sua história

Habilidades desenvolvidas: autocompaixão, autoestima, assertividade, empatia.

Tempo de duração: 1 hora em cada oficina.

Público: mulheres – adolescente/adulto (grupal ou individual).

Atenção: material complementar no código QR.

Essa oficina tem como objetivo desenvolver a autocompaixão, autoestima, autoimagem e assertividade nas participantes. Por meio do conto "A Escolha de Jacira", introduziremos os elementos simbólicos que servirão de sementes para o despertar da consciência, seguindo em frente com o próprio legado. Para que uma pessoa tenha a autocompaixão desenvolvida, ela deve ser, principalmente, uma pessoa assertiva. Por essa razão, trabalharemos bastante o fortalecimento da autoimagem e o reconhecimento de história pessoal.

Oficina 1

Nesta primeira oficina, os expressantes serão convidados a se conectarem com o conto. Sugiro que o facilitador inicie se apresentando, contando um pouco da sua trajetória, enfatizando seus sonhos, pois, assim, ele se vinculará com o objetivo do conto.

1ª parte: quebra-gelo: dinâmica 1: frases célebres.

2ª parte: conectar os expressantes com os símbolos tratados no conto para que tenham uma compreensão mais ampla sobre os temas abordados. Para isso, o facilitador deve preparar uma exposição com imagens: 1. uma árvore da vida do tamanho de uma cartolina, 2. imagens de mulheres grávidas, 3 comunidades indígenas e seus costumes. Também deve colocar uma música de fundo com o som do mar. Para que as participantes possam entender os conceitos utilizados no conto, pergunte se elas sabem a respeito do tempo de desenvolvimento de um embrião; quais são as necessidades da criança para se desenvolver no útero e fora deste; quais as necessidades da própria mulher. Ouvir delas os conceitos e crenças diante da maternidade. Deixe-se guiar um pouco pelo ambiente que é criado através desta introdução para conhecer melhor o grupo e o que cada uma busca nesses encontros.

3ª parte – hora da contação: "A escolha de Jacira". Contar o conto e não o explicar. Depois, fazer perguntas para despertar a compreensão sobre o texto. Sugestão: O que você entendeu sobre este conto? Quem gostou do conto? Por quê? Quem não gostou? Por quê? Se Jacira é um símbolo, quem ela representa? Se o mar é um símbolo, quem ele representa? A relação da avó com a neta, como faz sentido a cada participante? Quais memórias afetivas são despertadas em vocês? O que o silêncio diz e não diz? Como a ponte é construída?

4ª parte – atividade expressiva: honrando a minha história – "Nem tudo que reluz é ouro" e "O silêncio são pedras e pedras se tornam muros e muros dividem." Utilize uma caixa de areia e pedras. Argila para que possam modelar e simbolizar o ouro, já que este precisa passar por um processo de purificação. Recursos lúdicos com os quais possam expressar-se: papel madeira, cartolina, material para colorir (guache, pincéis, lápis de cor, lápis de cera), cola, revistas, tesouras etc.

1. Distribuir os materiais entre as participantes: "Já ouvimos a história de Jacira, agora cada uma expressará a própria história através de uma criação artística livre. O que faz parte da sua vida? Dentro do que faz parte, o que é essencial? Utilizar as pedras como um elemento norteador para o questionamento; empilhe-as e pergunte: "O que vocês necessitam e que agora não possuem? Olhe a sua criação, nela você identifica metas ou sonhos?" Durante a atividade, sugere-se colocar a Música "Maior" de Dani Black, a qual remete à história. Assim, elas ficarão mais conectadas à proposta da expressão.

5ª parte – finalização: roda de conversa e avaliação: Analisar o que construíram e verificar se realmente colocaram dentro da sua criação aquilo que é necessário, ou se algo necessário ficou fora. Analisar o que ficou fora e por quê. Exemplo: Construiu uma casa, um lugar de trabalho, um *hobby*, mas não colocou ali os integrantes da família. Por quê? Ou esqueceu de algum deles? Por quê? Dentro do que criou, o que é importante na sua história pessoal. Deixar que as expressantes compartilhem o que essa atividade provocou nelas e o que levam desse momento. Despedida.

Oficina 2

Nesta segunda oficina, as expressantes compreenderão a importância de honrar sua história e tomar as suas próprias decisões.

1ª parte – quebra-gelo: sugestão: dinâmica 2: em uma palavra.

2ª parte – ponte entre oficinas: 1. relembrar o que foi feito na semana anterior; 2. perguntar se alguém gostaria de expressar como passou os outros dias, em relação a olhar para sua história, sua família e seus costumes.

3ª parte – utilizar a metáfora das pedras: 1. o facilitador, como sugerido anteriormente, colocará no centro da roda de mulheres os elementos construídos na oficina anterior. Nesse momento, ter à disposição recursos, como giz colorido, para que elas possam desenhar no chão um mar e, com os calçados, construir uma ponte. Ficarão em fila, cada uma com as mãos em cima do ombro da outra. Em posição, como mantra, reproduzir: "Eu vejo a sua história e juntas seremos pontes para o crescimento e a evolução pessoal."

4ª parte – vamos relembrar o conto por meio da troca de personagem. No lugar da personagem Jacira, que elas possam contar a história da forma que lembrarem, usando o próprio nome como personagem principal.

5ª parte – atividade expressiva: o que faço para tomar as minhas decisões e como ser ponte nas minhas relações?

Material necessário: papel, lápis de cor, revistas, tesouras, tintas guache, caixa de papelão (de sapato) para que elas possam utilizar – são recursos terapêuticos.

Como fazer:

1. Enquanto distribui os materiais, sugiro envolver as expressantes na atividade, dizendo: "Como você toma as decisões? Sente alguma dificuldade? Necessita ouvir mais alguém para se sentir segura de si? Diante dos desafios e conflitos, de que modo você é ponte ou assertiva?".
2. O Facilitador deve relembrar a parte do texto em que Jacira faz a escolha de ter a criança e continuar com os estudos. Depois, comentar que todos, em algum momento, devemos tomar alguma decisão difícil e dizer: "Agora, por meio de uma atividade expressiva, que pode ser um desenho, uma escultura, o que você queira criar com o material disponível, expresse esse momento pelo qual você passou."
3. Sugere-se colocar de fundo a música "Quem me leva os meus fantasmas", de Maria Bethânia, repetir a canção para que elas possam escrever e/ou desenhar o momento que passaram.
4. Após o exercício, apresentar as suas respectivas experiências.
5. Depois da partilha, o facilitador pode solicitar que elas apresentem estratégias diante de cada história compartilhada, ou seja, as participantes poderão opinar na decisão da outra, ajudando a parceira a ver o que não viu.
6. Depois, fazer uma modelagem corporal de como chegou e como estará saindo. Exemplo: Como uma brincadeira da estátua, colocar uma música e, assim que esta for pausada, faz um movimento do antes, dando sequência da música para que façam o movimento do corpo de como estarão saindo do local.

6ª parte – finalização: roda de conversa e avaliação. Avaliar grupalmente o que aprenderam durante as oficinas. O que levam deste momento.

10

CRESCENDO COM CAUÃ

Neste capítulo, a partir do conto "Cauã, na trilha do guerreiro", apresento duas oficinas pelas quais os expressantes participarão de uma vivência sensorial e expressiva por meio dos 4 elementos (terra, fogo, água e ar), os quais promoverão a autopercepção e como esta os auxilia na compreensão, percepção e ação sobre o meio em que vivem; além da reflexão sobre as mudanças já adquiridas e o reconhecimento das habilidades utilizadas.

CELINA FERREIRA GARCIA

Celina Ferreira Garcia

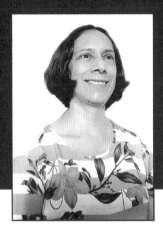

Contatos
celfgarcia.pp@gmail.com
Instagram: @celina_ferreira_garcia
Linkedin: Celina Garcia (https://bit.ly/358yRGJ)
Facebook: Celina Ferreira Garcia

Pedagoga pela Universidade Cidade de São Paulo; Psicopedagoga pela Universidade Cruzeiro do Sul, com aprimoramento em Neuropsicopedagogia pelo Instituto Faces e Arteterapeuta com Ênfase Sistêmica pelo Instituto Faces. Coautora do livro *Contos que curam*, pela Literare Books. Atua, desde 2010, na área de educação; desde 2013, no atendimento psicopedagógico a crianças e adolescentes; e, desde 2020, em arteterapia. Realiza orientação para pais/responsáveis, para escolas e rodas de conversa em instituições de ensino. Atua como voluntária no atendimento de crianças e adolescentes em situação de abrigamento, SAICA. É colaboradora do Grupo de Mãos Dadas, no qual escreve textos que contribuem para a reflexão diária e para o autoconhecimento. O lúdico, as histórias e as expressões pela arte fazem parte de sua prática.

Cauá, na trilha do guerreiro

Na maioria das vezes, você não precisa de um novo caminho,
mas de uma nova forma de caminhar.
Bert Hellinger

Tudo começou em uma tarde em que o dia e a noite se encontraram por alguns minutos. Era o começo da aventura de Cauá, um jovem nascido em uma aldeia onde era conhecido como o pequeno falcão e que agora vive numa cidade não muito distante da floresta.

— Cauá! Onde você está? Venha aqui, menino! – disse a mãe, já impaciente.

— Bu! – gritou o adolescente por trás da mãe, querendo assustá-la.

— Ah, menino! Assim você me mata! Faça o favor de ir para dentro, já! Estão todos reunidos à sua espera. E limpe-se antes de cumprimentar seus avós e tios.

Sem entender, Cauá fez uma cara de ponto de interrogação, resmungou e entrou. Na sala estavam reunidos em roda os anciãos da aldeia, todos sérios e em silêncio.

— Cauá, meu filho – disse o avô —, você sabe que dia é hoje?

— É sexta-feira, hoje tem festa na cidade, tô bem ansioso para ir – disse Cauá.

— É o dia em que você vai partir – falou o avô, encarando-o com seriedade.

— Como assim? Já tenho planos para hoje, já combinei com meus amigos, sem chance de ir a qualquer outro lugar! – respondeu com irritação o garoto.

—Você passará três dias e três noites na floresta sagrada e levará apenas uma faca. Ao retornar, trará consigo a luz do caminho – continuou o avô.

— Eu não quero ir! Já estamos no século XXI e essa coisa de tradição não é para mim! Além do mais, o que é essa luz do caminho? – Sem querer continuar a conversa, foi para o seu quarto.

— Nunca pensei que um neto meu se negaria a fazer a caminhada do guerreiro, mesmo estando distante da vida tribal! – comentou o avô, desapontado e sem entender aquele comportamento.

Cauã, raivoso, chutou as coisas, se jogou na cama e ficou quieto. Além da raiva, ele também se sentia muito confuso porque, para ele, a vida tribal e seus rituais faziam parte do passado. "Como aceitar esse caminho se minha vida é aqui? Qual seria a utilidade de tudo isso se a vida na cidade exige outras coisas?", perguntava-se.

Aos poucos foi se acalmando e, por um breve momento, fechou os olhos. Ao abri-los, viu-se só em um silêncio profundo, que foi interrompido pelos grilos, pela coruja e alguns pássaros que anunciavam o fim da tarde. Ao longe, ouviu o rugido de um grande felino, curvou-se tremendo e dormiu.

Quando acordou, viu-se deitado aos pés de uma árvore com uma faca e um bilhete que dizia: "Siga sempre a direção do sol até encontrar a maior árvore, então, pegue a luz e retorne. Esperaremos você aqui!".

Olhou ao redor e tudo parecia tão igual que não sabia para onde ir. Pegou a faca e adentrou à floresta. Não sabia direito o que fazer. Sentia vontade de correr de volta e abraçar sua mãe bem forte e não a largar mais, porém, no fundo, sabia que era hora de crescer. Sem olhar para trás, deu o primeiro de muitos passos trêmulos.

Depois de caminhar por horas, encontrou um pequeno lago escondido na sombra das árvores. Correu para se refrescar e, quem sabe, comer algo. Viu algumas frutinhas e, quando foi pegá-las, uma onça negra rugiu. Cauã estava com tanto medo que sentiu como se um vento polar o atingisse. A onça o rodeou, rosnando e batendo seu rabo em suas pernas. O jovem continuava imóvel, sentindo o bafo do animal no seu rosto. Então, subitamente, um falcão se aproximou da onça em um voo rasante e ela fugiu assustada para dentro da floresta.

Cauã caiu no chão sem forças e se arrastou para dentro do lago. Ele não conseguia pensar em nada, via apenas as imagens do ocorrido se repetindo várias vezes. Foi então, que percebeu certa conexão com aquela ave, como se tivessem algo em comum. Em seguida, saiu rapidamente, comeu algumas frutinhas e, mais fortalecido, continuou o seu caminho.

A partir de então, Cauã passou a caminhar como a pantera, atento a cada movimento, ouvindo cada ruído, aprendendo a subir nas árvores e, como o falcão, a observar a floresta de cima, na busca da maior árvore.

Escalou muitas árvores, sempre havia uma mais alta, até que, sem paciência, gritou:

— Como pode ser? Toda vez que chego na árvore mais elevada, sempre há outra maior! Nunca vou conseguir achar a mais alta! O que vou levar para casa?

E, assim, foi Cauã de árvore em árvore até o final da terceira noite.

Naquele dia, mal pôde dormir. Ficou sentado na parte mais elevada da última árvore visitada, contemplou o Sol, que se foi e que voltou. Olhou para trás e viu todas as árvores que ele achava serem as maiores e também olhou para a imensidão à sua frente. Então, subitamente, a luz do Sol em seu rosto trouxe uma sensação de leveza misturada com alegria, um sentimento de estar ligado à floresta como o cipó à árvore. Percebeu seu corpo mais musculoso, como o da pantera. Olhou para seu peito e reparou que, bem em cima de onde fica o coração, havia uma marca parecida com a figura de um falcão.

Tudo isso lhe despertou um novo entendimento: "a sabedoria ancestral é uma parte importante da minha vida e ela pode me ajudar em todas as situações, não importa onde eu esteja! Agora posso voltar para casa!" – falou em voz alta para toda a floresta.

Oficinas
Crescendo com Cauã

Habilidades desenvolvidas: autoconhecimento, reconhecimento de emoções, sensações, sentimentos, assertividade, autoestima, empatia.

Tempo de duração: 1 hora em cada oficina.

Público: crianças, adolescentes e adultos (grupal ou individual).

Oficina 1

O objetivo desta oficina é proporcionar aos expressantes uma vivência sensorial coletiva que promova autopercepção para que possam compreender como percebem o mundo e como isso os ajuda a agir sobre este; como se relacionam com as outras pessoas, o que podem aprender, ensinar e mesmo descartar, no sentido de escolher o que é melhor para si e para o grupo em dado momento.

1ª parte – dinâmica 3: meu nome.

2ª parte: conectar os expressantes com os símbolos tratados no conto para que tenham uma compreensão mais ampla sobre o processo de crescimento pelo qual todos nós passamos.

Neste conto, utilizo os 4 elementos para desenvolver a transformação de Cauã. Desta maneira, a terra simboliza o contato com as coisas da floresta (mundo interno); a água, o contato com suas emoções; o ar, subir nas árvores, a busca do objetivo, o exercício do racional e a conversa interna; o fogo, contato com o Sol, que traz à consciência os aspectos aprendidos durante a jornada e a autocompreensão, que é uma forma de conexão com suas raízes. Esse processo permitiu que Cauã tivesse mais confiança em si para viver onde quer que seja, pois o lugar de apoio, seu porto seguro, está nele mesmo.

Essas informações podem ser utilizadas no decorrer das oficinas para auxiliar os expressantes em seu caminho de autodescobrimento.

Antes da contação, o facilitador pode fazer as seguintes perguntas: Vocês gostam de estar em contato com a natureza? Ir à praia, andar na grama, nadar, respirar, abraçar uma árvore, etc. Alguém já teve a experiência de plantar algo?

Vocês conhecem os 4 principais elementos da natureza? (Caso os expressantes não os identifique, nomeie-os e relacione-os com as perguntas feitas anteriormente). Eles vão aparecer na história que vou contar, procurem prestar atenção às partes em que eles surgem.

3ª parte – hora da contação: "Cauã, na trilha do guerreiro". Contar o conto e não o explicar. Depois, fazer perguntas para despertar a compreensão deste. Sugestão: "Quem gostou do conto? Por quê? Quem não gostou? Por quê? Em quais partes da história apareceram os 4 elementos e o que acontece nesses momentos?"

4ª parte – atividades expressivas.
Materiais gerais: papel kraft; tesouras, lápis, borracha, caneta, lápis de cor, giz de cera, cartolina, papelão, sucatas, sulfite.

Materiais por elemento:
  Terra: folhas, sementes, terra, cascas de árvore, grãos e gravetos.
  Água: tinta guache, água e corantes alimentícios.
  Fogo: vela, fósforo, lanterna, papel celofane laranja e giz de cera derretido em vela.
  Ar: fios, barbante, linhas e papel picado.

Montar uma caixa para cada elemento com os materiais gerais e com o específico de cada elemento.

Como fazer:
Dividir os expressantes em quatro grupos e disponibilizar uma caixa a cada um destes.

Fala do facilitador: "Cada caixa representa um dos elementos da natureza:

A terra simboliza o contato com as coisas da floresta; a água, a interação com a água e as sensações e emoções que esta desperta em nós; o ar corresponde a ações como subir nas árvores, buscar um objetivo, pensar, conversar consigo mesmo; o fogo é expresso pelo Sol, pela luz, pelos eventos relacionados à criatividade, ao crescimento e à destruição.

Quando vocês entrarem em contato com os itens da sua caixa, observem quais sensações, sentimentos e pensamentos estes despertam em vocês. Compartilhem no grupo. Depois, com o material disponível, criem uma representação artística que simbolize este elemento."

Obs.: durante esse processo, o facilitador deve circular pelos grupos e observar a dinâmica de cada um. Caso seja necessário, faça perguntas quando perceber, por exemplo, que alguma ideia não esteja sendo ouvida ou se apenas uma pessoa estiver falando ou se houver falta de foco, etc. Essa intervenção é importante para que eles possam aprender a trabalhar em grupo e comecem a tomar consciência das habilidades que estão sendo utilizadas, das próprias limitações e do que podemos aprender com o outro.

Na sequência, reunir as produções dos grupos e compartilhar as experiências.

5ª parte – finalização: roda de conversa e avaliação

Como foi fazer? Emoções e sentimentos despertados, imagens, lembranças de eventos. Há algo do que apareceu que você vê em seu dia a dia? Como lida com isso? Me identifiquei com o elemento trabalhado? Pedir uma palavra ou frase que possa sintetizar esta vivência.

Variação: esta oficina pode ser realizada em quatro encontros para que todos os grupos possam vivenciar todos os 4 elementos.

Oficina 2

O objetivo desta oficina é promover a reflexão a partir das vivências dos expressantes, relacionando-as aos 4 elementos, visando despertar na consciência destes as mudanças já conquistadas, as habilidades utilizadas, contribuindo, assim, para a elevação da autoestima e o fortalecimento do autoconceito.

De acordo com a Psicologia Analítica, podemos associar os 4 elementos às 4 funções da consciência (Pensamento, Sentimento, Sensação e Intuição) as quais regulam como nos relacionamos tanto com o mundo interno como com o externo. As duas primeiras relacionam-se a como avalio e julgo o que ocorre comigo, enquanto as últimas a como percebo o mundo. Todos temos uma função principal que representa nosso jeito preferido de entrar em contato conosco e com o que nos rodeia neste momento. Entender esse funcionamento nos auxilia no autoconhecimento e na autorregulação.

Relação entre as funções e os elementos: sensação – terra, intuição – fogo, sentimento – água e pensamento – ar.

1ª parte: dinâmica 4 : música e movimento.

2ª parte: ponte entre oficinas

Perguntar como todos estão, como passaram desde o último encontro.

Depois perguntar se alguém se lembra da história ou de alguma parte dela. "O que esta parte despertou em você? Tem algo nela que te lembra alguma experiência vivida?"

3ª parte – atividade

Colocar uma música de fundo que remeta a um ambiente de floresta, como por exemplo, "Canto da Floresta"[1]. Na sequência, pedir para os expressantes ficarem de maneira confortável, se quiserem deitar no chão e fechar os olhos. O facilitador pede, então, que prestem atenção na respiração. "A cada respiração, relaxem e sintam as tensões desaparecerem. Inspirem... expirem... (após 2-3 minutos), mexam os pés, as mãos, os ombros, a cabeça e, por último, abram os olhos e permaneçam neste estado de quietude. Vou contar novamente a história de Cauã a partir de seu despertar na floresta. Acompanhem-no e fiquem atentos aos momentos em que os 4 elementos aparecem no conto".

Após o término da história, manter a música de fundo e pedir que pensem nas seguintes questões e anotem no sulfite:

"Que pensamentos, sensações e sentimentos vocês percebem neste momento? Estes trouxeram alguma imagem ou lembrança de algo que se passou com vocês? Há algum dos 4 elementos ligados ao fato? Há uma predominância de algum deles? Há algum que não aparece?"

A partir destas respostas, reflita: "seu jeito de pensar, sentir, perceber e agir teve alguma mudança em relação ao passado? O que você gostaria de mudar?

Compartilhar as experiências.

4ª parte – finalização: roda de conversa e avaliação

Avaliar grupalmente o que aprenderam durante as oficinas.

O facilitador pede aos expressantes uma palavra que expresse aquele momento e a anota em uma folha em kraft de maneira que possa ser vista por todos. Depois, cria uma frase com todas as palavras, de maneira a reforçar as aprendizagens do grupo.

---

1 Disponível em: https://www.youtube.com/watch?v=4Ng28guH9dE

Referências

BERNARDO, P. P. *Arteterapia e mitologia criativa: orquestrando limiares*. 2. ed. São Paulo: Arterapinna Editorial, 2012. v. 4. (A Prática da Arteterapia: correlações entre temas e recursos.)

BERNARDO, P. P. *A alquimia nos contos e mitos e a arteterapia: criatividade, transformação e individuação*. 2. ed. São Paulo: Arterapinna Editorial, 2013. v. 5. (A Prática da Arteterapia: correlações entre temas e recursos.)

LIEBMANN, M. *Exercícios de arte para grupos: um manual de temas, jogos e exercícios*. Tradução: Rogério Migliorini. São Paulo: Summus Editorial, 2000.

11

REAVENDO VALORES DESAPARECIDOS

Com base no conto "Ninguém sabe, ninguém viu, mas o Respeito sumiu", foram elaboradas duas oficinas, proporcionando ao facilitador o desfecho que melhor se encaixe nos argumentos dos participantes. Na primeira, serão identificados os possíveis vilões do desaparecimento do Respeito e possíveis heróis que poderão trazê-lo de volta. Na segunda, com base nos trocadilhos, os participantes irão refletir sobre valores que foram abordados no texto, bem como sua aplicabilidade no dia a dia.

CRISTIANE GAVAZZA

Cristiane Gavazza

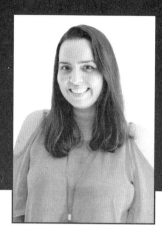

Contatos
cristianecontadoradehistorias@gmail.com
Instagram: @cristianecontadoradehistorias

Alagoana por parte de mãe e cearense por parte de pai, Cristiane Gavazza nasceu em 1979 e, desde pequenininha, ama ouvir e contar histórias. Administradora por formação, mas contadora de histórias de coração, trabalha em parceria com instituições de ensino e leva a narrativa também a eventos corporativos. Por sua formação não ter muito a ver com a atividade profissional desempenhada, procurou uma pós-graduação que a levasse à tão sonhada área da educação. O conhecimento adquirido na área da Neurociência tem possibilitado a ela compreender como a narração atua dentro da mente de seu ouvinte, o que a tem desafiado a levar a contação de histórias para além do entretenimento por meio da Contoexpressão.

Ninguém sabe, ninguém viu, mas o Respeito sumiu

*Todos temos diferenças, mas o respeito é
algo que precisamos ter em comum.*
Hadassa Meireles

O Prefeito de uma cidade está desaparecido. Os moradores já procuraram por todo lugar e ninguém faz ideia de onde encontrá-lo.
Jacinto Futuro está à frente dessa busca. Amigos quando crianças, estudavam na mesma sala. Eram vizinhos, só que por escolhas da vida, não eram mais próximos. Duas pessoas de bem, mas que desde a juventude estavam de mal. Esse sumiço fez Futuro revisitar o passado e lembrar-se de como eram unha e carne antes da briga por Isadora Guerra, uma garota que não merecia nenhum dos dois. Essa lembrança levou Jacinto a sentir a ausência do amigo de sua infância.

Inácio Respeito – o prefeito desaparecido – e o amigo moravam em uma pacata cidade chamada Alceu Ré Dó. O município recebeu esse curioso nome, pois, quando ainda era um povoado, nasceu Alceu, um bebê intrigante desde o nascimento quando, ao invés de chorar, sorriu. Uma criança feliz por dentro e por fora. O menino, que não era muito de falar, se comunicava com o olhar.

A vida no povoado era bem modesta e Alceu aprendeu a ser feliz independentemente das circunstâncias, ele gostava de correr, pular, se esconder e usava essa mesma norma para resolver os desafios do fantástico jogo da vida.

Dona Generosa, a idosa que morava em frente à praça, encantada com a alegria do menino, presenteou Alceu com uma flauta doce e, como forma de agradecimento, toda tarde, ele ia tocar para ela, mesmo só sabendo duas notas musicais, o Dó e o Ré. Então, cantarolava uma antiga canção: Dó Ré, Dó Ré, Ré Ré. Quando algum passante o questionava se ele só sabia tocar isso, o garoto respondia, sorrindo:

— Não, eu toco também, Ré Dó, Ré Dó, Dó Dó.

E, sorrindo com os olhos, orquestrava os sentimentos alheios e até a pessoa mais ranzinza não se continha e sorria de volta. Nada abalava a autoestima e confiança daquela criança, que dizia:

— Um dia serei um grande flautista.

O tempo passou, Alceu Ré Dó (como era conhecido) cresceu e foi em busca do seu sonho. Ao deixar o povoado, percorreu uma longa estrada de portas fechadas, até que uma janela se abriu e ele pulou. Seguiu a carreira de músico, ficou famoso e a notícia chegou ao povoado. Dona Generosa não chegou a ver o fruto de sua generosidade – que foi além do instrumento. O maior presente para o menino certamente foram seus ouvidos atentos e suas palmas genuínas.

O Progresso chegou, o lugar cresceu e precisou de um nome. Como o flautista era uma referência, a cidade recebeu o nome de Alceu Ré Dó, em homenagem ao garoto que acreditou no seu sonho e brilhou na vida.

Alceu Ré Dó era um lugar muito especial, cada dia mais pessoas apareciam, vinha gente de todo o lugar. Quem chegava não queria mais ir embora e quem tinha que ir, sempre voltava. Todos atribuíam esse mérito ao prefeito que governava o lugar, o Seu Respeito. Isso devia causar inveja e, certo dia, ninguém sabe, ninguém viu, mas o prefeito sumiu. Sem o Seu Respeito, Alceu Ré Dó estava o próprio caos. Ninguém mais queria viver ali, quem tinha que ir, ficava somente o necessário e logo ia embora.

O tempo, que em um dia anda, no outro corre, já pegou velocidade e está voando, fazendo aparecer a gravidade desse desaparecimento. Jacinto Futuro diz que agora quem governa é a Dona Net, ela dita como as pessoas devem viver, o que vestir, o que comer e até onde comprar. Depois que as escolas fecharam e o Tio Google dá aulas particulares, parece que ninguém mais sabe pensar, é só copiar e colar. Ctrl+C, Ctrl+V se aprende na mais tenra idade. Dizem que é mais prático.

E pensar que tudo começou com o desaparecimento do Seu Respeito... sem ele, Alceu Ré Dó foi de mal a pior. O Prefeito respeitava não só os Doutores, mas também os Professores. Os Mestres, como merecem ser chamados, passaram a ser desvalorizados e, sem o Seu Respeito, nenhum professor conseguia ensinar. Logo se viu o tamanho do problema porque para ser Doutor, Advogado, Engenheiro ou o que for, precisa de um herói chamado Professor.

Conscientes de que sem ajuda o Futuro não vai a lugar algum, pessoas de todas as partes do globo estão se envolvendo nessa busca. Se você também se preocupa com esse sumiço e com o Futuro, venha se juntar a nós. Vamos encontrar o prefeito! Com Respeito na política e Futuro na educação, tudo volta a ser como antes. Alceu Ré Dó tem solução.

Oficinas
Reavendo valores desaparecidos

Tempo de duração: 15 minutos para a dinâmica de quebra-gelo e cerca de 1 hora por oficina (a depender da disponibilidade/tempo e interação dos participantes).

Público: crianças a partir de 8 anos.

Habilidades desenvolvidas: compreensão leitora, pensamento crítico, argumentação, criatividade, respeito e empatia.

Material: folhas de ofício, canetinhas coloridas e cartolina.

Preparação (Orientação ao facilitador)

Ler o texto algumas vezes para melhor compreensão deste e **destacar** os trocadilhos encontrados para não passarem despercebidos.

Oficina 1

1ª parte – dinâmica de quebra-gelo: mímica.

A mímica é uma forma de se comunicar sem palavras, usando apenas gestos, (Fazendo uma correlação com a personagem de Alceu, que não era muito de falar e se comunicava com o olhar).

Ao ler o conto antecipadamente, o facilitador escolherá algumas palavras (ou verbos) que tenham a ver com o conto e desafiará os participantes a descobrir quais são por meio de mímicas feitas pelo próprio facilitador. Quantidade limitada ao tempo de 15 minutos.

Sugestão de palavras e verbos: flauta, praça, procurar, sorrir...

2ª parte – cinco atitudes: após a dinâmica, explicar para os participantes que a mímica é uma forma de comunicação sem o uso das palavras, usando apenas gestos, e que todas essas palavras usadas foram retiradas do conto que será lido e discutido com eles.

Levar papel e caneta para que cada participante possa desenhar o contorno de uma das mãos e pedir para que pensem em **cinco** atitudes que comprometem uma relação de confiança e respeito entre as pessoas.

Individualmente, os participantes devem escrever nos dedos desenhados cinco atitudes que os levam a perder o respeito por alguém e vice-versa (uma palavra em cada dedo).

Dobrar o papel contendo o desenho com as cinco atitudes e guardar para usar após o conto.

3ª parte – leitura do conto: o mediador lançará a seguinte problemática: O prefeito de uma cidade está desaparecido e esse sumiço pode nos atingir. Em seguida, fará a leitura do conto e, ao finalizá-lo, se certificará de que os ouvintes estejam cientes de que se trata de uma história fictícia, usando a figura de linguagem (trocadilho) para que o desafio seja lançado.

4ª parte – hora do debate: o que aconteceu com o respeito? Por que ele desapareceu? Como fazer para trazê-lo de volta?

Nesse momento, o facilitador pedirá para que cada participante abra o seu papel e, um por vez, falará sobre as cinco atitudes listadas.

Em uma lousa, ou *flip-chart*, ele anotará todos os possíveis "vilões" (atitudes), responsáveis pelo sumiço do Respeito. Caso haja alguma atitude repetida, colocar tracinhos ao lado para contabilizar no final.

Na sequência, escalar os "suspeitos" mais votados e iniciar o debate, estimulando os "detetives" (participantes) a argumentarem por que determinada atitude foi responsável pelo sumiço do Respeito.

Agora o facilitador pedirá aos participantes que virem o papel (que se tornará a mão oposta) e um novo desafio será lançado. Anotar atrás dos dedos desenhados os heróis que trarão o Respeito de volta.

Sugestão de possíveis vilões e heróis (caso haja dificuldade na identificação destes).

Vilões: Mentira; Falsidade; Agressividade; Humilhação; Arrogância; Desonestidade; Falta de empatia...

Heróis: Verdade; Lealdade; Amabilidade; Gentileza; Empatia; Simpatia, Humildade, Honestidade...

5ª parte – finalização: ao final da oficina, o facilitador pedirá que cada participante segure seu papel entre as mãos postas, reforçando que a solução desse caso está em nossas mãos. E que o regresso do Respeito dependerá de nossas atitudes.

E então? Como agiremos? Será que essa é uma realidade dos nossos dias? (discussão opcional). Desafiar os expressantes para que permitam que os heróis identificados nesta oficina façam parte do seu dia a dia. E, na oficina seguinte, observar que mudança essa prática trouxe na vida de cada um.

Oficina 2

1ª parte – busca ao tesouro: o facilitador preparará antecipadamente tiras de cartolina com os valores trabalhados no conto e, antecipadamente, irá escondê-las pelo local da oficina (esconderijos com o nível de dificuldade relativo à idade dos participantes). Os participantes terão a missão de encontrar os valores escondidos.

Sugestão dos valores: empatia, respeito, generosidade, altruísmo, autoestima, perseverança...

2ª parte – roda de conversa: após todos os papéis serem encontrados, iniciar-se-á uma roda de conversa com perguntas e reflexões sobre passagens retiradas do texto.

Sugestão das passagens retiradas do texto, sobre:

2.1. Respeito/empatia:
- Passagem: Alceu Ré Dó era só alegria, um ótimo lugar para se viver, pois as pessoas se sentiam tão bem, que até pareciam estar num pedacinho do céu aqui na terra. "Com o desaparecimento do Respeito... Alceu Ré Dó foi de mal a pior."
- Questionamentos: O que tem governado nossas relações? As pessoas estão se aproximando ou se afastando de nós?!
- Reflexão: Reforçar a importância do respeito nas relações pessoais e profissionais e sua influência ao nosso redor.

2.2. Generosidade/altruísmo:
- Passagem: "Dona Generosa não chegou a ver o fruto de sua generosidade – que foi além do instrumento. O maior presente para o menino, certamente foram seus ouvidos atentos e suas palmas genuínas."
- Questionamentos: qual a motivação por trás de nossas ações? O que é melhor: o presente ou a presença?
- Reflexão: reforçar a importância da generosidade sem interesse e da valorização do ser, mais do que o ter.

2.3. Autoestima/perseverança
- Passagem: Alceu Ré Dó (como era conhecido) apesar de começar tocando apenas duas notas musicais, almejava ser um famoso flautista. "Foi em busca do seu sonho, ao deixar o povoado, percorreu uma longa estrada de portas fechadas, até que uma janela se abriu e ele pulou. Seguiu a carreira de músico."

- Questionamentos: Quanto do que os outros dizem ou pensam a nosso respeito influenciam nossas escolhas/decisões? O que temos feito com os obstáculos que aparecem?
- Reflexão: Reforçar a beleza do indivíduo em construção (com suas habilidades e limitações), incentivando a buscarem ser, independentemente das escolhas e/ou circunstâncias, a melhor versão de si mesmos dia após dia.

3ª parte – resgate das relações: após a leitura das passagens, dos questionamentos e das reflexões, discutir sua aplicabilidade no dia a dia, tentando associar esses valores ao resgate do bem-estar pessoal, do bom convívio e das boas relações.

4ª parte – encerrar o momento com uma lembrança: sugestão de lembrança: Um bombom, um bis, um batom (um chocolate por participante) com o nome dos valores que foram encontrados no início. Esses doces deverão ser retirados de uma caixa decorada com o nome da cidade: Alceu Ré Dó.

Informações complementares (material extra para o facilitador)

Inácio Respeito e Jacinto Futuro eram amigos de infância que estudavam na mesma escola, mas escolhas na vida os levaram por caminhos diferentes: um estudou Direito e se encontrou na política, o outro fez Pedagogia e foi lecionar. Ambos amavam o que faziam.

Política e educação são assuntos complexos, delicados, mas que precisam ser tratados. Para o bem da sociedade, elas precisam caminhar juntas, sem o intuito de tirarem proveito uma da outra.

Isadora Guerra passa na história para dar um sentido no distanciamento dos amigos, trazendo um tom de realidade e desafiando a imaginação e criatividade dos leitores com a sugestão do motivo pelo qual brigaram.

Alceu Ré Dó e Dona Generosa, apesar da diferença de idade, tinham uma amizade genuína, sustentada pelo amor fraterno. A presença e atenção de um na vida do outro era o melhor presente que eles poderiam se dar e ambos escolheram fazer a melhor versão de si mesmos diante das suas possibilidades.

Dona Net e Tio Google entram na história com o sumiço do prefeito. Despreocupados com o Futuro e com as consequências do sumiço do Respeito, eles trabalham juntos para estabelecer um padrão de pensamentos e comportamentos que aparentemente não tem problema e só aparecem com o tempo, como fica explícito no texto.

A AFETIVIDADE E OS SEUS PODERES

Utilizando o conto "As duas árvores", de minha autoria, apresentarei duas oficinas, uma terapêutica e outra pedagógica, com o intuito de aumentar o nível de consciência de cada participante para que, assim, percebam o poder da afetividade na construção de seres humanos autoconfiantes, amorosos consigo e com os outros, e/ou o oposto disso. De acordo com a realidade e a história de vida de cada participante, símbolos e metáforas presentes no conto trarão à tona pensamentos, sentimentos e emoções que poderão ser trabalhados por meio da escrita e da reflexão.

DANIELLE FEITOSA

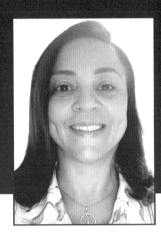

Danielle Feitosa

Contatos
daniellefeitosa77@hotmail.com
daniellefeitosa77@gmail.com
Instagram: @daniellefeitosa_psy_terapias

Psicóloga graduada pela Universidade Luterana do Brasil; pós-graduada em Psicologia Clínica e da Saúde pelo Instituto Português de Psicologia. Formou-se em Terapias Holísticas para expandir os seus conhecimentos e perceber o ser humano na sua globalidade biopsicossocial-energética e espiritual. É facilitadora do método contoexpressão, que utiliza contos como ferramenta educativa e terapêutica em atendimentos individuais e em oficinas grupais. O seu objetivo profissional é ver o progresso dos seus pacientes/clientes na busca do autoconhecimento e bem-estar para que se tornem autônomos e confiantes nos seus próprios passos. Realiza atendimentos de forma presencial ou online em português, espanhol e francês.

As duas árvores

> *Quem não tem jardins por dentro, não planta*
> *jardins por fora e nem passeia por eles.*
> Rubem Alves

Era uma vez duas árvores que não sabiam da existência uma da outra, apesar de estarem bem pertinho. Parece estranho, não? Estar perto e não se dar conta?! Mas não. Vou lhes contar como isso aconteceu!

Ambas as árvores nasceram com a ajuda do mesmo passarinho que passava por ali. Vocês sabiam que passarinhos voam, pousam, fazem o "número dois", deixam as sementes das frutas que comeram pela terra, e logo essas sementes se transformam em plantas, que se transformam em árvores? Pois é!

Certo dia, um passarinho pousou em um terreno que estava à venda e ali deixou as sementinhas. O terreno foi vendido, mas não todo o terreno, apenas um pedaço dele. A parte vendida foi capinada, limpa e, nela, construíram uma casa que passou a ser o lar de uma linda família. Deixaram um espaço de jardim na parte da frente, onde também construíram uma casinha e um parquinho para as crianças.

Lá perto do muro, crescia uma plantinha e a família decidiu não arrancá-la, passando a cuidar dela com muita atenção e amor. A família a admirava, ela tinha um verde vívido, e a cada regada e a cada palavra amorosa, ela ficava ainda mais encantadora.

Aos cuidados da família, a planta seguiu crescendo até virar uma linda árvore e as crianças adoravam ficar perto dela observando toda a sua transformação. Certa manhã, as crianças saíram para brincar e perceberam que a árvore estava cheia de botões, correram e foram chamar a mãe para que ela pudesse ver de perto mais aquela transformação. A mãe ficou tão encantada com o que viu que até recitou uma poesia aos filhos, que contemplavam aquela maravilhosa árvore.

"As árvores são amigas e purificam o ar, acolhem os passarinhos que nelas vêm cantar."

Desde então, os botões desabrocharam e revelaram lindas flores, que se transformavam em deliciosos frutos e atraíam passarinhos que, enquanto se alimentavam, cantarolavam com alegria. A árvore continuou a crescer. Cresceu tanto que passou da altura do muro e conseguia observar fora da casa todos que passavam por ali. Os passantes ficavam maravilhados com a sua beleza e sempre lhe faziam elogios.

Um dia a árvore percebeu que do outro lado do muro crescia outra árvore. Porém, a outra árvore era um pouco menor, parecia acanhada, triste, tinha poucas folhas, não tinha flores e nem frutas. Como era espontânea e curiosa, iniciou um diálogo:

— Olá, tudo bem?

— Sim, tudo bem! – respondeu a árvore do outro lado do muro.

— Tudo bem mesmo? Te vejo um pouco desanimada! Você mora sozinha?

— Não! Moro com ervas daninhas que vivem me apertando, me sufocando e estrangulando os meus galhos. Não vivo sozinha, mas talvez fosse melhor se vivesse – respondeu a árvore com uma voz desanimada e sem força.

— Quer saber?! – continuou a árvore do outro lado do muro. — Eu não te conhecia, mas sempre ouvi que aí do teu lado as crianças brincam, os passarinhos cantam e todos te elogiam. Também ouço pessoas que passam pela rua dizendo: "Olhem essas árvores, tão parecidas e tão diferentes! Aquela é tão linda e esta, tão feia. Aquela é tão vívida e esta, tão triste. Aquela, tão florida e esta, tão murcha". Ah! Como eu gostaria de ser como você! – disse, chorando.

A árvore do terreno da casa, sentindo-se sensibilizada, disse:

— Que tal se você agarrar nos meus galhos e ficarmos pertinho uma da outra? Posso te dar um pouco do cuidado e do amor que está em mim. Você aceita?

Prontamente, a outra árvore, na esperança de ter um pouco do que a árvore lhe ofereceu, estendeu a ponta de um de seus galhos por cima do muro, ao mesmo tempo que a outra também o fez, e, assim, se entrelaçaram.

As ramas da árvore da casa começaram a crescer e a embelezar a árvore do outro lado do muro, que logo passou a ficar coberta de flores. Não demorou muito para que ela estivesse revigorada e fosse admirada e elogiada pelas pessoas que a viam e, claro, visitada por passarinhos que cantavam e se alimentavam de seus frutos.

A árvore ficou tão linda que até o terreno onde ela estava plantada chamou a atenção de novos compradores. Tão logo aquele terreno baldio, cheio de ervas daninhas, foi transformado em um lugar muito bonito, repleto de vida e amor.

Era uma vez duas árvores.

Oficinas
A afetividade e os seus poderes

Habilidades desenvolvidas: atenção, consciência, empatia e assertividade.

Tempo de duração: está dividida em quatro partes e dura, em média, 1 hora e meia.

Público: adolescentes e adultos (oficina terapêutica).

Afetividade: é um conjunto de fenômenos psíquicos que são experimentados e vivenciados na forma de emoções e de sentimentos.

Consciência: é o sentimento ou conhecimento que permite ao ser humano vivenciar, experimentar ou compreender aspectos ou a totalidade de seu mundo interior.

Oficina 1 – terapêutica

Importante: uma oficina terapêutica, em virtude da sua essência, deve ser aplicada por uma pessoa capacitada para tal. Caso você desconheça como aplicar oficinas terapêuticas grupais, sugiro aplicar a segunda oficina, que é de cunho pedagógico.

1ª parte – olhando para dentro: como a oficina terá um efeito terapêutico individual, ainda que seja aplicada em grupo, convide cada participante a voltar para si através de uma breve explanação sobre atenção plena, fale de como esta abordagem chegou ao mundo ocidental, quais as vantagens em termos consciência em tudo o que fazemos; sobre a importância de prestarmos atenção em nós mesmos e como este estado de consciência implica na nossa vida cotidiana, na nossa qualidade de vida e nas nossas relações.

É recomendado distribuir um tapa olhos para cada integrante da oficina ou simplesmente fechar os olhos para que, de forma simbólica, "se desconecte" do mundo externo e passe a prestar atenção em si, no seu estado interior, na sua respiração, em cada parte do seu corpo, sem pressa, sem julgamentos. O participante precisa estar sentado ou deitado de forma confortável e relaxada.

Sugiro que coloque uma música de meditação com sons da natureza para favorecer o ambiente nesse momento de relaxamento e autoconexão. Assista no YouTube uma aula de prática de *Mindfulness* para se familiarizar e saber como aplicar esta atividade com segurança e desenvoltura.

2ª parte – contação: pegando carona no estado de leveza que se encontram os participantes, entre com o conto "As duas árvores". Sugiro ler o conto algumas vezes antes de aplicar na oficina para se familiarizar com ele e para aprender a entonação em que deve ser contado. Terminada a contação, dê início aos questionamentos sobre o conto para provocar reflexões de forma introspectiva e, então, peça que tais reflexões sejam escritas em uma folha e não verbalizadas, relembre os participantes que não se julguem, não se censurem, que o certo ou errado não fará parte do propósito desta oficina e que sejam verdadeiros consigo mesmos ao longo das atividades e que se permitam externalizar tudo aquilo que venha à mente.

Sugestão de perguntas:

Você se identificou com algum dos personagens da história? Se sim, qual e por quê? Em que tipo de terreno você cresceu? Como você gostaria de cultivar os seus jardins?

3ª parte – árvore genealógica de heranças emocionais e a desconstrução de padrões de comportamentos herdados: esta parte é para a atividade da 1) árvore genealógica de heranças emocionais que cada um carrega em si. Será trabalhada a tomada de consciência de traumas, feridas, mágoas, sentimentos que minam e destroem a autoconfiança e a autoestima das pessoas. Em contrapartida, é neste momento da oficina que se pode dar conta de tudo que há de positivo em si e no outro, o que pretendemos reforçar em nós e, assim, resgatar e renovar forças e atar laços ainda mais fortes com as pessoas com quem convivemos e mesmo com aquelas que apenas cruzam o nosso caminho.

Através da 2) desconstrução de padrões de comportamentos herdados, decidimos cessar de forma consciente tudo aquilo que não nos agrega, não nos agrada e que identificamos como destrutivo em nós e que não queremos passar à frente aos nossos filhos, sobrinhos, esposo, esposa, tios, alunos, a todas as pessoas que dividem seus preciosos tempos conosco.

Aplicando as atividades:

Peça aos participantes que coloquem uma folha A4 na posição vertical e tracem uma linha no centro da folha para dividir a parte superior da inferior.

E agora convide os participantes a voltarem às suas infâncias e a escreverem na parte superior da folha, palavras duras que ouviram na infância, atos sofridos que lhes entristeceram, eventos difíceis que passaram vindos de pessoas próximas, cuidadores, que participaram de suas vidas e educação.

Ainda na parte superior da folha, peça que escrevam palavras sobre os aspectos positivos dessas mesmas pessoas.

Agora, na parte inferior, peça que copiem somente as palavras e aspectos positivos que os fizeram felizes e que pretendem passar à frente como herança emocional e marcar a vida das pessoas que dividem suas vidas com eles: filhos, sobrinhos, esposo, esposa, alunos, amigos.

Para fechar, diga-os que, hoje, maduros, responsáveis por suas vidas e conscientes do que se tornaram, acrescentem às suas árvores genealógicas de heranças emocionais mais palavras e atitudes independentemente de as terem recebido ou não, completem-na com tudo aquilo que lhes faz falta e que querem para si e que gostariam de transmitir àqueles com quem tenham a oportunidade de se relacionar, cultivando, assim, os seus jardins da vida.

"Quem não tem jardins por dentro, não planta jardins por fora e nem passeia por eles" (RUBEM ALVES)

4ª parte – finalização: como fechamento da oficina, realize um ateliê/ café em um ambiente bem descontraído para a confecção de um objeto simbólico: pulseira, colar, marca página ou outro. O objeto escolhido deve remeter ao conto ou à oficina, sendo reconhecido como uma metáfora sensorial. Abra o espaço para falas espontâneas sobre qualquer assunto referente à oficina e que também sirva como um momento de descontração e interação social.

Oficina 2 – pedagógica

Habilidades desenvolvidas: atenção, consciência, empatia e assertividade.

Tempo de duração: está dividida em quatro partes e dura, em média, 1 hora e meia.

Público: todas as pessoas a partir de 10 anos de idade que saibam ler e escrever; caso ainda não saibam, é possível substituir a parte escrita pela fala e desenhos.

1ª parte – introdução: apresente-se ao grupo. Peça a cada participante que escreva o seu nome em uma etiqueta e depois com a "dinâmica 11: jogando a bolinha", que está no capítulo de dinâmicas no final deste livro, cada um possa dizer e ouvir uns dos outros quem são e o que há de bom neles. Após a realização da dinâmica, inicie dizendo: como é legal ver, ouvir e reconhecer as coisas boas que temos em nós, isso me inspira e eu gostaria de lhes contar uma história.

2ª parte – contação: as sugestões de como se preparar para o conto e para a contação estão na oficina terapêutica, apresentada anteriormente.

A pergunta para provocar reflexão sobre as metáforas presentes no conto é: "O que você entendeu sobre o conto?".

A resposta para a pergunta deverá ser escrita de forma individual em uma folha, que servirá como referência e embasamento temático para a aplicação da roda da reflexão, atividade após o conto.

3ª parte – roda para reflexão: peça para que todos os participantes se sentem no chão, formando uma roda, e nomeie abertamente esta roda como **a roda para reflexão**. Já na roda, peça que leiam o que escreveram, reforce que nada nem ninguém será julgado e que todos podem se expressar livremente. Como facilitador da oficina, maneje a atividade de forma que os temas abordados nesta atividade sejam sempre levados a reflexões construtivas e que toquem positivamente as pessoas presentes.

4ª parte – ateliê criativo: ainda na roda, abra espaço para um ateliê criativo e proponha que façam um marca página ou uma folha para ser exposta em um lugar visível em suas casas, com desenhos sobre tudo aquilo que captaram como importante, que marcou e que vale a pena ser relembrado diariamente em suas vidas. Peça que escrevam na parte de trás do marca página ou na mesma face do desenho, caso seja na folha, a seguinte frase: "Quem não tem jardins por dentro, não planta jardins por fora e nem passeia por eles" (RUBEM ALVES).

Material sugerido para o ateliê: lápis de cor; pincéis atômicos; réguas; lápis comuns; canetas; folhas A4, de preferência espessas; papéis já recortados em forma de marca página; etiquetas autocolantes; barbante; lantejoulas; papéis coloridos tipo crepom e outros, enfim, todo material que dispuser e que achar necessário para a oficina.

5ª parte – finalização: crie um espaço para que os participantes que queiram se expressar livremente compartilhem o que sentiram durante a oficina e o que levam do momento para colocar em prática nas suas vidas.

Terminada a livre expressão dos participantes, diga ao grupo o quanto você aprendeu, cresceu e se sentiu bem estando na companhia deles durante a oficina.

Leia uma poesia para finalizar. Sugestão de poesia de minha autoria:

"Que, em nossos lares, sejam semeadas árvores frutíferas no quintal, nos dando a oportunidade de florir após todo período invernal." (DANIELLE FEITOSA)

13

ACOLHENDO AS MUDANÇAS QUE A VIDA OFERECE

Neste capítulo, utilizando como base o conto "Nany não quer mudar", apresento duas oficinas através das quais os participantes compreenderão que na vida é normal haver mudanças e que estas devem ser acolhidas para gerar uma qualidade de vida boa e tranquila.

ELIANE SCHIESTL STÜKER

Eliane Schiestl Stüker

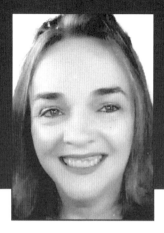

Contatos
elianesstuker@gmail.com
Instagram: @elianestuker

Professora licenciada e pós-graduada em Letras (habilitação para Ensino Fundamental II e Ensino Médio); mais de 20 anos trabalhando com literatura, português e redação em sala de aula. Contadora de histórias e contos psicopedagógicos. Formação em Contoexpressão: educação emocional e terapia através de contos pela *EpsiHum escuela de terapia psicoexpressiva humanista del Instituto IASE* – Espanha. Em 8 de junho de 2020, concluiu o mestrado europeu Contoexpressão: contos e fábulas como ferramentas psicoeducativas e terapêuticas – Instituto IASE – Espanha. Formação em *Kids Coaching* e Programa *Teen Coaching* pelo Instituto de Crescimento Infantojuvenil Transformando Gerações – Rio de janeiro.

Nany não quer mudar

A mudança é a lei da vida. E aqueles que confiam somente no passado ou no presente, estão destinados a perder o futuro.
John F. Kennedy

No Sul do Brasil, encontra-se a Lagoa do Peixe. Enorme e de uma beleza rara, é um refúgio para muitos animais, entre eles, as aves. Nessa lagoa, vivia Nany, uma linda marreca que era muito feliz, pois sempre tinha a companhia de sua família, muitos amigos e sentia-se como se morasse em um reino encantado. Toda manhã, com as suas plumagens de cores tão variadas, as aves enfeitavam a lagoa, parecendo que um arco íris flutuava sobre aquelas águas. Os raios de sol iluminavam as águas como se fossem riscos de ouro. As águas eram calmas e as tardes de chuva pareciam um alívio refrescante como sorvete nas tardes de verão. A pequena ave tinha muitos amigos, era muito amada por todos. Até mesmo pelos lindos pássaros de todas as cores e tamanhos que por ali passavam apenas por um período curto, que eram conhecidas como as aves migratórias. Observando as aves que passavam pela lagoa, a pequena marreca não conseguia entender como alguém podia deixar o lugar onde nasceu. Para ela, isso era uma loucura! Só de pensar em deixar aquela linda lagoa, Nany se sentia como se estivesse traindo todos os seus amigos, e esse pensamento lhe provocava tamanha ansiedade que parecia que se sufocava em areia movediça.

Certo dia, ela percebeu uma movimentação diferente do habitual em seu ninho. Muitos adultos conversavam de maneira animada, e pelo que ela conseguiu entender, parecia que eles planejavam uma rota para migrarem. Seus pais eram os mais animados e, quando a viram, deram-lhe a notícia: iriam fazer a migração. Sem dizer nada e chorando bastante, a pequena marreca simplesmente saiu correndo. Correu de todos e, principalmente, do medo de ter que abandonar o seu lindo paraíso. Correu até encontrar uma caverna onde resolveu refugiar-se do destino que a perseguia. Depois de muito tempo, a dor cedeu lugar ao cansaço e acabou dormindo ali mesmo, escondida de todos. De repente, o lugar foi inundado por luzes de intensas cores. Ela acordou assustada e, olhando ao redor, viu que ainda estava na caverna, porém, o lugar estava diferente, parecia que tudo brilhava. Nesse momento, percebeu uma luz muito intensa vindo em sua direção. A pequena marreca, sentindo-se acuada, encolheu todo o corpo enquanto a luz se aproximava cada vez mais. Foi então que aconteceu a magia! A luz se transformou em uma fada, que lhe falou com voz suave:

— Pequena, o que está acontecendo? Sou a sua Fada Madrinha e podes contar comigo! – Nany estava tão surpreendida que não conseguiu dizer nenhuma palavra, simplesmente ficou observando a fada e pensou que estava dentro de um sonho. — Pequena, o que está acontecendo? – repetiu a fada.

— Não quero sair daqui! – gritou a avezinha, liberando a angústia. — Gosto dos meus amigos, da minha lagoa. Minha vida não tem sentido longe daqui. Como vou viver sem as coisas que me deixam feliz? Ninguém me entende e os adultos só pensam em si. Não conseguem ver como vou sofrer em outro lugar?!

Depois de ouvir com muita atenção o desabafo da marreca, a Fada continuou:

— Nany, eu vim te ajudar a entender que, apesar desse momento de mudança, a tua vida ainda pode ser linda e colorida, passarás por grandes provas e desafios, porém, és muito mais do que apenas uma pequena marreca. Te vejo forte, corajosa e vou te mostrar que as mudanças fazem parte da nossa vida.

Como em um passe de mágica, a Fada moveu sua varinha e levou a pequena para um lugar muito lindo, uma floresta cheia de outros animais. Nany começou a observar os encantos da floresta, ouviu o cantar dos pássaros, observou os macacos que se moviam de forma ágil entre as árvores. No meio da floresta, tinha uma árvore enorme, a mais imponente de todas, seus galhos abraçavam a floresta inteira, nela moravam muitas larvas, elas são como se fossem pequenas lagartas, de todas as cores, formas e tamanhos. Foi nesse instante que a Fada Madrinha olhou para as larvinhas e falou:

— Que criaturinhas maravilhosas! Elas são especiais!

Nany observou as larvas, perguntando-se como umas criaturas tão frágeis poderiam ser tão especiais. A resposta não demorou a chegar e veio de uma forma muito mágica. As pequenas larvinhas, uma a uma, iam se transformando em joaninhas e, em pouco tempo, voavam, colorindo e enfeitando o céu como se fosse um baile de carnaval.

— Eu não consigo entender, Fada! Vejo a transformação das larvas e parece que estão felizes, mas como é possível viver em outros lugares? – perguntou a marreca.

— Ah, Nany! Na vida, precisamos passar por mudanças. Pense nas pequenas joaninhas, elas parecem fortes ou frágeis?

— Ora, Fada, elas parecem fortes e frágeis ao mesmo tempo, mas eu vejo que não é isso! – respondeu de forma pensativa. – Eu sei que também sou forte, porém, observo que elas estão felizes porque elas tiveram a ousadia de mudar.

— É isso mesmo! O que importa na mudança é como você se sente! E como você acha que elas estão se sentindo?

— Olhando daqui, elas estão se sentindo livres e inteiras! Apesar da sua fragilidade, as larvas enfrentaram uma difícil transformação, porém, a mudança fez muito bem a elas.

— Exatamente, querida! – completou a Fada.

Por alguns instantes, permaneceram em silêncio, apenas observando o maravilhoso espetáculo do voo das joaninhas. Nany fechou os olhos para guardar na mente tudo aquilo que havia aprendido, mas também havia entendido que as mudanças devem ser acolhidas como um novo ciclo em nossas vidas. De repente, olhou ao seu redor e percebeu que estava novamente sozinha na caverna. Procurou a Fada, as luzes... Tudo havia desaparecido. Nesse momento, sentiu algo estranho, olhou para si e percebeu que ainda era a Nany, a marreca da Lagoa do Peixe, mas dentro dela algo havia mudado, pois o medo da mudança deu lugar à ousadia e à esperança. A pequena finalmente encontrou coragem para enfrentar qualquer transformação. Ela já sabia o que deveria fazer. Saiu correndo em direção ao ninho enquanto os seus pais, aflitos, buscavam-na em todos os lugares. Quando a viram, foi uma festa.

— Papai, Mamãe – disse a pequena –, gostaria de ajudar a preparar a rota da migração, posso?

Seus pais, com um brilho nos olhos, responderam:

— Sim, Nany! Vai ser muito divertido contar com a sua ajuda.

Na semana seguinte, estava tudo pronto e, assim, partiram. No início, Nany ficou com medo de voar tão alto, porém, percebendo o frescor do vento nas suas asas, desfrutou do sentimento de liberdade que invadiu todos os seus sentidos. Ela sabia que não era mais a mesma, algo importante dentro dela havia mudado. Voando, agora sem receio, percebeu um mundo novo revelando-se diante dela porque ela se permitiu e, neste momento, sentiu-se feliz de ter aceitado a mudança.

Oficinas
Acolhendo as mudanças que a vida apresenta

Habilidades desenvolvidas: adaptação e acolhida ao novo, ajuda a reduzir tensões e conflitos, consciência emocional, empatia e assertividade.

Tempo de duração: 1 hora a cada oficina.

Público: crianças, adolescentes ou adultos (grupal ou individual).

Oficina 1

Nesta primeira oficina, os participantes tomarão consciência das emoções que experimentaram ao saber que teriam mudanças em sua vida. Essas mudanças podem ser de ordem concreta (cidade, escola etc), ou, ainda, de ordem psicológica (amizade, amor etc). Elas serão acolhidas e compreendidas e, assim, fazê-los perceber que as mudanças acontecem no nosso dia a dia. E que se faz necessário estar com a mente aberta e pronta a novos desafios.

1ª parte – dinâmica 12: localização geográfica.

2ª parte – para conectar os participantes com os elementos simbólicos abordados no conto, o facilitador poderá construir uma fala que contenha a seguinte linha de pensamento: primeiramente, faz-se necessário conectar os participantes da oficina com os elementos presentes no conto. Na natureza, tudo tem um propósito; nela, encontramos os mais diversos exemplos de valor à vida, sejam simples ou mais complexos. É difícil entender a fragilidade de uma pequena larva e sua dependência total do meio ambiente, mas que, com o passar dos dias, se torna uma das criaturas mais lindas e coloridas existentes, que são as joaninhas. E são muito valorosas para o ecossistema, pois ajudam a controlar a destruição de plantas importantes para outros organismos.

1. Expor várias imagens de joaninhas e perguntar o que elas transmitem.
2. Registrar todas as falas dentro de uma joaninha confeccionada em papel colorido.
3. Deixar exposto em lugar bem visível durante toda a oficina.

3ª parte – hora da contação: "Nany não quer mudar", esse conto foi escrito exclusivamente para esta oficina. Contar o conto e não o explicar. Depois, fazer perguntas para despertar a compreensão sobre o texto. Dicas: Quem gostou do conto? Por quê? Quem não gostou? Por quê? Em algum momento da vida você já sentiu o que a pequena Marreca sentiu? Como você agiu? O que mais te incomodou?

4ª parte – relógio das emoções: cada participante da oficina construirá um relógio, no qual, no lugar dos números, eles vão desenhar ou escrever emoções que estão sentindo no momento. Ajudar a perceber que, durante o dia, passamos por várias emoções, e que nossos sentimentos mudam conforme as horas do dia.

Material necessário: cartolinas coloridas, tesoura, compasso, lápis, borracha, caneta, material para pintar (lápis de cor, cera ou guache).

Como fazer:

1. Cada participante receberá uma cartolina, na qual será desenhado um círculo, utilizando o compasso.

2. No círculo, ele desenhará ou escreverá as emoções que experimentou durante os últimos dias: O que provoca essa emoção? Como ela se manifesta a cada momento do dia?

3. Avaliar as próprias respostas e expressá-las de forma criativa dentro do relógio.

5ª parte – finalização: roda de conversa e avaliação.

Cada participante deverá ter a sua criação diante de si. Ajudar a entender quais são os momentos que esses sentimentos surgem. Deixar um espaço livre para que possam expressar/ explicar sua construção (apenas quem o queira fazer).

Oficina 2

Na segunda parte da oficina, os participantes farão uma Construção da Linha de Tempo de suas vidas, colocando na linha de tempo as principais partes de sua vida e já dando ênfase às mudanças que passaram até o dia da construção desta.

1ª parte – dinâmica 13: liberação de emoções.

2ª parte – ponte entre oficinas: cada participante deverá estar com o relógio confeccionado no encontro anterior. Logo após perguntar: se eles fossem construir o relógio, se ele teria mudanças ou ficaria como foi construído no primeiro encontro.

3ª parte – metáfora o trem da vida: metáfora que ajudará a compreender as mudanças significativas de nossa vida. Utilizar a figura de uma paisagem com um trem enorme, cheio de vagões. Quando nascemos, entramos nesse trem e nos deparamos com pessoas que julgamos sempre estar ao nosso lado. Mas isso não é verdade, pois, durante o percurso do trem, muitas pessoas descem e outras entram (mostrar imagem de pessoas entrando ou saindo de trem) e assim é nossa vida.

4ª parte – vamos relembrar o conto utilizando várias imagens: para essa atividade, é necessário que cada participante tenha um aparelho de celular conectado à linha de internet ou, ainda, é possível fazer *cards* com perguntas sobre a história sem uso das tecnologias. Primeiramente, fazer um quiz/kahoot com perguntas relacionadas ao conto "Nany não quer mudar". A cada pergunta, fazer questionamentos sobre a pequena marreca e sua vida. Por último, dar ênfase ao final da história, que concentra nosso maior objetivo da oficina (ajudar os participantes a encarar as mudanças na vida).

5ª parte – atividade expressiva: dinâmica linha de tempo (adaptada).

Material necessário: papel pardo, canetas coloridas, cola, tesoura, impressora colorida, várias imagens impressas que serão pesquisadas em grupo.

Como fazer:

1. Distribuir o papel pardo (sugestão: tira de 1 metro).

2. Pedir para que cada participante escreva ou desenhe uma linha do tempo desde o nascimento até o dia atual (colocar os fatos, pessoas, momentos mais significativos).

3. Depois, fazer uma bifurcação: uma segue a vida sem ter mudanças e a outra nasce no momento da mudança.

4. No primeiro caso, perguntar para o participante como ele imagina a vida nesse mesmo caminho, sem mudanças, ou seja, na sua zona de conforto (pedir para que coloque no papel).

5. No segundo caso, construir a linha do tempo com visão da mudança, como por exemplo, incentivar a pesquisa do lugar que vão mudar, lugares novos, novos esportes, comidas típicas, novas amizades que podem ser feitas com a mudança. Logo após, fazer perguntas sobre como essas mudanças podem inferir na vida dele, de forma positiva ou, ainda, sobre os problemas que podem surgir (como devemos encarar a nova escola, o novo bairro etc).

6ª parte – finalização: roda de conversa e avaliação

Pedir para que cada um exponha sua linha de tempo (nunca devemos forçar o momento de expressão); perguntar como avaliaram a oficina. Entregar uma lembrancinha em forma de joaninha com palavras incentivadoras dentro das bolinhas características do inseto.

14

DESPERTANDO SEU INTERIOR E ENFRENTANDO O MEDO

Serão utilizadas duas oficinas com os objetivos de trabalhar autoestima, conscientizar os participantes por meio dos elementos simbólicos contidos no conto "A montanha adormecida", de despertar o autoconhecimento, integrando-os ao imaginário adormecido. Levar os participantes a fortalecer o que há de melhor em si, impulsionando-os a enfrentar seus medos.

FÁTIMA LEAL

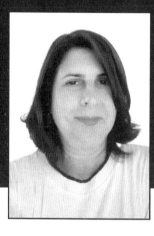

Fátima Leal

Contatos
Fatima_leal@ymail.com
Facebook: Fatima Dias Leal
21 99862 1809

Formada em Pedagogia pela Universidade Estácio de Sá; pós-graduada em Psicopedagogia, Centro Universitário Unicarioca, facilitadora de educação emocional e terapia por meio de contos. Casada com o Amauri, mãe de dois filhos e avó do Theo e do Miguel. Atuou como estagiária na Clínica de Psiquiatria no Rio de Janeiro, com jovens e adultos com transtornos mentais. Estuda e pesquisa comportamentos emocionais e sociais de crianças e adolescentes com TDAH.

A montanha adormecida

Quem olha para o exterior, sonha.
Quem olha para o interior, desperta.
Carl Gustav Jung

Era uma vez um menino muito esperto e curioso. Ele vivia com sua família perto do Vale das Borboletas. De um olhar doce, sorriso aberto, Kiró, era seu nome, e o que ele mais gostava de fazer era subir em tudo o que aparecia na sua frente.

— Kiró, desce daí! Você vai cair! – dizia a sua mãe constantemente.

Porém, Kiró não se importava, queria viver no alto, como um pássaro liberto entre as nuvens a voar. Certo dia, o menino estava deitado na sua cama e, da janela do seu quarto, observava as belas montanhas. Era verão e as águas límpidas das cachoeiras desciam pelas montanhas enquanto as borboletas coloriam e enfeitavam o vale. O menino sonhava em estar lá no alto, onde poderia correr livre e desfrutar de todo aquele lindo lugar. Até imaginava como seria ver, do alto, a sua pequena casa, que de lá seria bem pequeninha.

Então, começou a planejar sua grande aventura. Preparou uma mochila com tudo o que necessitava: lanterna, roupa de banho, água e algumas frutas. Revisou tudo outra vez e concluiu que não faltava nada, só faltava mesmo conseguir dormir para sair bem cedo no dia seguinte.

Acordou com o primeiro raio de Sol e saiu para a sua grande aventura. Sabia que poderia ficar cansado, mas não se deixaria abater porque, finalmente, iria subir a mais alta montanha e estaria bem perto do céu. A caminhada começava subindo na pequena montanha e, ao pisar na terra seca, ouviu um som estranho sussurrando em seu ouvido: "ZZZZZZ".

— Ué!? Que zumbido é esse? Parece que alguém está dormindo! – Enquanto falava isso, observou que a vegetação se abria diante dele e escutou uma voz estrondosa que ecoava por todas as partes, fazendo-o estremecer.

— Não se assuste, menino! Sou apenas a Montanha Pequena que foi enfeitiçada pela bruxa do Vale Sem Flores. – Com os olhos arregalados e tremendo mais do que vara verde, Kiró escutou as palavras da Montanha Pequena, que começaram a tranquilizá-lo. — Há muito tempo, quando a paz reinava no vale e minha terra era fértil, de mim brotavam várias espécies de flores, podia sentir a brisa matutina que perfumava todo o bosque. Invejando tanta felicidade, a bruxa do Vale Sem Flores lançou um terrível feitiço sobre mim, fazendo-me entrar em um estado de adormecimento que provocou que a minha terra secasse e as flores morressem. Agora vivo quase todo tempo dormindo e triste. Nem mesmo a visita dos irmãos Sol e Lua conseguem me manter acordada. Somente os barulhos das terríveis tormentas conseguem me manter acordada, mas isso é ainda pior porque sinto um medo atroz.

Ao pensar como seria viver assim, Kiró sentiu compaixão pela Montanha Pequena:

— Gostaria de ajudar de alguma forma... – disse, pensando no que poderia fazer. — Já sei! Posso ajudar a desfazer o feitiço!

— Queres me ajudar?! – disse a montanha, sensibilizada. — Terás que subir a mais alta montanha e encontrar a fada que lá habita. Mas cuidado com o Gigante das Pedras, pois, se você o despertar, ele ficará tão furioso que lançará fogo como um dragão.

Então, com passos longos, Kiró seguiu a trilha para chegar à mais alta montanha. Foi um longo e cansativo percurso. Mas ele deu o melhor de si para chegar o mais rápido possível no alto da montanha. De repente, caminhando sobre uma rocha, percebeu que algo se movia e, olhando para baixo, se assustou muito ao ver que estava sobre a cabeça do Gigante, que despertou todo enfurecido. Tão depressa como uma lebre, Kiró pôde escapar, subindo nas árvores e lá no topo se livrou do Gigante e das labaredas que soltava.

Quando tudo se acalmou, ele seguiu seu caminho e logo encontrou a Fada da Montanha perto de um lindo jardim e, aproximando-se, confidenciou-lhe a história da Montanha Pequena. Comovida com a história, ela decidiu ajudar e ambos desceram juntos pela floresta. Chegaram à Montanha Pequena, que estava dormindo em um sono profundo. A fada se aproximou e, retirando uma pequena caixa de sua bolsa, espalhou um pó mágico e disse:

"Soberana tu és.
Não se desvaneça.
Sê forte!
Se quiseres saber
Uma montanha
Não esmorece!"

O feitiço foi quebrado e a Montanha Pequena despertou de um longo período de adormecimento. Pouco a pouco, as flores foram nascendo e a alegria regressou à sua vida, e agora era mais feliz porque tinha a amizade de Kiró e da fada da Montanha.

Então, uma terrível tempestade de verão assolou o vale e a Montanha Pequena sentiu muito medo. Os rios começaram a transbordar, deixando os animais da mata sem abrigo e comida. Vendo a situação, a Montanha pensou que era hora de enfrentar os seus medos e começou a gritar, chamando todos os animais para se abrigarem nas árvores que havia sobre ela.

— Venham, venham! Abriguem-se em mim!

Todo molhado, subiu o macaco, em seguida, veio a cobra rastejando e a lenta tartaruga. O tatu bola foi logo esperto, escondeu-se no buraco, já o pica-pau se abrigou no tronco de uma árvore, onde fez um ninho. Desse dia em diante, a felicidade da Montanha Pequena se transformou em algo tão grande que nenhum feitiço poderia destruí-la.

Os anos se passaram e, quando o menino Kiró se transformou em um bondoso homem, construiu a sua casa sobre a amiga e, assim, estaria sempre perto dela. Conta-se que a pequena montanha agora é chamada de "O Belo Monte". E segue ali, rodeada de flores, sendo abrigo para muitos animais e o lar da família do seu fiel amigo Kiró.

FIM

Oficinas
Despertando seu interior e enfrentando o medo

Habilidades desenvolvidas: autoconhecimento, autoconfiança, empatia, criatividade.

Tempo de duração: 1 hora para cada oficina.

Público: crianças alfabetizadas, adolescentes e adultos.

Oficina 1

Na primeira oficina, os expressantes serão conduzidos a conhecer o medo que carregamos dentro de nós, conectar-se com os personagens do conto, direcionar o olhar ao outro, proporcionar o contato consigo em busca do autoconhecimento.

1ª parte – dinâmica de quebra-gelo: enfrentando o medo
Material: caixa de papelão, tesoura, papel de cores neutras, preto ou cinza, palha ou palha de aço (objetos que sejam desconfortáveis ao toque).

1. Recorte uma lateral da caixa e faça um buraco de modo que só passe uma mão; coloque dentro um pouco de palha e embrulhe a caixa com papel.
2. Apresente a caixa ao grupo, fazendo suspense sobre o que tem dentro da caixa.
3. Os participantes terão que colocar a mão dentro da caixa; sem saber o que tem dentro, o facilitador irá mostrar que não tinha nada que poderia assustá-los e que, muitas vezes, temos medo do desconhecido.

Ao sentir algo desconhecido, criamos em nossa mente vários pensamentos. Perguntar aos expressantes: Ficaram com medo de colocar a mão na caixa? Qual a sensação ao colocar a mão dentro da caixa?

2ª parte – a mochila dos medos: conectar os expressantes com o símbolo tratado no conto. O facilitador fará um convite para que todos os expressantes tragam mochilas vazias. Utilizar materiais como folha de papel branco, canetas ou lápis.

O facilitador distribuirá as folhas de papel e pedirá que cada expressante escreva seus medos.

Sugestão: eu tenho medo de dormir sozinha; eu tenho medo de cachorro; eu tenho medo de andar sozinha na rua; eu tenho medo de falar com outras pessoas.

O facilitador poderá dizer os seus medos também. Ex.: eu tenho medo de falar em público, eu tenho medo de caminhar em lugares que não conheço. Após escrever seus medos (sem escrever seus nomes), os expressantes colocarão suas folhas dentro da mochila e colocarão suas mochilas nas costas, caminhando em círculo. Ouvir uma música baixa.

Sugestão: "temporal – Marcelo Jeneci". Enquanto a música toca, os expressantes ficam caminhando. Nessa hora, o facilitador pode dizer: "No decorrer de nossas vidas, a gente vai colocando o medo dentro de uma mochila e tudo aquilo que nos dizem que não podemos fazer. Passam-se os anos e carregamos os nossos medos que cada vez ficam mais pesados." Parar a música e pedir para que os expressantes tirem as folhas da mochila e as coloque sobre um tapete verde (pode ser em EVA) de tal modo que o resultado seja uma pequena montanha de papel.

3ª parte – contação: ler o conto de forma que possa envolver os participantes. O facilitador pode interpretar cada personagem, dando ênfase na sua voz, com o tom grave ou estrondoso (forte) para cada personagem. Após a contação, sugestão para reflexão: Qual personagem se identificou? Por quê? Por que a montanha estava adormecida? Por que a Bruxa enfeitiçou a montanha? Como você agiria se fosse a montanha, e o que faria para solucionar?

4ª parte – enfrentando o medo: para fortalecer a autoconfiança, cada expressante deverá caminhar até a pequena montanha e pegar aleatoriamente uma folha de papel (não pode ser seu papel). Deverá ler o que está escrito e pensar em uma forma de enfrentar esse medo. O facilitador dará um tempo para pensar e, logo em seguida, o expressante dará uma dica ao outro colega; de como enfrentar o medo. Inclusive, esse medo pode ser da própria pessoa e ele poderá ajudar o outro colega, dizendo como fazer para enfrentar o medo.

5ª parte – finalização: avaliação.

Cada expressante se sentirá livre para demonstrar o seu medo. Poderá relaxar deitado no chão, fechar os olhos, inspirar e expirar pela boca.

Oficina 2

Nesta segunda oficina, os expressantes compreenderão o processo de despertar empatia, fortalecer o que mais temos de melhor, para continuar a enfrentar nossos medos e criar novos direcionamentos e pensamentos alternativos.

1ª parte – dinâmica do desafio

Material: uma caixa de presente, um bombom e um aparelho de som.

Para receber o grupo, é necessário um ambiente acolhedor. O Facilitador deve preparar o espaço, formando uma roda com os participantes, utilizando cadeiras ou mesmo fazendo rodinha no chão. Em seguida, orientá-los a passar a caixa de presente de mão em mão enquanto a música estiver tocando. Avisar a todos que a caixa contém um desafio surpresa que deve ser cumprido por quem estiver com a caixa assim que a música parar de tocar. Iniciar a Dinâmica. Quando a música parar, o Facilitador deve desafiar a pessoa que ficou com a caixa, avisando que ela pode escolher entre passar a caixa para o próximo ou abri-la e cumprir o desafio. Não havendo ninguém para abrir a caixa, mostrar que dentro da caixa tem um delicioso chocolate.

Apesar de a caixa estar embrulhada com papel de presente, acomodamo-nos diante de um desafio. Perguntar aos expressantes: Podemos enfrentar desafios? De que maneira?

2ª parte – relembrando o conto: o facilitador poderá retornar alguns diálogos do conto, poderá dizer que o menino Kiró enfrentou seus medos, buscou a fada e que ela o ajudou no seu enfrentamento, e que a montanha pequena enfrentou seus medos também.

3ª parte – autorretrato: o que eu tenho de melhor em mim.
Material: cola, papel, canetinhas, fitas e tintas.

O facilitador pede para os expressantes, desenharem o que eles possuem de melhor para enfrentar os seus medos (quais são os seus valores, armas internas, suas qualidades). Também devem pintar ou colorir; o facilitador pode ajudar, dando exemplo. O que tenho de melhor para enfrentar meu medo é a esperança, alegria ou a positividade? Cada expressante deverá utilizar uma cor para cada enfrentamento. Ex.: qual a cor do amarelo? Qual formato teria? Utilizar as cores para expressar os sentimentos. Estimular para que façam um autorretrato deles, porém, não é um autorretrato da aparência, mas daquilo que eu tenho de melhor para enfrentar meus medos.

4ª parte – ajudando o próximo.
Material: fita crepe, fio de nylon, vendas para os olhos.

1. O facilitador deve preparar previamente um labirinto no chão, podendo desenhá-lo com fita crepe.
2. Dividir os expressantes em duplas, um deles será o guia e o outro será guiado. O guiado deve ter os olhos vendados.
3. O expressante que estiver com os olhos vendados deverá segurar o seu desenho (feito na atividade anterior) com uma das mãos próxima ao seu peito. Dará a outra mão para o seu companheiro, que o irá conduzi-lo pelo labirinto.
4. O companheiro Guia indicará como o outro deve caminhar, exemplo; caminhe reto, um passo para a direita etc.

Conectando esta atividade com o conto, podemos dizer que a fada é o que tenho de melhor, aquilo que me ajuda a enfrentar os medos, porém, foi Kiró que a buscou para poder ajudar a Montanha Pequena. Assim como Kiró saiu em busca da Fada, nós também devemos buscar dentro de nós aquelas qualidades que nos ajudarão a enfrentar os nossos medos. E quando você tiver dificuldades, peça ajuda! Lembre-se de que, ao nosso redor, sempre existirão pessoas empáticas que estarão dispostas a ajudar.

5ª parte – finalização: avaliação.

Momento em que os expressantes poderão dizer o que sentiram. Finalizando o grupo reunido, agradecendo a participação de todos e propor um abraço coletivo. Sugestão de música para encerrar: "Felicidade – Marcelo Jeneci".

Referências

ACAMPORA, B. B. *Intervenção psicopedagógica com práticas de ludoterapia e arteterapia*. Rio de Janeiro: Wak, 2016.

BERNARDES, C. *Curso de Contoexpressão*. Junho, 2020.

15

MEMÓRIAS AFETIVAS
REVISITANDO O PASSADO PARA TRANSFORMAR O FUTURO

Com o tempo, perdemos aquela espontaneidade, aquele brilho no olhar que tínhamos quando éramos crianças, quando uma simples descoberta ou uma brincadeira trazia tamanha felicidade. As oficinas baseadas no conto autoral "A princesa, o tempo e as borboletas" têm por objetivo um olhar para nossas memórias afetivas, favorecendo a reflexão sobre nossas emoções e atitudes, despertando o desejo de mudanças.

FÁTIMA PEREIRA

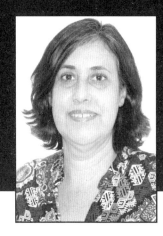

Fátima Pereira

Contatos
www.boticaliteraria.com.br
fate.profa@gmail.com
Instagram: @botica.literaria

Cursou bacharelado e licenciatura em Letras na Universidade de São Paulo; especializou-se em Gramática e Texto e em Literatura Infantil e Contação de História na Escola. Participou de diversas coletâneas de poesia, contos infantis e de escrita de mulheres. No início de 2022, publicou seu primeiro livro infantojuvenil, *O caso do Jucurutu*. Trabalhou com redação jornalística com foco em educação, inclusão e com elaboração de atividades didáticas. Leciona na rede municipal de São Roque/SP há 19 anos, onde já atuou em sala de leitura e biblioteca escolar, assim como em diversos projetos literários.

A princesa, o tempo e as borboletas

> *Mais importante do que a chegada é a caminhada, e não há caminho sem metamorfose: ela é a ponte que torna possível a nossa travessia até os novos continentes a serem descobertos dentro de nós.*
> Kamila Behling

A princesa passava horas brincando no jardim, sempre havia uma nova flor para admirar. E borboletas, muitas borboletas! Lindas, coloridas, grandes, pequenas. Um verdadeiro bailado sobre rosas, violetas, margaridas, gerânios e todas as espécies que a mãe, a rainha, gostava de cultivar. Havia também borboletas pretas e magníficas, que pareciam ter grandes olhos azuis em suas asas. Estas, dizia a mãe, trazem sempre um aviso. Corria atrás das borboletas, pensava que, se pudesse, seria uma delas, para voar de léu em léu, ter a liberdade de ir aonde quisesse, escolher onde pousar, sentir as asas tilintando. A mãe sorria ao ver tamanha felicidade. Certa vez, ouviu o jardineiro reclamar para a rainha que as lagartas estavam devorando as folhas das roseiras.

— Por que não mata estas lagartinhas? – perguntou a menina.

— Elas apenas cumprem sua missão, princesa. Logo elas serão como aquela crisálida ali pendurada no arbusto, esperando o tempo para ganhar as asas da liberdade e se transformar em *belbellita*, que significa "belo" em latim. Até no nome elas têm a beleza!

A princesinha encantou-se com a descoberta. "Um dia também terei asas", pensou. Mas, assim como, de lagarta à borboleta, há um processo de alegria e dor, ela também não foi poupada dos percalços. O Senhor Tempo, que voa mais rápido ainda que as borboletas, foi levando embora suas maiores alegrias: o jardim, a infância, as manhãs fabulosas, a ingenuidade, a mãe...

A princesa cresceu! Agora tinha muitas obrigações, seria a futura rainha. Aqueles momentos mágicos no jardim com mãe ficariam esquecidos em algum canto de seu ser, já não havia tempo a perder com "frivolidades", como dizia-lhe o pai. Assim, a jovem princesa perdeu as asas que ainda não ganhara e tornou-se uma crisálida. O Senhor Tempo, um dia, veio buscar o pai. Ela sentiu uma imensa tristeza, respeitava-o muito, mas não foram tão próximos quanto ela gostaria, ele estava sempre ocupado. Seu conforto foi ouvir os súditos dizerem o quanto o rei foi generoso e bom. Agora ela estava só e com um reino para cuidar.

Perguntava-se como o pai dava conta de tudo. Não sabia responder, sentia o peso e a incerteza dos dias que estavam por vir. Seus conselheiros diziam-lhe para estabelecer algumas alianças com reinos vizinhos, ou um casamento arranjado. Ela pensava que para ser respeitada não poderia mostrar ternura ou fragilidade e, cada vez mais, fechava-se em seu casulo. Sentia também um imenso vazio. Ouviu falar de uma torta maravilhosa criada por um confeiteiro do reino vizinho. "Ah, deve ser um manjar dos Deuses!" pensou, lembrando-se das tortas que comia na infância. Mandou buscar a tal iguaria, deliciou-se, mas depois aquele vazio continuava ali, incomodando, alargando-se, como se algo rasgasse seu peito.

"Ah, quem sabe um vestido bordado com o mais fino ouro não me deixaria feliz?" E como dinheiro não lhe faltava, mandou buscar a costureira mais habilidosa do reino, que lhe fez o mais lindo vestido, bordado com filetes de ouro e pedras preciosas. Lembrava-se da mãe, feliz, rodopiando em frente ao espelho quando experimentava um vestido novo.

E, assim, buscando preencher o imenso vazio, a rainha foi acumulando bens e ocupando seu tempo, mas nada diminuía aquele vazio. O Senhor Tempo, a quem ela não tinha o poder de comprar, levou sua juventude e o brilho de seus olhos. Pobre rainha!

Sem encontrar o que a fizesse feliz, naquela manhã ensolarada de primavera, descansando em seu rico aposento, ouviu um riso alto, entrando com os raios do Sol pela grande janela.

— Quem ousa incomodar meu descanso? – esbravejou.

Curiosa e, ao mesmo tempo, incomodada com aquele riso, a rainha andou em direção ao som e, quando percebeu, já estava em seu antigo jardim, há muito esquecido por ela. Entre os canteiros, viu uma menina correndo atrás de borboletas. Sentiu inveja da alegria daquela criança. Como poderia alguém ser tão feliz? Chegou mais perto, a menina virou-se e sorriu de um jeito doce e amável. Olhou ao redor e viu muitas borboletas, lindas, coloridas, grandes, pequenas, bailando sobre as roseiras. De repente, sentiu um imenso desejo de se aproximar, aquele sorriso era tão sincero, o brilho daquele olhar iluminava mais do que o sol. Pela primeira vez em muito tempo, sentiu em seu coração uma fagulha de encantamento. A menina parou em frente a uma roseira e apontou para uma lagarta sobre a folha e disse:

— Você sabia que as borboletas um dia já foram estes bichinhos gulosos?

Ao ouvir a menina, a rainha lembrou-se de sua infância, das manhãs no jardim correndo atrás das borboletas, das pequenas alegrias e daquela época em que o tempo passava diferente... Inesperadamente, a alegria aqueceu sua alma e transbordou. O vazio já não doía mais em seu peito. Sentiu-se completamente feliz. A couraça que a protegeu durante tantos anos finalmente se quebrou e ela estava livre de suas próprias amarras, de tentar ser o que achava que as pessoas esperavam dela. Um sorriso foi se desenhando em seu rosto, sua busca chegou ao fim. Agora já poderia voar.

Oficinas
Memórias afetivas: revisitando o passado para transformar o futuro

Habilidades desenvolvidas: percepção de si; reflexões e disposição para mudanças; consciência emocional.

Tempo de duração: 1h em cada oficina.

Público: Adultos – Mulheres.

Material de apoio: busque no código QR ao final do livro os moldes das mandalas para a oficina.

Oficina 1

Memórias afetivas são lembranças de experiências, vivências ou descobertas vividas principalmente na infância e que deixaram registros, sensações e sentimentos que nos remetem à infância. Nesta oficina, vamos viajar no tempo e relembrar momentos da infância, percebendo que, se houve momentos difíceis, houve momentos felizes que marcaram a vida de cada um de nós.

1ª parte – dinâmica 14: *storyline* (história resumida).

2ª parte – conexão: dizer aos expressantes que ouvirão um conto, cujo título é: "A princesa, o tempo e as borboletas". Usar a estratégia das suspeitas inteligentes, fazendo perguntas como: Conhecendo apenas o título, sobre o que a história será? Você sabe como surge uma borboleta? O que o tempo tem a ver com borboletas?

3ª parte – contação: ler o conto e não o explicar. Após a leitura, instigar o grupo com perguntas, como: O que deixava a princesa tão feliz? Por que a rainha se tornou uma pessoa infeliz? O que representa a borboleta neste conto? Você se identifica mais com a princesa ou com a rainha? Por quê?

4ª parte – atividade expressiva: jardim das memórias.

Material: desenhos de mandalas florais para colorir (anexo no material de apoio; lápis de cor, canetinhas, tesouras, fita adesiva, papel contínuo (para o painel), papel verde para recortar folhas e caules (opcional).

Facilitador – fala dirigida ao grupo: "Muitas vezes, lembramos mais e damos maior significado às vivências ruins, mas tivemos muitos momentos bons, mágicos, que nos trouxeram uma felicidade e que, ao rememorarmos, sentimos alegria. Precisamos deixar a vida mais colorida, resgatando estes momentos."

Distribuir mandalas florais variadas e colocar à disposição o material para pintá-las. Pedir aos expressantes que escolham uma e pintem de acordo com o seu estado de espírito, lembrando alguma memória afetiva e o quanto isto foi importante. Após pintar sua mandala, escrever no centro uma única palavra que represente aquela memória afetiva. Depois de prontas, colar as mandalas produzidas em um painel coletivo, como se fosse um jardim - poderá colocar recortes de folhas e caules caso deseje.

5ª parte – finalização: roda de conversa e avaliação: após a finalização do painel, convidar os expressantes para contemplar a obra que realizaram. Perguntar como se sentiram ao realizar a atividade, se todas as memórias que vieram foram positivas, ou se memórias tristes ou negativas também surgiram. Não podemos mudar o passado, mas podemos mudar a maneira de enxergá-lo. Perguntar o que acharam da oficina, e se a maneira de olhar para suas memórias afetivas foi agradável e como levarão isto para suas vidas. Deixar alguns minutos para quem quiser se expressar.

Para concluir, convidar os expressantes a realizarem um exercício de respiração.

1. Inspire pelo nariz como se estivesse sentindo o aroma de uma flor.
2. Expire pela boca como se estivesse soprando um dente-de-leão (se for necessário, explicar que é flor que, quando soprada, se desfaz com facilidade)

Repita três vezes.

Obs.: a flor dente-de-leão é também chamada de "esperança" em alguns lugares, por isso representa a força e a delicadeza ao mesmo tempo. As sementes são levadas pelo vento, se espalham e, no período certo, florescem novamente.

Oficina 2

Nesta segunda oficina, daremos continuidade a ressignificar as memórias afetivas, os expressantes serão convidados a identificarem as atitudes ou emoções que são despertadas através de cheiros, ações, gostos, cores, sons. A partir desta percepção, promover reflexões sobre suas atitudes ou emoções, gerando disposição para mudanças.

1ª parte – dinâmica 15: memórias afetivas.

2ª parte – conexão entre as oficinas: perguntar aos participantes se após a oficina surgiram outras memórias afetivas e se algumas destas estavam na dinâmica que acabaram de participar. Foi bom acessar estas memórias? Por quê?

Relembrar o conto lido, com a contribuição dos expressantes. Perguntar: No conto, quando a rainha acessou suas memórias afetivas? Vamos relembrar o último parágrafo, o que você acha que aconteceu com a rainha?

3ª parte – dramatização: a metamorfose. Convidar três voluntários, cada um representará uma fase na vida de uma borboleta após o ovo (a primeira fase): lagarta, pupa (casulo/crisálida) e borboleta. Perguntar para os expressantes: Como vocês imaginam a vida de uma lagarta? O que acontece com ela dentro do casulo, será que a lagarta só dorme?

Passar algumas informações para os voluntários:

1. A lagarta come muito e precisa se esconder dos predadores, depois de encontrar um lugar ela troca de pele por uma bem dura, que será seu casulo.
2. Dentro do casulo, a lagarta não está imóvel, ela começa já a se transformar.
3. Borboleta – estágio adulto, ela ingere o néctar das flores e contribui para polinização dos jardins.

Após a representação, perguntar aos expressantes como podemos relacionar as fases das borboletas com as duas personagens do conto? E com a sua vida? Com qual fase você se identifica neste momento da sua vida?

4ª parte – atividade expressiva: de crisálida à borboleta.

Material: tiras de papéis coloridos, canetas, canetinhas coloridas, fita adesiva, papel contínuo ou cartolina para os painéis, uma imagem de crisálida e outra de borboleta para colocar nos painéis ou decorar como quiser.

Facilitador – fala dirigida ao grupo: "O que mantém você dentro do casulo e impede seu voo? Pensando no seu momento atual ou na sua história de vida, escolha quatro palavras, podem ser emoções, atitudes ou características, duas que representem o que te mantém dentro do casulo e duas que representem seus desejos ou o que você considera que ainda precisa para ganhar asas e voar. Pedir que escolham duas cores que desejarem e escrevam as duas palavras para o casulo. Depois escolham para o Voo da Borboleta. À medida que terminam de escrever, devem colar os papéis em seus respectivos painéis: 1. Painel: Crisálida 2. Painel: Voo da Borboleta.

5ª parte – finalização, roda de conversa e avaliação: propor aos participantes que observem os dois painéis, muitas palavras se repetem ou não? Pedir, em seguida, que contem como se sentiram ao escolher as palavras para cada painel e as descobertas sobre o que precisam mudar para voar. Dizer aos participantes que na oficina puderam externar, perceber o que os impede de voar, quais emoções devem trabalhar, o que precisam buscar para que essas mudanças ocorram em suas vidas. O primeiro passo já foi dado, agora está na hora de dar o primeiro voo ou em alçar voos mais altos.

Concluir com o exercício de respiração usado na Oficina 1.

Referências

BERNARDES, C. *Curso de Contoexpressão: educação emocional e terapia por meio de contos*. 2020.

BETTELHEIM, B. *Psicanálise dos contos de fadas*. 37. ed. Rio de Janeiro: Paz e Terra, 2019.

CHEVALIER, J.; GHEERBRANT, A. *Dicionário de símbolos: mitos, sonhos, costumes, gestos, formas, figuras, cores, números*. 16. ed. Rio de Janeiro: José Olympio, 2001 pp. 138-139.

16

CRIANDO PONTES E DERRUBANDO MUROS

Por meio do conto "Nas entrelinhas da vida", são oferecidas duas oficinas ao facilitador para que ele possa trabalhar com os expressantes as emoções que conectam o ser humano com sua essência. As oficinas também desenvolvem a percepção de que um bom relacionamento é parte fundamental em nossas vidas; que amar e ser amado é algo que todos buscamos e o abraço é a parte essencial para essa conexão.

GILDA MARIA SANTOS

Gilda Maria Santos

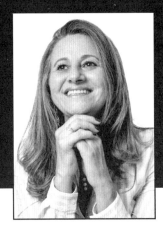

Contatos
gilldasantos@yahoo.com.br
Facebook: Gilda Santos
Instagram: @gildasantosoficial
33 99124 2016

Sou de Capelinha, Vale do Jequitinhonha(MG). Professora há 30 anos, graduada em Letras(Português/Inglês) pela Fafidia/UEMG, especialidade em Práticas Pedagógicas (IFNMG), facilitadora em Contoexpressão, certificada em dois cursos de Contação de história, Ciclo Terapêutico, Oficina de Contos Biográficos da Contoterapia e Marketing Digital. Foi por um encantamento com a arte de contar histórias e com os estudos sobre a comunicação não violenta que encontrei nos contos um caminho lúdico e, ao mesmo tempo, mais dinâmico para trabalhar com a educação emocional, possibilitando transformações àqueles que necessitam de conexão com seu mundo interior.

Nas entrelinhas da vida

Tudo que a gente sofre (na chegada ou na partida),
num abraço se dissolve (na manhã de sol ou noite fria),
tudo que se espera ou sonha (na tristeza ou na alegria),
num abraço a gente encontra.
Jota Quest

Em um pequeno sítio, morava um casal muito respeitado, Senhor Arthur e Dona Feliciana, e eles viviam felizes com seus filhos. Não eram ricos, possuíam apenas um pequeno pedaço de terra de onde tiravam o sustento para alimentar a família. Ali, todos brincavam, se divertiam, tomavam banho no rio e faziam piquenique. Claro, uma vez ou outra, havia pequenas discussões, mas tudo se resolvia com boas histórias contadas pelo Senhor Arthur à beira do fogão a lenha. O tempo foi passando, Dona Feliciana e Senhor Arthur, com todo suor e mãos calejadas de seus trabalhos na terra, conseguiram dar aos seus filhos uma herança que nunca poderia ser roubada, os estudos.

Assim a vida seguia, os filhos estudaram, casaram-se, constituíram família, e tudo parecia ir muito bem. D. Feliciana prezava para que sua família fosse sempre unida e servisse como exemplo de pessoas respeitadas, companheiras e honestas.

O tempo passou e algumas coisas começaram a mudar naquela família. Durante dias e meses, uma tristeza tomou conta de D. Feliciana, ela sentia seu coração sangrar pelos espinhos da rivalidade e da ambição.

Seus filhos, que moravam em fazendas vizinhas, tornaram-se ambiciosos, queriam de um jeito ou de outro, ter o poder em suas mãos. Começaram a se desentender, uns queriam ser vereadores, outro queria ser prefeito e, quando se juntavam, era um verdadeiro vulcão em erupção.

Certos da vitória, cada um defendia o seu partido e até esqueceram de que eram irmãos. Enquanto a busca pelo poder era incessante, aquela que oferecia de bom coração o pão de cada dia se sentia maltratada, abandonada e enfraquecida.

D. Feliciana tentava mostrar-lhes que o maior poder eles já tinham dentro deles, que era a coragem de desbravar a terra e honrar sua família. Mas nada adiantava, eles seguiam firmes com suas ideias de ascensão ao poder, e a união que antes era tão elogiada por toda a vizinhança agora estava estremecida. As festividades na casa de D. Feliciana começaram a ficar murchas e sem brilho, alguns não se faziam presentes, cada um vivia em seu canto, uma escuridão dominava aquele lar. Mas ela sentia que, em breve, assim como o raio do Sol chega de mansinho e aquece, os seus filhos também seriam aquecidos pela chama do amor.

D. Feliciana vivia falando baixinho para o seu coração: -Senhor, meu Deus, eu não posso deixar que meus filhos entrem em desavenças, ajude-me a resolver este conflito. Quando eu aqui não estiver, quero ter a certeza de que os deixei felizes e unidos como sempre foram!

Certo dia, chegou à casa de D. Feliciana um velho carpinteiro amigo da família e, com o coração aberto, ela o recebeu:

— Quanto tempo o senhor não aparecia! Entre e tome um cafezinho comigo!

— Claro que aceito esse cafezinho! – respondeu o visitante. E, depois de entrar, falou o porquê estava ali: — O seu filho mais velho me chamou para construir uma cerca bem alta. Ele me contou que não quer mais ser incomodado pelos irmãos que moram do outro lado do rio. Parecia estar bem chateado!

Ao ouvir essas palavras, D. Feliciana sentiu uma dor profunda, como se uma cratera se abrisse no seu coração. Notando as lágrimas no rosto da anfitriã, o carpinteiro se importou:

— Dona Feliciana, a senhora está bem?

— Depende da missão que vai realizar – respondeu a mulher com voz trêmula. — O senhor é um homem sábio e, com certeza, vai fazer o seu trabalho da melhor maneira. Eu confio no senhor.

Tocado pelas palavras de Dona Feliciana, o carpinteiro começou o seu trabalho. Mediu, cortou, lixou, pregou. E, assim, trabalhou o dia todo. Já era noite quando todo o trabalho se findou, justo quando o filho mais velho chegava em casa.

Enquanto o carpinteiro olhava satisfeito o resultado do seu trabalho, o filho mais velho não acreditava no que estava vendo: ao invés de uma cerca, havia uma enorme e bela ponte. Foi feita com madeira de eucalipto, ligando um lado do rio ao outro. O homem, enfurecido, exclamou:

— Não foi isso que mandei fazer, você sabia o motivo.

Antes que o carpinteiro respondesse, já no meio da ponte, chegaram os irmãos que moravam do outro lado, de braços abertos, felizes e gritando:

— Mano, que ideia genial você teve! Que ponte mais linda! – falou um dos irmãos.

E a irmã, que também há muito tempo não falava com o mais velho, disse:

— E eu que achei que você não ia com minha cara, mano, você é espetacular!

O irmão mais novo, emocionado, correu e abraçou forte o irmão mais velho. Este, sem palavras e com lágrimas nos olhos, recebeu o abraço do irmão, que o levantou e disse, chorando:

— Mano, eu sempre soube que, no fundo, você tem um bom coração!

Em seguida, todos os outros irmãos se entrelaçaram em um só abraço e começaram a rodopiar, felizes e cantarolando como quando eram crianças.

Nesse momento, o carpinteiro, já com suas ferramentas nas mãos e pronto para partir, foi surpreendido com um convite:

— Espere! – disse o filho mais velho. – Não vá antes de jantar com a gente, durma aqui esta noite. Já é tarde e aqui ainda há muito trabalho para você fazer.

— Não posso! Devo ir porque tenho muitas outras pontes para construir – respondeu o carpinteiro.

Seu Artur e D. Feliciana, ouvindo toda aquela alegria, correram para ver o que estava acontecendo e, para a surpresa de D. Feliciana, lá estavam os filhos emocionados e festejando a reconciliação. Ela, bem baixinho para o seu coração, dizia:

— Família unida é bênção de Deus. E sempre precisamos de um carpinteiro desses para aprumar o rumo de nossas vidas!

Hoje, toda a família vive em harmonia e, para eles, o que importa é o poder de cultivar a terra. Aquela ponte resgatou o amor que estava se perdendo na família de Dona Feliciana, mas agora ela tem certeza de que todos os dias os raios de Sol aquecerão a sua casa!

Oficinas
Criando pontes e derrubando muros

Esta oficina visa trabalhar de forma lúdica a consciência emocional, gestão e autonomia emocional, empatia e a assertividade, provocando, assim, no ser humano, uma reflexão entre o mundo interno e o mundo externo, de modo que haja uma mudança na postura comportamental.

Habilidades trabalhadas: consciência e gestão emocional, empatia, assertividade. Consciência de que somos seres sociais e necessitamos manter relacionamentos sadios, baseados no respeito mútuo.

Tempo de duração: 1 hora cada oficina.

Público: crianças, adolescentes e adultos (grupal ou individual-máximo 20 pessoas).

Oficina 1

Material: urso de pelúcia, caixa de som e data show.

1ª parte – dentro de um abraço: o facilitador pedirá para os expressantes se sentarem em círculo e dará início à oficina, apresentando-se. Para deixar este momento mais lúdico e conectar com os símbolos tratados no conto, deverá ter na mão um **urso de pelúcia** e, depois de apresentar-se, abraçará o urso e o entregará ao expressante que esteja ao seu lado, o qual deverá apresentar-se da mesma forma.

Dando prosseguimento, apresenta ao grupo a música "Dentro de um Abraço" (Jota Quest). Em seguida, passar para os questionamentos abaixo:

- Qual a importância de um abraço para você?
- Você se lembra de algum episódio de sua vida em que o abraço foi fundamental naquele momento? Quer compartilhar?
- Algumas pessoas têm muita dificuldade em lidar com o abraço, seja oferecê-lo ou recebê-lo. Por que você acha que isso acontece?
- Você concorda com a frase que diz que "Tudo o que a gente sofre, num abraço se dissolve"? Poderia explicar?

2ª parte – hora da contação: "Nas entrelinhas da vida" foi adaptado a partir do conto "A ponte", de autor desconhecido.

Depois da contação, sugere-se fazer as seguintes perguntas: Quem você seria nesse conto? O que significou para você? Quem não gostou do conto? Por quê? O que achou da atitude do marceneiro?

3ª parte – atividade sensorial – representação simbólica por meio de uma maquete: nesta atividade, faremos uma representação simbólica do cenário onde acontece a história, para conectar os expressantes com os símbolos e emoções vivenciadas e também despertar uma compreensão mais ampla do texto.

Material necessário: argila ou massinha de biscuit; papel pardo; tesouras; colas; material para colorir, à escolha do facilitador (hidrocor, guaches e pincéis, giz de cera, lápis de cor); materiais reciclados como: pedaços de papéis coloridos, rolos de papel higiênico, pequenas pedras, palitos de picolé, etc.

Dividir em grupos de, no máximo, cinco participantes, entregar para cada grupo um metro de papel pardo e dizer que, sobre ele, o grupo deve construir o cenário do conto (entregar uma cópia do conto para cada grupo).

Instruir os grupos a construir primeiramente todos os elementos e deixar por último a ponte. Devem construir uma cerca, conforme a ideia original do irmão mais velho. Depois devem destruir a cerca e construir a ponte.

Enquanto os expressantes criam a maquete, a facilitadora deve passar entre eles, fazendo perguntas sobre como se sentem, ou o que desperta neles essa atividade.

4ª parte – finalização: cada grupo deverá ter a sua criação diante de si. Aquele que queira, pode expressar como se sentiu durante a produção da atividade sugerida. Pedir que diga em uma palavra o que leva da oficina aplicada. Os materiais produzidos deverão ser expostos para visitação (as maquetes serão utilizadas na oficina seguinte).

Oficina 2

Nesta segunda oficina, utilizaremos recursos simbólicos para trabalhar o equilíbrio emocional.

1ª parte – momento acolhedor: coloque a música apresentada na Oficina 1 para receber os participantes. À medida que chegarem, ofereça um abraço e estimule que eles façam o mesmo com os outros participantes.

2ª parte – retrospectiva: para relembrar o conto, pediremos ao grupo que conte a história, relembrando cada parte. Depois perguntar o que eles aprenderam na oficina anterior.

3ª parte – ponte ou muro?

> *Por trás de todo comportamento existe uma necessidade.*
> Marshall Rosenberg

Por meio desta atividade, vamos ver, de forma prática, aquelas atitudes, situações ou frases que podem ser classificadas como **pontes** (que aproximam as pessoas) ou **muros** (que afastam as pessoas).

Como fazer: divida a sala com uma linha: de um lado, cole a palavra "ponte" e do outro, a palavra "muro". Os expressantes devem colocar-se sobre a linha e o facilitador dirá diversas frases que expressam situações e pensamentos. Ao escutar a frase, os expressantes devem posicionar-se de um lado ou de outro, classificando-as como "ponte" ou "muro". Abaixo, sugestão de frases (complemente com outras de acordo a realidade do público):

1. O pai mandou o filho fazer algo, este disse que não entendia por que deveria fazer isso. Então, o pai respondeu de forma ríspida: "Não importa o porquê, faça o que eu digo porque eu sou o seu pai e estou mandando".
2. A criança chegou na casa da avó e não quis lhe dar um abraço. A avó disse que não tinha problema porque o abraço é um presente e não uma obrigação.
3. A criança ficava brava sempre que recebia um abraço e dizia que não gostava. Seu mau humor era constante, vivia solitária e se irritava facilmente.
4. Uma criança pergunta para a mãe por que as pessoas têm mania de se abraçarem. A mãe respondeu: "Porque o abraço é o hormônio do perdão, do amor e da felicidade! Ele cura a tristeza, o isolamento e até o mau humor."
5. Um adolescente se encontra em desespero total após ter perdido um ente querido, mas, ao ser acolhido com um forte abraço dos amigos, percebe que não está sozinho.

4ª parte – transformando muros em pontes: dizer aos expressantes que se reúnam nos mesmos grupos que estiveram na oficina anterior. Depois diga que cada grupo pegue a sua maquete e se sente ao redor dela. Na atividade anterior, algumas frases foram classificadas como **muros**, o facilitador deve ter essas frases previamente escritas em papel e entregar uma cópia a cada grupo. Eles devem colocá-las ao lado da **ponte** e reescrevê-las de modo que se transformem em **frases ponte**. Depois, cada grupo pode compartilhar com os outros as suas frases transformadas.

5ª parte – finalização (roda de conversa e avaliação): nesta quinta etapa, deverá ser realizada uma avaliação sobre o que aprenderam com as dinâmicas aplicadas.

Ao final da oficina, presentear os alunos com um mimo (marca-texto e um chaveiro em formato de coração, feito com feltro ou outro material, de acordo com as possibilidades) e, em seguida, finalizar com um abraço coletivo e, como fundo musical, a música trabalhada no início.

17

OS CICLOS DA VIDA

Neste capítulo, por meio do conto "O conselho de nascimento", apresento duas oficinas, nas quais os participantes tomarão consciência dos seus ciclos de vida e das pessoas que foram suporte durante diversos momentos. Também compartilharão os seus sonhos e projetos, dando voz à sua essência por meio de diversas atividades acolhedoras e respeitosas.

GLEICE MARA LEITE DA SILVA

Gleice Mara Leite da Silva

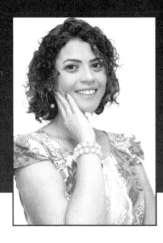

Contatos
gleicysilvaleite@gmail.com
Instagram: @terapeutagleiceleite

Natural de Guarulhos/SP, é técnica de enfermagem há 22 anos. Atualmente, trabalha na unidade intensiva neonatal. Também é terapeuta integrativa há 2 anos e apaixonada por contos terapêuticos. Resolveu formar-se como Facilitadora em Contoexpressão para somar esse conhecimento à sua prática terapêutica.

O conselho de nascimento

A ancestralidade sempre ensinou que o sentido da vida é o coletivo.
Sônia Guajajara

A avó sempre lhe dizia que uma mulher pode gerar mil e uma coisas, porém, ao gerar e dar à luz a um filho, renasce. Por isso, naquela noite de Natal, com céu estrelado, Sol caminhava rumo à casa da sua avó, carregando nas mãos o envelope que não teve coragem de abrir. Sentia uma doce esperança no coração, que também estava acompanhada de incertezas e medos.

Já havia passado quase dois anos da sua última gravidez e a sensação da perda a perturbava. Naquela época, há dois anos, Sol estava de vinte e três semanas quando começou a sentir contrações. Ela desejava que aquilo não acontecesse, ainda não era o momento apropriado, porém, nem tudo estava sob o seu controle, como ela até então pensava.

E foi assim que sua filha, a pequena Ondina nasceu, com menos de 600 gramas. E por ser prematura extrema, levaram-na diretamente para a unidade neonatal. Enquanto isso, do outro lado da incubadora, a mãe sofria sem poder pegar o seu bebê, sem poder proteger sua filhinha, como o seu instinto exigia. Depois de três meses vendo como a sua filha lutava pela vida, Sol teve que despedir-se do seu pequeno sonho, que no seu coração já era tão grande.

Por isso, depois de tanto tempo, a dor ainda estava presente. Mas, naquela noite de Natal, ela enxugou as lágrimas antes de entrar pelo portão da casa da avó, segurou o envelope com força e entrou na casa onde o cheiro de comida, as risadas, o sentimento de acolhimento e conforto do lar a receberam. Ali estavam as duas mulheres mais importantes de sua vida, a sua avó e sua mãe, que a receberam com um grande abraço. Sol olhou para ambas e, com os olhos marejados, mostrou o envelope dizendo:

— Não consigo abri-lo!

Sua mãe pegou o envelope e acariciou a mão da filha enquanto a olhava com ternura. Depois abriu o envelope enquanto as outras duas observavam com curiosidade e medo.

— Você está grávida, filha! – gritou a mãe.

Enquanto Sol chorava de alívio e de alegria, a avó aproximou-se do seu ventre e tocando-o, disse, sussurrando:

— Seja bem-vindo à nossa família, bebê! Te abençoo com saúde e amor.

— Filha, compreendo que você sinta medo – disse a mãe de Sol —, porém, nenhuma gravidez é igual a outra. Por isso, abençoo com clareza e sabedoria o caminho de vocês.

Aquele Natal foi um tempo em que a esperança e a alegria renasceram. Ondina sempre teria um espaço no coração de Sol e a sua existência, ainda que efêmera, foi transformadora e trouxe união e fortalecimento a toda a família. Agora, carregando ainda a sua pequena Ondina no coração, Sol seguiria adiante, preparando o seu mundo para receber aquele bebê que estava a caminho.

Depois do Natal, mais um ciclo se fechou e outro ano chegou, trazendo as alegrias e dificuldades da gestação. Dentro de Sol, o bebê vivia um processo de transformação e amadurecimento. A barriga foi crescendo e ela, desfrutando de cada fase, de cada movimento que sentia, dos chutes, dos soluços. Sentia-se feliz e plena quando escutava as batidas do coração daquele pequeno feto que havia preenchido todo o seu mundo.

Às vezes, uma pequena dor fazia ressurgir o medo de que algo ruim pudesse acontecer, e a angústia desse pensamento a fazia sofrer. Então, ela respirava fundo e lembrava do conselho da avó: "Quando ressurgir o medo, lembre-se de que é natural sentir-se assim, afinal, nessa vida controlamos poucas coisas. Porém, Sol, não é algo que está nas suas mãos controlar, é como você reage ao medo que sente." Então, Sol cantava uma canção para o bebê e tudo se tranquilizava, dentro e fora dela.

Depois dos nove meses de gravidez, e junto com o fim do inverno, a espera de Sol também terminou. Ela começou a sentir dores de parto ao mesmo tempo que os sentimentos de medo, alegria e esperança se misturavam dentro dela. Nesse momento, voltou a se lembrar do conselho da avó, respirou fundo e fez uma oração, pedindo força e proteção para abençoar seu parto.

Ao chegar no hospital, tudo foi muito rápido. Enquanto o seu esposo segurava suas mãos com firmeza para que ela soubesse que não estava só em meio às dores do parto, nasceu o seu pequeno filho, pesando 4.500 gramas. Pela primeira vez, Sol escutou o choro do seu bebê e viu seu rosto angelical enquanto lágrimas rolavam na sua face. Embora fosse inverno, dentro dela a primavera já havia chegado, Sol sentia-se plena. E foi nessa plenitude de vida que junto ao seu esposo escolheu o nome do seu bebê, Hanumam.

Depois de um difícil processo de adaptação à maternidade, entre noites sem dormir, amamentando, limpando, cuidando e buscando um tempo para descansar, Sol, pouco a pouco, foi encontrando seu equilíbrio. Agora, enquanto observa o seu pequeno Hanuman dando os seus primeiros passos, acolhe no seu coração toda a história vivida, suas perdas e suas vitórias, porque compreende que tudo faz parte do ciclo vital. Também compreende que nem toda mulher pode ou deseja gerar e parir filhos, porém, todas possuem a capacidade de gerar sonhos e parir projetos. Mulheres criativas e virtuosas que, vivenciando os seus próprios ciclos, abençoam e guiam outras mulheres, abrindo portas e compartilhando chaves de conhecimento. Mulheres sábias!

Oficinas
Os ciclos da vida

Tempo de duração: 1 hora de oficina.
Público: mulheres adolescentes e adultas (grupal ou individual); mulheres que sofreram aborto.

Oficina 1

Nesta primeira oficina, as expressantes aprenderão a expressar os seus sentimentos, a olhar para os seus ciclos com acolhimento e gentileza, sabendo que cada parte da sua vida foi e é importante. Também reconhecerão aquelas pessoas que foram de ajuda durante o seu processo vital. A metáfora principal desta oficina, em relação aos ciclos, será as estações do ano, que representarão as diversas situações vivenciadas, as quais serão acolhidas e ressignificadas.

Habilidades desenvolvidas: fortalecimento da conexão com as raízes; acolher e olhar com carinho e respeito para a história pessoal e ser grata pelas pessoas que fazem e fizeram parte dessa história.

Atenção: os participantes deverão trazer fotografias de familiares (pai, mãe, avós, filhos e cônjuge – ao menos duas fotografias para cada um deles).

1ª parte – dinâmica 5: apresentação com objeto.

2ª parte: o facilitador colocará uma música de fundo e pedirá para que todos os expressantes fechem os olhos e respirem tranquilamente, inspirando e expirando devagar. Repetir o processo durante um ou dois minutos, convidando os expressantes a tomarem consciência do seu corpo e de como se sentem.

3ª parte – contação: com os expressantes ainda de olhos fechados, o facilitador começa a ler o conto "O conselho do nascimento". Depois da leitura e com os expressantes já com os olhos abertos, sugere-se fazer as seguintes perguntas:

1. O que você sentiu ao escutar o conto?
2. Qual estação você acredita que está vivenciando atualmente?
3. O que te marcou neste conto?
4. Com qual personagem você se identificou?

4ª parte – as estações do ano.
Material necessário: fotografias dos familiares; 1 Cartolina por participante (diferentes cores para que eles escolham); Lápis; tesouras; colas; material para pintar (Lápis de cor, aquarelas ou canetinhas hidrocor); folhas A4; canetas.

Sugestão de música: Mudei (Kell Smith).

Sugestão de fala para o facilitador (dar a pausa necessária para que os expressantes sigam as instruções):

> "As estações do ano nos ensinam que a vida é um processo de constante mudança. Assim como um ano possui quatro estações, nossas vidas possuem diversos momentos. Porém, às vezes, as mudanças podem ocasionar insegurança e medo, como vimos no conto. Eu não sei do que você tem medo, mas quero que você saiba que todos temos medos.

> 1. Agora, gostaria que você lembrasse a sua história de vida, por quantas mudanças você passou; momentos de florescer e momentos de voltar-se para dentro; alegrias, tristezas, crescimento pessoal, crescimento profissional, perdas. Coloque as fotos dos seus familiares diante de você e pense como eles estão conectados a essa história.

> 2. Agora pegue uma cartolina e a divida em quatro partes. Para cada parte, designe uma estação e faça um desenho que a represente.

> 3. Agora, pense em situações que foram importantes para você e marcaram a sua história (Por exemplo: a perda de uma pessoa querida; um momento da infância; a universidade; situações da adolescência; uma gravidez; nascimento de um filho; perda de um filho).

4. Escreva essas situações na folha A4. Escreva quantas lembranças você quiser, porém, deve haver espaço entre elas para recortar posteriormente.
5. Recorte-as e as coloque diante de você.
6. Olhando para cada uma delas, pense que estação do ano ela representa e a cole nessa estação.
7. Agora, observe cada estação e cada situação vivida nela, e entre os familiares que estão nas fotografias, escolha um que acompanhou você nesse momento. Como ele ou ela ajudou você? Repita esse processo com cada situação.

Observação: Caso não tenha fotografias, ou tenham acabado, pode colocar o nome do familiar ao lado da frase.

5ª parte – finalização: roda de conversa para analisar o que aprendeu, o que sentiu e o que leva desta oficina. É importante que todos os expressantes possam compartilhar, caso queiram, o que aprenderam na oficina e o que levarão para a sua vida diária.

Oficina 2

Nesta segunda oficina, as expressantes exercitarão o compartilhamento assertivo e a escuta empática, transformando em palavras os seus sonhos e objetivos. Compreenderão que todas somos capazes de gerar e parir sonhos e que, quando damos voz aos sonhos que estão escondidos dentro de nós, os fortalecemos, criando ferramentas para colocá-los em prática.

Habilidades: capacidade de expressar-se e escutar o outro, assertividade e empatia.

Atenção: as expressantes devem usar roupas leves para se movimentarem.

1ª parte – ponte entre oficinas: o facilitador perguntará às expressantes como foi a semana, como elas se sentiram durante a semana em relação ao que expressaram na oficina anterior.

2ª parte – o soltar: o facilitador colocará uma música de fundo e instruirá o grupo da seguinte forma:

1. O facilitador convida as expressantes a fazer um exercício de respiração como na oficina anterior.
2. Depois pedirá que caminhem pela sala, movimentando o corpo suavemente, sendo que, em alguns momentos, devem parar e fazer movimentos com os olhos fechados, conectando-se com a sua essência.

3. Formar duplas, nas quais cada pessoa sentará uma na frente da outra e o facilitador dirá ao grupo: "Vocês lembram o final do conto que li na última oficina? Vou ler essa parte para vocês: "Devemos compreender que nem toda mulher pode ou deseja gerar e parir filhos, porém, todas possuem a capacidade de gerar sonhos e parir projetos. Mulheres criativas e virtuosas que, vivenciando os seus próprios ciclos, abençoam e guiam outras mulheres, abrindo portas e compartilhando chaves de conhecimento. Mulheres sábias!"

4. Agora, mulheres sábias, compartilhem entre vocês os seus sonhos. O que vocês desejam parir e criar. Façam isso com empatia e sem julgamento (tempo de duração: uns 10 minutos, observe as expressantes para finalizar adequadamente, verificando se necessitam de mais tempo).

3ª parte: – a verdade de quem somos na essência: o facilitador irá fazer uma roda e perguntará às expressantes. Todos devem ter a oportunidade de responder ao menos uma pergunta:

1. Como você se sentiu ao ouvir a companheira?
2. Como você se sentiu ao falar sobre os seus sonhos e projetos?
3. Agora que você compartilhou os seus sonhos, sente mais confiança de colocá-los em prática? Ou, pelo contrário, ao falar e ouvir-se falando, você pensa que são difíceis de alcançar?
4. Gostaria de compartilhar os seus medos em relação a colocar em prática esse sonho? (oportunidade para que o grupo se ajude e se motive).

4ª parte – expressar os meus sonhos.
Material: folha A4, lápis de cor, de cera ou outro material para pintura como guache ou aquarela.

Faça um desenho que expresse o seu sonho e como se sentiria ao conseguir cumpri-lo.

5ª parte – sentir a vida: iremos celebrar nossas criações, nossos frutos, projetos e conquistas. O facilitador colocará uma música que expresse alegria e convidará a todos a dançarem, sem se julgar, sem pensar se dança bem ou não, simplesmente deve liberar o corpo e sentir a alegria da música.

6ª parte – finalização: cada expressante deve compartilhar uma frase que expresse o que sentiu e aprendeu nesta oficina.

18

VAMOS ACOLHER E GERENCIAR A RAIVA?

Neste capítulo, buscaremos desenvolver a percepção da raiva como sentimento que iniciou em você, devendo terminar em você e não com você. Podendo surgir pelos mais simples motivos, é ativada como um mecanismo de defesa, insegurança, frustração e até mesmo timidez. Por meio do conto "O dia em que o homem olhou para dentro", escrito por Ione Sudré Pereira, as oficinas serão conduzidas com uso de metáforas, atividades que trabalhem o conto e seus elementos para que estes possam se comunicar com os participantes na busca por qualidade de vida.

IONE SUDRÉ PEREIRA

Ione Sudré Pereira

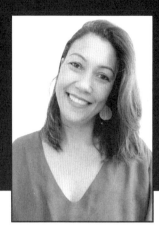

Contatos
www.movimentodoeu.com
movimentodoeu1@gmail.com
Instagram: @movimento.ioneterapeuta

Antes de mais nada, EDUCADORA. Apaixonada pela educação, sou graduada em Letras (português/espanhol), pedagoga, com algumas especializações e pós-graduações voltadas para o âmbito educacional. Atuei como docente por toda a educação básica, tutora no ensino superior, na direção e supervisão escolar. Atualmente, trabalho como Especialista de Educação Básica na rede estadual mineira, agrego meus conhecimentos e experiências na busca por equidade. Como colunista em um jornal local, manifesto grande dedicação na propagação do autoconhecimento e gerenciamento das emoções, levando aos estudantes e comunidade escolar por onde atuo, conhecimentos adquiridos com as práticas integrativas. Com método próprio, criei o Movimento do Eu, e atuo em atendimentos presenciais ou online de constelação familiar sistêmica, hipnoterapia, auriculoterapia, massoterapia e outras práticas.

O dia em que o homem olhou para dentro

> *O importante não é aquilo que fazem de nós, mas o que nós mesmos fazemos do que os outros fizeram de nós.*
> Jean-Paul Sartre

Há muito, muito tempo, todos os sentimentos do mundo eram guardados e protegidos para que fossem distribuídos pouco a pouco aos seres humanos. Porém, um dia, esses sentimentos foram roubados e jogados todos, sem qualquer cuidado, sobre a humanidade. Foi, então, que o grande problema começou.

Após este episódio, os seres humanos seguiram com dificuldades em dominar tudo o que sentiam. Vivia-se uma grande confusão emocional, que gerava ações inesperadas. Era como se estivessem constantemente em uma enorme montanha russa. Uma confusão só porque os sentimentos se misturavam, apareciam sem avisar e ninguém sabia exatamente qual era ou o que fazer com eles.

No meio de toda esta confusão vivia João, um menino que presenciava as oscilações de humor de seus pais e sofria com cada um desses momentos. Às vezes, estavam muito tranquilos, mas, de repente, por qualquer coisa que o menino dizia, perdiam o controle e começavam a gritar com ele. O mesmo ocorria na escola, no parque, na casa dos tios... O pobre João, que cresceu vendo tudo isso, logo se tornou um jovem que acabou fazendo igualzinho aos pais.

Brigava com todos que cruzavam seu caminho, tanto que passaram a chamá-lo de João "Pavio curto". Durante seus lampejos de raiva, falava tudo o que lhe vinha à mente, sentia-se como em uma batalha e, como um bom soldado, não aceitava derrotas. Muitas vezes, agia de forma que as suas ações feriam ou envenenavam não somente os outros, mas também a ele.

Porém, um dia ficou muito descontrolado, não gostava de ser contrariado. Sem dar importância aos sintomas, ruborizou-se, parecia um tomate. Seus olhos arregalaram-se e seu rosto aqueceu tanto que parecia um palito de fósforo aceso. Sentiu ânsia, necessidade de agir imediatamente e, como uma bomba atômica: BUM! Explodiu, falando e agindo com voracidade.

Não aguentou e gritou com seu melhor amigo e sua vontade mesmo era bater nele com as mãos, os pés, de tão descontrolado que estava. Mas para não fazer nada que não quisesse, João correu. Mas isso bastou para que seu dia ficasse realmente péssimo. Ele não conseguia controlar suas emoções, mas sabia que aquela não era a maneira correta de agir.

Perto dali, havia um lago. Já havia estado muitas vezes por ali, mas era a primeira vez que via aquele lugar. Sentou-se à margem e, desejando livrar-se de tudo que acabara de viver, lavou seu rosto com fervor.

Ao abrir seus olhos e olhar fixamente para as águas represadas do lago, viu, como em uma grande tela de cinema, cenas de sua vida sendo projetadas por sobre as águas. Sem que houvesse tempo para entender tudo que estava ocorrendo, escutou uma leve brisa que lhe sussurrava ao ouvido: "acolha-me".

E ele não fez por menos. Acolheu a raiva. Permitiu-se rever as cenas, questionou-se, analisou, perguntando-se o que havia causado cada instante de explosão. Pôde rever o momento em que magoou profundamente o seu melhor amigo, falando tudo o que lhe passava à mente, dando motivos reais para o sofrimento de quem ele queria bem e o rompimento da amizade.

Um sentimento de vazio o invadiu e, ao observar as cenas que passavam à sua frente, situações iam sendo compreendidas. Entendeu que antes não conseguia olhar com clareza para essas situações porque os sentimentos, muitas vezes, ofuscavam os seus olhos. Foi aí que João olhou para dentro.

Não foi fácil rever tantos fatos que antes se negava a aceitar. Ficou sem fôlego. Parecia estar se afogando em um imenso e agitado mar. Precisava de ar. Foi quando a brisa novamente lhe soprou a face e, como um bálsamo, ele aproveitou para se entregar e respirar fundo. Respirou profundamente muitas vezes. Ao passo que ia respirando, foi percebendo cada parte de seu corpo e uma deliciosa sensação de calmaria se instalou. Decidiu, então, fechar seus olhos e seguiu assim, respirando com amorosidade e profundidade.

Permaneceu atento à sua respiração, por algum tempo, não se sabe por quanto. Finalmente, João descobriu a forma de enfrentar aquele "envenenamento coletivo", havia encontrado o antídoto, entendendo a importância de praticar a respiração consciente, a busca pelo autoconhecimento e utilizou esta prática nos dias seguintes. Pouco a pouco, começou a compreender e acolher as suas emoções e, assim, poder agir de maneira mais adequada.

Os dias de João não foram mais os mesmos porque agora ele tinha uma missão, fazer com que o antídoto chegasse ao maior número de pessoas.

Oficinas
Acolhendo as emoções

Habilidades desenvolvidas: tolerância ao sentimento de raiva, identificar e gerenciar o sentimento, buscar o equilíbrio e a serenidade diante das situações que podem trazer frustrações.

Tempo de duração: 1 hora em cada oficina.

Público: crianças, adolescentes e adultos (grupal ou individual).

Oficina 1

Vamos para a auto-observação? Nesta oficina, os expressantes precisam entender o motivo do encontro e a grande importância de gerir as emoções. Também compreenderão que ter a raiva é natural, o que não é saudável é ser tomado e governado por ela.

1ª parte – dinâmica 17: sentimento x atenção.

2ª parte: neste momento, vamos relacionar as metáforas que surgem no conto à rotina diária dos expressantes. É importante que, fazendo uso da palavra, o condutor da oficina explique verbalmente cada metáfora abaixo, pois elas aparecem no conto a ser trabalhado, buscando, assim, melhor compreensão. O Facilitador pode fazer isso por meio de perguntas. A montanha russa, que pode ser relacionada à instabilidade emocional de quem não consegue gerir a si mesmo, o pavio curto e palito de fósforo, pessoa que é intolerante, sem paciência, sendo tomada pela emoção. A bomba atômica, momento ápice de uma explosão de sentimento. Cenas na água, momento de *insight*, permitir-se uma reflexão. Brisa, tomada de consciência.

1. Peça que respirem fundo e que, de olhos fechados, busquem em seus registros de memórias, cenas de situações em que sentiram muita raiva e foram dominados por ela (ainda de olhos fechados, devem responder mentalmente às perguntas abaixo. Estas devem ser feitas pausadamente para terem tempo de refletir).

- Como se sente?
- Afeta algum lugar do seu corpo? Causa algum incômodo emocional?
- Perceba-se. Deixe fluir. Passe mentalmente a cena que lhe causou tal raiva.

2. Peça que abram os olhos. Distribua palitos de fósforo. Diga que, neste momento, os palitos representam o pavio curto de uma grande bomba e que a função de cada um é se expressar sem deixar o fogo encostar em seus dedos para não haver uma hipotética explosão. Inicie por você, mostre que devem falar o que lhe desperta a raiva e o que você costuma fazer de posse deste sentimento. Age ou paralisa? Peça para que um a um dê continuidade (devem falar com o palito aceso de maneira rápida para que possam concluir antes de queimar a mão. A intenção é agitá-los e muitos não conseguirão concluir a fala. Poderão sentir raiva ou sentimentos que se aproximem disso. Essa é a intenção).

Observação: pode substituir o fósforo por uma bola, que deverá ser associada a uma bomba. Esta deverá ser passada adiante a cada palma sua para não correr o risco de explodir.

3ª parte – hora da contação: "O dia em que o homem olhou para dentro" é um conto criado para esta oficina, faz-se necessário trabalhar o conto com algumas inferências após a contação, tendo o cuidado de não explicá-lo. Uma sugestão é perguntar se já se sentiram como a personagem, se já se observaram como se sentem, se já ofenderam, se já foram ofendidos ou se, por não controlarem a raiva uma vez sentida, se já perderam a amizade de alguém.

4ª parte – atividade expressiva: acolhendo minha raiva.
Material necessário: caneta, balão de festa, farinha de trigo. Poderá utilizar lã e fitas decorativas (segue foto ilustrativa em anexo).
Como fazer:

1. Distribua um balão para cada um.
2. Com um funil, encher o balão com a farinha de trigo. Coloque o máximo que couber no balão.
3. Depois, amarre o bico. Com a caneta, desenhe uma expressão facial para seu "monstrinho amigo". Com fita ou lã, pode fazer um lacinho ou cabelinho.

5ª parte – finalização: o "monstrinho da raiva" não é tão ruim assim...
Após a finalização do trabalho manual, peça-lhes que o segurem, imaginem ser aquele o sentimento mais profundo da raiva. É possível esticá-lo, achatá-lo, dar-lhe outras formas, contudo, ele está ali em suas mãos, então, associem

que, quando a raiva estiver com vocês, podem moldá-la. O primeiro passo é aceitá-la e, após perceber sua intensidade, permitam-se entender o que este sentimento, que por muitas vezes parecia um monstro da destruição, quer lhe dizer. Ele te pertence. Nasceu em você e precisa acabar em você, sem ser preciso atingir outras pessoas. Assim como muitos sentimentos desagradáveis, a raiva é uma mensageira e entender o que ela nos traz é o caminho para gerenciar e ter equilíbrio emocional.

Para finalizar, pergunte aos expressantes o que eles sentiram durante a atividade.

Oficina 2

Nesta segunda oficina, os expressantes compreenderão a importância de gerir as suas emoções, adequando-as de acordo com o lugar e momento.

1ª parte – dinâmica 18: equilibrando as emoções.

2ª parte – ponte entre oficinas: formando um círculo, recapitular as experiências do encontro anterior e colher alguns relatos de como tais experiências da oficina anterior reverberam durante a semana em suas vidas.

3ª parte – tomando a raiva: consciência emocional.
Precisamos identificar e descobrir o gatilho de nossa raiva. Vamos realizar uma atividade em que você poderá tomar consciência desta emoção. Entregar aos expressantes o anexo 2 para que respondam (trata-se de uma folha na qual constam as perguntas: Quando você sente raiva? Por que a sente?). Deixar que eles respondam tranquilamente, avaliando aqueles momentos em que a raiva surge e como ela se manifesta neles.

4ª parte – recapitulando...
Se olharmos para o conto trabalhado na semana anterior, encontramos respostas para estas indagações. Responder às questões da folha sobre a ótica do que viveu o personagem em todo o conto.

5ª parte – atividade expressiva: sente-se (ou deite-se) confortavelmente.
Respire profunda e amorosamente. A cada respiração, foque em seu corpo. Sinta seus pés. Sinta-os pesar e relaxar. Solte-os (conduza este escaneamento por todo o corpo, pedindo para respirar entre um e outro). Siga respirando profundamente. Ao soltar o ar, imagine estar soltando a resistência, o medo, o cansaço, a raiva...

Agora, pense na raiva que, muitas vezes, lhe toma o corpo. Foque em uma situação específica em que esteve inteiramente raivoso. Visualize o que fez este sentimento aflorar. Partiu de uma frustração? O que tem te irritado? Família? Trabalho? Observe este sentimento e os pensamentos. O que pensa quando está com raiva? O que ele tenta te trazer de mensagem? Ter mais paciência para não perder amizades. Ser mais compreensivo com você mesmo. Ter resiliência. Praticar a gratidão. O que ele te diz?

Paralelo a este sentimento, visualize uma luz com a cor violeta descendo sobre seu corpo e iluminando-o por inteiro. Ela tem o poder de transmutar o sentimento de raiva que possa lhe tomar. Perceba que você pode conduzir seus sentimentos, acolhendo-os, questionando, percebendo cada detalhe.

Será que todos os envolvidos tinham a intenção de te atingir ou foi um acúmulo de informações distorcidas, acidentalmente por você não estar focado(a) no momento presente? Vá inalando. Observe as informações que surgem em seu interior sobre a situação.

A raiva é um sentimento que faz mal a você. Está te causando algum sintoma físico ou ofendendo alguém que talvez seja importante para você? Você não é a sua raiva. Você precisa apenas acolher e observar o que este sentimento quer te mostrar.

Assim como você, as pessoas também estão em constante aprendizado e cada um responde aos ensinamentos em tempos e maneiras diferentes. Você não precisa se deixar levar pelas expectativas e frustrações causadas por outra pessoa. Deixe ir.

A cada respiração, imagine que está se nutrindo de segurança, calma e tranquilidade e solte o que te afeta. Permita-se fazer esta troca.

Ainda respirando, busque por cenas que te tragam felicidade, se aflorar um sorriso no rosto deixe que te inunde. Pode ser um passeio, uma pessoa ou qualquer outra lembrança. Respire, sinta leveza e pense: "Eu estou tranquilo(a). Sinto-me calmo(a). Está tudo sob controle."

Agora, você se compromete a gerenciar a raiva, aceitando as diferenças de opiniões, mantendo-se com o foco no presente. Só agir após total controle emocional, não importa a intensidade do que está sentindo, você não precisa tentar agir, apenas acolha e permita que o momento fale por si.

Agora vamos contar até 10 bem calmamente. Você pode fazer este exercício durante os mais diversos momentos de seu dia. Ao fim, diga: "Você está muito mais relaxado, distante de qualquer problema".

6ª parte – finalização: roda da culminância. Em círculo, concluir: Saibam que a raiva é um sintoma de alerta que chama a atenção para algum fato. É um sentimento de defesa que requer atenção. Então, percebam em que momento houve desatenção da parte de vocês durante o pico do sentimento e também nas demais pessoas envolvidas. Agora, um a um terá a palavra para falar como foram os encontros para vocês. Definam com uma frase. Ao fim, imaginar estar dançando com sua emoção ou escolher cantar uma canção de superação.

19

O MUNDO É MAIS BONITO PORQUE VOCÊ EXISTE

Utilizando o conto autoral "O mundo é mais bonito porque você existe", criei duas oficinas com o objetivo de oferecer ao facilitador opções de como ajudar pessoas que sofrem com *bullying* e preconceito presentes na sociedade, desumana e cruel.

IVANETE DE ANDRADE

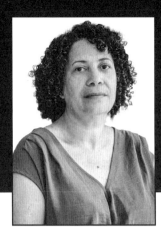

Ivanete de Andrade

Contatos
souivaneteandrade@yahoo.com.br
Instagram: @tia.ivanetepretinha

Com formação em Pedagogia e especialista em Docência da Educação Infantil, tem dois livros publicados em coautoria: o best-seller *Contos que curam: oficinas de educação emocional por meio de contos* e *Mulheres das letras;* trabalha com técnicas de Contoexpressão: educação emocional e terapia por meio das histórias/contos. Professora de educação infantil aposentada, contadora de histórias, criadora do *podcast* :"LiteraturAfrando, histórias pelo mundo".

O mundo é mais bonito porque você existe

— Yamba, Yamba, quero ver você dançar samba... Yamba, Yamba, quero ver você dançar samba...

Eram assim todos os dias repetidamente na entrada e na saída da escola. Mesmo que fosse o primeiro ou o último a chegar ou a sair, sempre havia alguém importunando o Yamba com essas rimas irritantes. Yamba, um menino de sorriso fácil, de sorriso aberto, olhos brilhantes cor de folha seca. Magro, sentia-se grande demais para sua idade, tinha dias que achava que a cabeça estava maior, ora os braços, ora as mãos, ora as pernas. As calças ficaram curtas e os sapatos, apertados. Escuro demais para a atual escola, era o único menino negro. Era notável na aparência, na educação, na gentileza e no conhecimento. Era novo no bairro. Era novo na escola. Foi difícil deixar os amigos, a escola e a casa para trás. Mas o pai recebeu uma proposta irrecusável.

Todos os dias, chegava em casa emburrado, amuado, chateado, magoado, triste, tudo isso misturado e guardado dentro dele. Ia direto para o quarto. "_Ah! Nem gosto de samba", dizia para si mesmo, batendo a porta e encolhendo-se na cama. O avô notou a mudança estranha do neto e quis saber o que acontecia.

— Yamba! – chamou o avô. — Posso entrar? – perguntou, batendo de leve na porta.

— Claro, vovô – respondeu Yamba, com voz chorosa.

O avô sentou-se ao seu lado na cama e disse, sorrindo:

— Sabe que você faz o meu mundo mais bonito. – Yamba abriu um largo sorriso fácil, fungou e deu um longo e apertado abraço no avô. — Conheço-te desde antes de nascer e sei que não está bem. Conte-me o que está acontecendo!

Yamba abaixou os olhos, procurou a coragem em um lugar invisível e disse:

— Fico chateado com esses meninos e com o que eles dizem, os deboches e ofensas. Fui ao shopping e o segurança ficou me seguindo... Outro dia, fui à loja com a mamãe, quando nos aproximamos do expositor, havia duas mulheres e uma delas disse: "Guarda a bolsa! Guarda a bolsa!" A minha mãe me segurou com força e chorou todo o caminho de volta. Tudo isso me deixa muito triste. Queria voltar para a nossa casa, para a minha escola, para os meus amigos... Lá era muito melhor.

— Compreendo como se sente, meu filho – disse o avô, com olhos marejados. — Saiba que essa é a oportunidade que seu pai viu de te dar o melhor e você está mostrando o quanto é capaz. Não é fácil para ele também, assim como não é para sua mãe e não foi para mim e sua avó. Espera-se que os negros corram, se escondam acovardados e chorem. Mas não é isso que fazemos. Os negros lutam. Há uma parte em você que é esperta, forte e corajosa, que herdou dos seus ancestrais. Você pode até cair e amedrontar-se, mas vai levantar o mais rápido que puder, enfrentar o medo bravamente e lutar, mostrando que é um vencedor.

Yamba ficou olhando para o avô, admirando o seu entusiasmo, imaginando o que havia enfrentado para ser um bailarino negro em seus dias, era o seu ídolo. Começou a dançar balé pela influência positiva do avô, que o animava quando ficava triste, dizendo: "Não se joga pedra em árvore que não dá fruto."

Yamba amava passar tempo com o avô. Amava dançar balé com o avô. Seu avô não era apenas seu professor de dança, era seu companheiro de aventuras e seu mentor na busca de sua identidade e conhecimento de sua etnia. Juntos, ele, o avô e o pai, assistiam a filmes, documentários e liam livros sobre a luta e resistência do povo negro. Gostava de andar de bicicleta com o avô. De sentir o vento no *black* que estava deixando crescer. Quando lhe perguntavam: "Por que não corta esse cabelo?" Ele dizia: "De jeito nenhum, é a minha coroa, minha marca no mundo."

— Fico feliz por você – dizia o avô —, que quer e pode ter um *black* poderoso. Eu não tive essa oportunidade. Tinha que manter o cabelo bem curto e acabei me acostumando.

— Você pode ter um *black* agora, vovô – falou Yamba, animado e desafiando o avô enquanto faziam altas piruetas, *pliés, tendus, frapés*, adágios e até espacate.

A cada dia ficava melhor na dança, a sincronia entre os dois era quase mágica. Na escola, a situação melhorou depois que toda a família fez uma visita. Encontrava os velhos amigos de vez em quando, isso o revigorava. A família estava sempre junta e unida, e todos os dias, muitas vezes ao dia, diziam uns para os outros: "O mundo é mais bonito porque você existe." No fim do ano, Yamba e seu avô se apresentaram no teatro da cidade e foi incrível! Todo mundo queria ver o dançarino de balé que usa *black*: os parentes, amigos, o pessoal da escola e até o pessoal do trabalho dos pais. Teve aplausos e tudo mais. No final, todos pediram bis. Yamba e o avô finalizaram a segunda apresentação com a frase mais falada por eles: "O mundo é mais bonito porque você existe".

Oficinas
O mundo é mais bonito porque você existe

Escrevi esse conto porque, quando fiz uma pós-graduação, havia poucos livros com personagens negros, havia pouca diversidade de personagens na literatura infantojuvenil, isso quando havia. O preconceito existe embora não reconhecido, o objetivo aqui é que as crianças negras se reconheçam como tais, tenham orgulho de si e de sua ancestralidade, saibam sua importância e a importância do povo negro para o Brasil. Conhecer o outro lado da história se faz necessário porque a história dos colonizadores já sabemos, é hora de ouvir os colonizados.

As oficinas fazem parte da metodologia da Contoexpressão. Você, facilitador que vai usá-las dentro ou fora de sala de aula, tem a liberdade de adequá-las de acordo com sua necessidade.

Habilidades desenvolvidas – corporeidade: descobrir, conhecer e identificar seu corpo físico. Identidade étnica racial: identificar e apreciar a sua identidade étnica; desenvolver um sentimento de pertencimento; construir identidade de sua negritude; expressar sua ancestralidade, quer seja pelo cabelo, danças, músicas, histórias; assumir espaços, protagonizando sua história. Desenvolver empatia, colocar-se no lugar do outro, amizade e respeito.

Tempo de duração: 1 hora cada oficina.
Público: crianças e adolescentes.

Oficina 1

Por ser um tema sensível e real, pode incluir os pais, caso seja realizada com crianças. A proposta é que ajude os participantes a identificar e reconhecer suas emoções e sentimentos e aprenda a lidar com elas, dando-lhes um novo olhar sob essa ótica: "sou importante porque faço parte de um todo".

1ª parte – dinâmica 19: cumprimento personalizado.

2ª parte – contação: esta história é inédita, contar a história utilizando (ou não) recursos (imagens, fantoches, bonecos, palitoches) fica a critério do facilitador. Leia a história antes de contá-la: ela toca seu coração? Então vai tocar os expressantes. Sugestão de perguntas após contar a história: como Yamba se sentia quando os colegas da escola zombavam dele? Se fosse você, como se sentiria? O que ajudou Yamba a passar por esse momento ruim? Você tem alguém em quem confiar que possa te ajudar em um momento difícil? O que deixava Yamba feliz? O que te faz feliz? Como o Yamba demonstrava amor ao seu avô e à sua família? Como você demonstra amor às pessoas? Como Yamba se sentia quando era abraçado? E você, como se sente quando ganha um abraço? O que deixava Yamba triste? O que te deixa triste? Vamos imaginar que você é um amigão do Yamba, o que diria para ajudá-lo? Se fosse com você o que aconteceu com o Yamba, o que você gostaria de ouvir para ser acalentado? Como foi o dia incrível para o Yamba? E para você, como é um dia incrível? O que faz de Yamba especial? E o que te faz especial?

3ª parte – conhecendo-me: corporeidade.
Materiais: papel kraft ou jornal, folhas grandes; pincel atômico; retalhos de tecidos; flores, flores artificiais ou desidratadas; fios de lã; fitas; tinta guache; cola; grampeador; fita adesiva; barbante para fazer varal e expor as obras criadas pelos expressantes; etc.

Em dupla: desenhar o contorno do corpo um do outro no papel, utilizando pincel atômico. Depois, cada um deve desenhar-se no contorno: desenhar os olhos, boca, nariz e completar, utilizando os outros materiais, pode fazer roupa com os retalhos de tecido, pintar a pele, fazer o cabelo com os fios de lã, decorar com as fitas e flores. Recortar o contorno. Nesse momento, pode ser que os expressantes precisem da ajuda de um adulto. Recolher a imagem em tamanho real de todos e tirando um a um, destacando as características de cada corpo, lembrando quão preciosos são: como minhas mãos me ajudam? E as minhas pernas? Meus pés? Olhos, boca, nariz...

Foi fácil fazer a atividade? Como seu corpo reagiu? Como se sentiu? Conseguiu fazer tudo o que queria do jeito que queria? Cada corpo é único e deve ser respeitado como tal, ninguém é menos ou mais. Nosso corpo ocupa um espaço, tem capacidades e limitações, devemos entender as limitações e explorar as capacidades.

Expor a obra criada no local de exposição para que seja apreciada por todos, inclusive os pais. Para isso pode fazer um varal usando barbante e pendurar a obra para que não seja danificada e os expressantes possam levar para casa.

4ª parte – com quem me pareço? Pintar um autorretrato.
Material: espelho grande ou foto própria e outra da família (pedir antecipadamente); lápis grafite; lápis colorido; canetinhas; giz de cera; tinta guache; papel sulfite branco; papelão do tamanho do papel sulfite; cola.

Pedir para cada um observar-se no espelho ou na foto: cor da pele, cabelo, olhos, nariz, boca; e fazer o seu retrato do jeito que se viu. Utilize os materiais para o desenho, contorno e detalhes como cor da pele, cor do cabelo, cor dos olhos; formato do rosto, dos olhos, nariz e boca. Colar no papelão para ficar firme. Com o desenho pronto comparar com a foto da família: quais características têm em comum? Com quem me pareço? Ir expondo a obra para apreciação de todos.

O facilitador deverá guiar os participantes a analisar o autorretrato e conversar com eles sobre o tema: "Eu sou eu... Embora tenha traços do meu pai, mãe, avós, eu sou eu mesmo. Tenho minhas próprias características." Os expressantes poderão levar as obras para casa e expô-las no quarto deles/delas.

5ª parte – finalização.
Ainda na Roda de Conversa, pedir para dizerem como se sentiram ao expressarem seus sentimentos; pode ser que alguns precisem de ajuda devido à sensibilidade, emoções, sentimentos, reflexão e questionamentos levantados. Não jogue debaixo do tapete ou invalide as emoções envolvidas: se tiver necessidade de conversar mais, converse. Acolha os seus pequenos. Pode se despedir da mesma forma que os recebeu: com cumprimentos personalizados, pode também fazer uma lembrancinha (opcional).

Oficina 2

Eu sou porque você existe e antes existiram outros. Afirmações positivas podem criar histórias, não podem mudar o passado, mas podem criar um presente e um futuro.

1ª parte: rever os personagens da história que foi contada, o que eles faziam juntos e as palavras que sempre diziam um ao outro. Perguntar para os expressantes o que eles costumam fazer ou criar em família e animá-los a compartilhar. Exemplos: uma canção ou música que gostam, algo tradicional da família, como uma comida ou festa etc. Sugere-se utilizar o 'Bastão da fala' para organizar a ordem de compartilhamento.

2ª parte – roda africana: esse momento é para desenvolver empatia, amizade e respeito uns pelos outros, "humanidade para com os outros". Inspirado no conceito Ubuntu: "uma pessoa é uma pessoa por causa das outras pessoas."

Material: papéis do mesmo tamanho que dê para todos; caneta ou lápis; cesto, sacola, caixa ou baú, CD ou celular ou mp3, aparelho de som ou caixa de som com *bluetooth*.

Como fazer: começar fazendo uma roda de ciranda, todos em círculo e de pé, dançar a canção sugerida e com os passos sugeridos (ver o vídeo antecipadamente). Sugestão: Grupo Palavra Cantada, música: *Roda Africana* ou *Minha Ciranda*, de Lia de Itamaracá (link nos anexos).

Depois da parte corporal por meio da ciranda, ir para a Roda Africana de conversa: continuar em círculo, sentados no chão. O facilitador distribuirá lápis e papel a cada um dos expressantes (ele também deve participar). Cada expressante (incluindo o facilitador) deverá escrever algo bom que gostaria que outros lhe dissessem. Todos escrevem sem identificar. Papéis iguais para todos. Colocar num cesto/sacola/caixa/baú. Misturar bem e depois cada expressante deve retirar um papel e ler em voz alta para o colega do lado. Repetir, depois de ler a frase: "O mundo é mais bonito porque você existe."

3ª parte – finalização: concluir com uma música ou dança específica para esse momento. Pode escolher anteriormente com todo o grupo, é importante que todos participem.

Sugestões: o refrão da música de Gonzaguinha: "O que é, o que é"; Chico César: "Respeitem meus cabelos, brancos" ou a música do Martinho da Vila: "Canta, canta, minha gente" (ver material anexo). É bom levar a letra da música impressa para os expressantes que saibam ler. Ouça a música com eles e depois cantem juntos, a dança pode ser livre ou de movimentos orientados. Caso não saibam ler ainda, coloque a música e dancem livremente. Como lembrancinha, pode ser uma *tag* ou plaquinha (modelo em anexo).

20

FLUINDO NO CAMINHO DO MEIO

Por meio das oficinas "Fluindo no caminho do meio" e com base no Conto "O fluir das águas", propõe-se aqui um chamado ao reconhecimento de que somos duais e que o caminho do meio, o equilíbrio e a temperança são os elementos essenciais e eficazes para a fluidez na vida.

LIGIA ZAMBAN

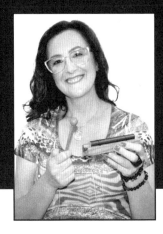

Ligia Zamban

Contatos
ligiahoradoconto@gmail.com
Instagram: @ligiazamban
Facebook: Ligia Zamban
48 99124 8514

A segunda filha de Rubens e Ednaide; irmã da Danusa, casada com Hildo e mãe de três meninos: Ramiro, Pedro Henrique e João Vitor (não nascido). Natural de São José dos Ausentes/RS e, atualmente, residente na cidade de Araranguá/SC. Ligia é professora do ensino fundamental I, especialista em Educação Infantil, contadora de histórias e apaixonada pelo poder transformador dos contos. Movida pelo seu dom de contar e encantar, pela sua missão de tocar o mundo por meio das histórias, formou-se em Contoterapia Sistêmica pelo Instituto Ipê Roxo, além de ser Reikiana e *Practitioner* de Barras de *Access Consciousness*. Consteladora sistêmica familiar em formação e facilitadora de Contoexpressão – educação emocional e terapia por meio dos contos. A autora honra, reconhece e agradece a força da ancestralidade.

O fluir das águas

*A virtude consiste em saber encontrar o
meio-termo entre dois extremos.*
Aristóteles

Lá estavam elas. Duas nuvens na imensidão do céu azul. Uma, tranquila, calma e flutuante. Uma linda e legítima nuvem Cirrus. Negava o atrito com as outras nuvens e gostava de ser inebriada pela noite. Amava a Lua e, por isso, vivia observando-a, tanto nos Oceanos abaixo quanto no céu acima. Tanto quanto apreciava a Lua, contrapunha-se ao Sol, por achar que ele era imponente demais. Nele, não havia fases, essa constância, força e rigidez a desagradava. Tinha medo de que a sua intensidade energética a fizesse dissipar. Somente as nuances e o envolvimento da energia lunar a completava. A outra nuvem, agitada, firme e cheia de energia, não fugia de atritos e, por isso, descarregava-se entre raios e trovões, uma poderosa Cumulonimbus. Percebia que a sua força vinha do Sol com suas Auroras. Ela o sentia até nos dias mais nublados. Amava a energia abundante da grande fonte, além de sua imponente presença. Não via mal no calor, sabia que aquilo era precioso e fundamental. Quando o Sol nascia, ela o acompanhava até o entardecer, depois esperava por ele, esperançosa, na promessa de um novo dia. Não conseguia encontrar nada de interessante na Lua, a qual lhe parecia fraca, instável e cheia de ciclos. Queria poder e energia, e queria instantaneamente, não tinha tempo para nuances ou idas e vindas, e apenas o Sol supria isso.

De alguma maneira, ambas, porém, cada qual no seu tempo, se encontram carregadas, condensadas e prontas para se transformarem em água e seguirem os seus destinos até o Grande Oceano.

A primeira Nuvem, tentando ir diretamente ao Oceano, acabou desviando-se e caindo no Rio. Sem demora, tentou seguir a corrente, porém, no afã de chegar rapidamente no Oceano, começou a golpear-se contra pedras e troncos. Sentindo-se vulnerável, percebeu que no chão a energia lunar não a atingia da mesma forma, e percebeu-se abandonada. Observou que no seu percurso a segurança não estava garantida e que havia sombras por toda a parte e, naquele momento, sentiu saudade da força do Sol e conheceu a parte escura da noite, recheada de solidão e fragilidade. Com o tempo, observando o grande salmão, que na água contornava os obstáculos e seguia em direção ao oceano, percebeu que golpear-se nas pedras, levantar-se e seguir em frente fazia parte do fluxo das águas. Só assim chegaria ao seu destino, em um percurso solitário, longo e necessário. A segunda Nuvem nem sequer pensou no Oceano. Queria mesmo cair no rio e, obstinada como era, desejava vencê-lo, como a cada ano faziam os imponentes dourados durante a Piracema. Porém, depois de tanto debater-se contra o fluxo do rio, sentiu-se derrotada, machucada, cansada e descontente. Com frio, em meio a Timbaúvas, Ipês e Figueiras, incomodava-se com a ausência do Sol. Na sua viagem, entendeu que não bastava somente ser forte, era necessário mudar, e a resposta foi adaptar-se; não só isso, foi compreender o fluxo da vida para chegar ao seu destino.

E foi assim que tanto a primeira como a segunda nuvem, cada qual em seu tempo, chegaram no Oceano e a ele se integraram. Lá, as duas entenderam que um dia nublado e uma noite de lua nova não trazem a mesma beleza do que um dia ensolarado e uma noite de lua cheia, porém, todos trazem a força invisível da completude. Já no Oceano, elas se encontraram e puderam contar uma para a outra todo o percurso que tiveram que enfrentar. Foi, então, que, juntas, agradeceram aos Astros, dizendo:

— De vocês recebemos o suficiente! Vocês são perfeitos para nós!

Finalmente, elas não se sentem mais feridas, incompletas ou frágeis, não rejeitam o dia ou à noite, o Sol ou a Lua. Agora, estão inteiras no Grande Oceano, tanto na maré baixa quanto na maré alta, mirando o Sol do nascente ao poente, e também a enigmática penumbra da noite junto à Lua, com todas as suas fases. Assim, da forma mais natural, em ciclos, elas estão prontas para uma nova jornada.

Oficinas
Fluindo no caminho do meio

Partindo da conceituação, destaca-se que a dualidade é uma característica de quem contém em si duas naturezas, duas substâncias ou dois princípios. O dualismo é um sistema que admite a coexistência de dois princípios eternos, necessários e opostos. O que é natural no mundo que vivemos, luz e sombra, dia e noite, quente e frio... Afinal, o que seria de um lado sem o outro?

Aqui propõe-se o desafio de identificar que tudo, absolutamente tudo, incluindo nós mesmos, somos formados por características duais. E somente ao aceitarmos esse cenário é que seremos inteiros, integrados.

Cabe aqui a linda reflexão de Jean Yves Leloup, em "Além da Luz e da Sombra":

"No coração da sombra existe a luz. E no coração da luz existe a sombra. A experiência do ser é a experiência do círculo que mantém os dois juntos. (...) Tornar-se adulto é passar da idade dos contrários para a idade do complementar, para um outro modo de olhar as coisas. (...) Se em vez de rejeitar ou negar alguns elementos de minha vida obscura, sou capaz de acolhê-los, tornar-me-ei mais inteiro."

A mensagem consiste em aceitar os dois lados, os opostos, pois não há como haver luz sem se comprometer em encarar a sombra.

Para que nos tornemos mais humanos, mais plenos, inteiros e integrados, precisamos de razão e emoção, de sentimentos positivos e negativos, de luz e sombra. Nosso desafio é conciliar os contrários. Equilíbrio!

Boa oficina a todos!

Habilidades desenvolvidas: olhar integrativo, paciência, coragem, observação, visão sistêmica, equilíbrio e tomada de consciência.

Tempo de duração: 1 hora.

Público: atividade grupal para adultos.

Oficina 1

Esta oficina tem por finalidade auxiliar os expressantes a desenvolverem o olhar integrativo, com ênfase na percepção própria, observando que na completude há fluidez e que o caminho do meio é a opção mais assertiva, a que traz mais leveza. Também desenvolverá a compreensão de que somos seres duais, e observar as nossas dualidades nos ajuda a crescer como pessoa.

1ª parte – momento da acolhida aos expressantes.

Material necessário: balões de duas cores distintas, que simbolicamente sejam vistas como opostas, por exemplo: Preto e Branco, Azul e Rosa. Um de cada cor para cada expressante.

Caso seja a primeira vez que este grupo compartilhe uma atividade, suge-re-se fazer a apresentação grupal (escolher uma atividade contida no capítulo de Dinâmicas de quebra-gelo). Posteriormente, instruir os expressantes a encherem os seus balões. Coloque a música *Leve e Suave*, de Lenine, e explique aos expressantes que eles devem mover-se sentindo a música e brincando com os balões. O objetivo é jogar os balões no ar e tentar fazer com que não caiam. Para isso, os participantes devem encontrar o equilíbrio no movimento corporal e nos momentos em que tocam um ou outro balão e, assim, evitar que eles caiam no chão.

2ª parte – quebra-cabeças: o facilitador deve preparar quebra-cabeças na quantidade de participantes. Para 20 participantes, deve criar 10 quebra-cabeças, já que cada um está formado de duas partes. Cada folha (que corresponde a um quebra cabeça) terá escrita duas palavras que representam opostos, como por exemplo: Noite/Dia, Verão/Inverno, Frio/Calor. De acordo com o modelo abaixo:

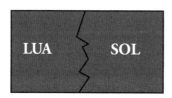

Neste momento da oficina, o facilitador deve dispor das peças, formando um círculo (com a palavra para baixo). Os participantes deverão sentar-se em círculo, cada um diante de uma peça. O número de folhas utilizadas dependerá do número de expressantes (caso seja necessário, o facilitador deve participar da dinâmica a fim de tornar o número de pessoas par).

Os expressantes serão orientados a sentar-se ao redor do círculo de quebra-cabeças, cada qual tendo acesso a uma peça do quebra-cabeça (metade de uma A4).

Importante: os expressantes não podem ver o que está escrito no quebra-cabeça até a orientação do facilitador.

3ª parte – contação: exposição do conto *O fluir das águas*

Colocar uma música de fundo com sons da natureza ou utilizar uma Fonte de Água decorativa (lembrando que esta precisa de acesso à tomada de luz para seu funcionamento) e fazer a leitura do conto.

Após o conto, deve-se fazer uma série de provocações filosóficas com o intuito de elucidar os conceitos abstratos da dualidade e da busca de equilíbrio. Recomenda-se ler as provocações e perguntar qual a relação que existe entre elas e o texto e fazer perguntas que conduzam os expressantes ao conhecimento da temática abordada (por exemplo: o que estas frases têm em comum entre elas e com o conto? O que é um meio termo? Se existe um meio termo é porque também existem duas partes opostas. Estão de acordo?).

Provocações: "A virtude consiste em saber encontrar o meio-termo entre dois extremos" (ARISTÓTELES).

"Uma ação virtuosa é a que se esquiva dos vícios, por falta de algo ou excesso de algo, e promove a ação prudente, capaz de levar à felicidade" (ARISTÓTELES).

"Como alcançar o arranjo correto entre o excesso e a ausência, entre o querer e o poder, entre as tensões yin e yang? Essa seria a justa medida, o modelo ético ideal para o verdadeiro educado" (CONFÚCIO).

4ª parte – com a música *Amigo do sol, amigo da lua*, de Benito di Paula, pede-se que os expressantes peguem a sua respectiva parte do quebra-cabeça. Leiam e assimilem a palavra escrita na peça e encontrem a parte que completa o seu quebra cabeça entre os outros participantes, em silêncio, acompanhando o ritmo da música.

Nesse momento, a dupla com as peças correspondentes fará a dinâmica de perguntas e respostas. Entregar a cada dupla uma folha com as seguintes perguntas escritas:

O que estas palavras significam para mim?
Percebo que somos duais?
Quais as minhas luzes e quais as minhas sombras?
Consigo olhar para minhas sombras assim como olho para a luz?
Que aspectos gostaria de ver integrados, equilibrados?
Como está o meu "caminho do meio"?

5ª parte – finalização: o facilitador dispõe as partes de mesma cor do quebra-cabeça de forma que um lado fique na direita da sala e outro, no lado esquerdo. Após isso, convida os expressantes ao meio da sala, estando entre os dois extremos dos quebra-cabeças. Finaliza, recitando a frase de Aristóteles: "A virtude consiste em saber encontrar o meio-termo entre dois extremos."

Oficina 2

Nesta segunda oficina, os expressantes serão convidados a perceber que, para navegar no barco da vida, precisam olhar para as suas sombras. Com luz e sombras integrados, estarão inteiros e, assim, poderão adentrar em mares ainda mais lindos e, só assim, poderão enfrentar as tempestades e desfrutar das calmarias, tendo o meio-termo, o equilíbrio, como norteador do seu agir.

1ª parte – momento de introspecção: música "um novo olhar", cover de Grazi Pacheco.

Os expressantes serão convidados a sentarem no chão, descalços, olhos fechados e ouvirem o convite que a música faz.

2ª parte – recontar: *O fluir das águas.*

Em uma roda de conversa, perceber o que fluiu, reverberou, e perceber quais os aspectos da vida que se deseja integrar. A integração consiste em entender em que pontos há excessos e/ou faltas e como lidar com isso. Tal atitude é a chave da oficina.

3ª parte – barquinho de papel (dobradura).

Material necessário: recipiente de vidro com água 30cm x 20cm, ½ de folhas A4, canetas e pedras pequenas (uma por expressante).

Cada expressante deverá fazer com o ½ da folha A4 um barquinho em dobradura. Em primeiro plano, é importante identificar qual aspecto desequilibrado da vida do expressante chama mais atenção. Por exemplo, o expressante acredita estar desequilibrado nos seguintes aspectos: submisso/autoritário – organizado/desorganizado etc. Tendo conhecimento disso, o expressante deve colocar tais aspectos, um de cada lado, no barquinho.

Em seguida, coloca-se o barquinho dentro do recipiente previamente cheio com água. Assim, utilizando-se de pequenas pedras, o expressante deve colocá-las do lado em que está escrito o aspecto em excesso.

A dinâmica do barco deve ser finalizada com a música *O mar ensina,* de REVERB.

Deixa-se os expressantes livres para interpretar a música e senti-la da forma que quiserem, seja dançando ou olhando para dentro de si.

4ª parte – avaliação final: em roda, abrimos a possibilidade para que os expressantes possam compartilhar o que aprenderam nessas duas oficinas. Partimos do pressuposto que as mudanças são internas e peculiares.

21

O SEMÁFORO DAS EMOÇÕES

Neste capítulo, trabalharemos o autoconhecimento, a autorregulação e a empatia. O conto base é "O semáforo de Salim". Perceberemos que algumas emoções são como o sinal vermelho em um trânsito: se insistirmos em avançar, podemos nos machucar ou machucar o outro.

CHRYS SANTOS

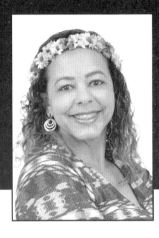

Chrys Santos

Contatos
chryscrystal@gmail.com
Instagram: @chryssantosoficial
YouTube: chryssantosoficial
73 98138 1765

Maria Cristina Dos Santos (Chrys Santos) é brasileira, baiana e ipiauense. Filha caçula de uma alagoana arretada, Maria da Solidade Santos, e de um sergipano encantador, Antonio José Dos Santos. Tem cinco irmãs e um irmão. Mãe da Nátalle, sua inspiração para ser uma pessoa melhor a cada dia. Tem como companheiro, Júnior Abreu. É servidora pública e contadora de histórias. Tem formação em Administração, Pedagogia, Letras Vernáculas e Literatura. Possui pós-graduação em Arte Na Educação: Dança, Música e Teatro, Contação de História e é facilitadora de Contoexpressão. Idealizadora do projeto "amor perfeito: reconhecendo emoções para viver melhor". Realiza oficinas de educação emocional em escolas públicas e privadas, centros de recuperação e igrejas. Em 2021, participou do projeto "Ouvindo histórias", com o apoio da Lei Aldir Blanc. Presença assídua em eventos como o Novembro Negro – UNEB, campus XXI.

O semáforo de Salim

> *Quando eu digo controlar emoções, me refiro às emoções realmente estressantes e incapacitantes. Sentir emoções é o que torna a nossa vida rica.*
> Daniel Goleman

Seus olhos viviam sorrindo, brilhavam como vagalumes no meio da noite. O menino adorava aventuras e desafios. Corajoso e destemido, assim era Salim. Subia e descia em árvores sem temor algum, como se fosse o próprio menino da selva. No pique-esconde, realizava-se: entrava em portais mágicos ou ficava invisível e ninguém o encontrava. Seu Samir, pai de Salim, trabalhava em uma fábrica automobilística. O filho dizia aos amigos que seu pai era um mago poderoso que colocava 1.600 cavalos dentro do motor de um carro e transformava-o em um foguete veloz.

Salim e sua prima Cristal, seu primo Téo e seu amiguinho preferido, o Kadu, adoravam correr pelo quintal, imaginando que eles eram os carros mais velozes do mundo. Brincavam alegremente sem ver o tempo passar. Dona Aurora, mãe de Salim, vez por outra, aparecia com um sorriso e uma bandeja de doces nas mãos. Todos amavam aquele momento, pois os quitutes eram deliciosos, as crianças falavam que ela era a melhor cozinheira do mundo. Sempre que a família se reunia, a mãe de Salim recheava a mesa com comidas saborosas e aproveitava para contar histórias de sua infância para a criançada. A tia Samira, a vovó Nádia, os primos Téo e Cristal e o amigo Kadu não faltavam. O menino se sentia realmente especial e amado por todos. Em uma dessas reuniões, a mãe de Salim passou mal e foi levada às pressas para o hospital, mas logo se recuperou. Tempos depois, já estavam reunidos novamente, dona Aurora surgiu com um baú nas mãos, e disse em tom de suspense:

— Tenho um segredo para contar, ele está guardado neste baú, porém, perdi a chave e preciso da ajuda de todos para encontrá-la.

As crianças, ao ouvirem isso, imaginaram que se tratava de algum tesouro. Daí em diante, foi um rebuliço só e enquanto procuravam, dona Aurora ficava de longe só dando dicas.

— Está frio! Agora está esquentando...

Depois de algum tempo de procura, Salim encontrou a chave. Fizeram a maior algazarra e correram para ver o que tinha dentro do baú misterioso. Quando Salim abriu, todos ficaram surpresos ao vê-lo tirar de dentro uma imagem em preto e branco.

— Mamãe, onde está o tesouro? – disse Salim. — Isso aí é um mapa? Vamos ter que continuar procurando? Ele está borrado, não dá para ver nada!

— Calma, meu amor, vou lhe explicar. Essa é a primeira fotografia de seu irmãozinho, logo, logo, ele estará entre nós e você vai brincar com ele.

Salim arregalou os olhos, olhou novamente para a imagem, e começou a saltar de alegria dizendo:

— Iupe!!! Vou ter um irmãozinho!

O tempo passou rapidamente e logo a criança nasceu. No começo, Salim estava muito feliz com a chegada do irmãozinho, porém, começou a notar que as atenções agora eram para o recém-nascido. Toda vez que ele pedia para a mãe brincar com ele ou que contasse alguma história, ela dizia que não tinha tempo, pois tinha que cuidar do nenê. Para piorar ainda mais a situação, o pai parou de jogar bola com ele, como sempre fazia depois que chegava do trabalho.

O menino começou a notar que, agora, os pais não tinham mais tempo para ele. Salim sentia que seus sentimentos estavam confusos, ora gostava de ter um irmão, ora não gostava. Parecia outra criança, os seus olhos não brilhavam como antes e irritava-se por qualquer coisa.

Um dia, seu Samir consertou um dos carrinhos preferidos de Salim. Para comemorar, foram à sorveteria. Enquanto tomavam o sorvete, o garoto brincava, lançando o carrinho para o pai, que retribuía o gesto. Seu Samir falou que, em breve, ele iria brincar com o irmão também. Neste momento, Salim apertou o carrinho entre as mãos, abaixou os olhos e seu rosto enrubesceu.

— Filho, sei o que você está sentindo, pois seu semáforo acabou de ficar vermelho. Você sabia que as pessoas têm um semáforo?

Salim olhou para o pai, com os ouvidos atentos, curioso para saber essa história de semáforo. Então, o pai continuou.

— O semáforo das pessoas é bem parecido com o do trânsito e é preciso prestar atenção para evitar acidentes. Por exemplo, se o semáforo ficar só na cor vermelha e insistirmos em avançar, podemos nos machucar ou machucar alguém. O segredo para descobrir em qual cor está é observando as nossas emoções diante de algumas situações.

— E tem mais – continuou —, se percebermos que o semáforo está com algum problema, precisamos "parar", "respirar fundo" e "contar para alguém" o que causou o problema e como nos sentimos para que ele volte a funcionar normalmente.

Salim estava começando a entender. Então, ele respirou fundo algumas vezes e falou:

— Sinto um vazio no meu peito que dói muito, papai. Isso acontece toda vez que você e a mamãe estão com meu irmão. Me deixa irritado e com muita raiva.

Seu Samir compreendeu o quanto a chegada do bebê abalou Salim, pois ele estava com medo de perder seu lugar na família. Então, abraçou o filho com muito amor e disse:

— Salim, você continua sendo nosso filho amado e querido, um tesouro precioso de Deus para nossa família, assim como seu irmão. Ele veio para ser teu companheiro de brincadeiras e aventuras. Nunca se esqueça, sua mãe e eu amamos igualmente vocês dois.

A volta para casa foi tranquila, já se notava de longe que os olhos daquele piloto veloz voltaram a brilhar.

Oficinas
O semáforo das emoções

Habilidades desenvolvidas: autoconhecimento, autorregulação e empatia.
Tempo de duração: 1 hora em cada oficina.
Público: crianças, adolescentes e adultos (grupal ou individual).

Oficina 1

Nesta primeira oficina, os expressantes compartilharão com o grupo as atividades que mais lhes dão prazer e as que não gostam de realizar, buscando perceber quais sinais o corpo apresenta quando essas emoções surgem, que podem ser percebidos por quem sente e por quem observa. O objetivo é perceber que essas emoções são comuns em todos e que tem um motivo para existirem, devendo, portanto, ser acolhidas e expressadas de forma equilibrada.

1ª parte – dinâmica de quebra-gelo: sugestão de música "Faz cara de que?", da artista: Coração Palpita(https://youtu.be/-4vhdshUAjU). Todos de pé, formar um círculo com o grupo ou individual, e realizar as ações que a canção sugere de forma bem expressiva. Repetir a música duas vezes ou mais, se necessário.

2ª parte – conectar os expressantes com os símbolos tratados no conto.
1. Apresentar aos expressantes um (baú, caixa ou saco) fechado, contendo vários *emojis* diferentes (raiva, tristeza, alegria, nojo, etc.), e um semáforo sem as cores no lugar, feito com cartolina ou de feltro e com carinhas autocolantes. O facilitador deve fazer suspense sobre o conteúdo, instigando os expressantes a adivinhar o que tem dentro.
2. Depois ir tirando cada *emoji*, um de cada vez, e perguntar qual emoção ele está demonstrando. Por último, tirar o semáforo e perguntar o que eles acham daquele semáforo. Ao responderem que faltam as cores, perguntar o que significa cada cor.
3. Perguntar: vocês sabiam que as pessoas também têm um semáforo bem parecido com o do trânsito? Colar as cores que estão faltando no semáforo das emoções e explicar o que significa cada uma delas. Ler a frase "Algumas emoções são como o sinal vermelho em um trânsito: se insistirmos em avançar, podemos nos machucar ou machucar o outro".

3ª parte – hora da contação: *O semáforo de Salim*, conto criado por Maria Cristina dos Santos (Chrys Santos) especialmente para esta oficina. Contar o conto e não o explicar. Depois, fazer perguntas para despertar a compreensão sobre o texto.

Sugestão: quem gostou do conto? O que você entendeu sobre o conto? Como Salim se sentiu quando soube que ia ter um irmãozinho? Por que Salim começou a mudar de comportamento depois que o irmão nasceu? Você já sentiu ciúmes, raiva ou um vazio no coração como Salim? O que você fez para se sentir melhor? Alguém o ajudou?

4ª parte – atividade expressiva: como está o teu semáforo?
Material necessário: dado das emoções, feito de caixa de papelão, contendo em cada parte um *emoji* com as seguintes emoções: raiva, medo, alegria, nojo, tristeza e em uma das partes um círculo sem expressão com uma interrogação no meio. O semáforo com as carinhas autocolantes. E, seis (06) cartas feitas com cartolina contendo as seguintes perguntas:
1. Em que situação sinto essa emoção?

2. Como meu corpo fica quando sinto essa emoção?
3. O que posso fazer para lidar melhor com essa emoção?
4. Você já viu o semáforo de outra pessoa com essa emoção? Como você percebeu?
5. Você gosta de sentir essa emoção? Por quê?
6. Faça uma pergunta para alguém do grupo.

Como fazer:

1 Cada expressante deverá lançar o dado e verificar a emoção que sair. Em seguida colar no semáforo qual cor aquela emoção acende em seu semáforo e escolher uma das seis cartas que contém uma pergunta para responder.

2. Se, ao jogar o dado, o lado revelado for o da interrogação, o expressante deverá citar outra emoção que não está no dado e realizar as atividades subsequentes.

3. Caso não queira responder à pergunta, esta deve ser lançada para o grupo e aquele que responder primeiro poderá jogar o dado.

4. Sugestão de adaptação: Caso considere difícil fazer o semáforo, pode deixar exposto três círculos nas cores (vermelho, amarelo e verde) e solicitar que indique a cor que representa emoção no semáforo pessoal.

5ª parte – finalização: brincadeira "O semáforo musical".

Como fazer: colocar uma música para os participantes começarem a dançar. Assim que o facilitador for mostrando as cores do semáforo, as pessoas vão agindo de acordo com as instruções abaixo:

Sinal verde: siga dançando;

Sinal amarelo: fique atento, a música irá parar;

Sinal vermelho: a música parou, você deve parar de dançar e ficar em "modo estátua, expressando uma emoção".

E assim segue a brincadeira.

Oficina 2

Nesta segunda oficina, os expressantes compreenderão a importância de identificar as emoções nas outras pessoas para desenvolver empatia, evitar conflitos e construir relacionamentos mais afetivos.

1ª parte – dinâmica de quebra-gelo: sugestão: mímicas. Formar duplas, pedir para cada expressante escolher três *emojis* representando emoções. Em seguida, fazer uma mímica que representa a emoção escolhida. O outro participante deve adivinhar qual é o sentimento ou emoção que está sendo compartilhada naquele momento.

2ª parte – ponte entre oficinas:
1. Relembrar o que foi feito na semana anterior.
2. Perguntar quais emoções eles sentiram com mais frequência durante a semana, como eles identificaram esse tipo de emoção no corpo e o que fizeram para gerir de modo adequado a emoção sentida.
3. O facilitador dará continuidade, citando a metáfora: "Algumas emoções são como o sinal vermelho em um trânsito: se insistirmos em avançar, podemos nos machucar ou machucar o outro".
4. Em seguida, apresentará uma situação hipotética no trânsito que se encontra no material anexo.
5. Ao finalizar, pedir que os participantes comentem sobre o que acharam da história.

3ª parte – relembrar o conto por meio de uma contação coletiva e dinâmica: em círculo, o facilitador pede que um dos participantes comece a contar a história assim que ele levantar o sinal verde. Todos devem ficar atentos à narrativa do colega, pois a qualquer momento o facilitador erguerá o sinal amarelo, indicando que o próximo participante deverá dar sequência a história. Caso pule alguma parte da narrativa, o facilitador deve levantar o sinal vermelho e solicitar que o grupo ajude o colega a recordar, dando continuidade à narrativa até a conclusão. Nesse conto, podemos perceber que a personagem principal sente que seus sentimentos estavam confusos, ora gostava de ter um irmão, ora não gostava. Que emoções foram despertadas em Salim para que ele se sentisse desse jeito? Como ele demonstrou no corpo uma dessas emoções? O que você faria para ajudar Salim a encontrar o equilíbrio emocional novamente? Você já sentiu que suas emoções estavam confusas em algum momento?

4ª parte – atividade expressiva: marcação de vencedor. Material necessário: marcadores previamente cortados conforme modelo no material anexo; canetas, lápis de cor ou giz de cera.

Como fazer:
1. Dividir os participantes em duplas.
2. Entregar os marcadores a cada participante.
3. No círculo vermelho, todos devem responder à seguinte pergunta: qual emoção me tira do controle com mais frequência e em quais situações?

4. Após responderem, as duplas devem trocar entre si os marcadores, e responder dentro do círculo amarelo: O que posso fazer para gerir melhor essa emoção?

5. Ao final, cada participante recebe de volta o seu marcador para pintar os sinais nas cores correspondentes e comenta sobre a experiência.

5ª parte – finalização: roda de conversa sobre a letra da música e avaliação sobre as oficinas e o que levam deste momento. Música: *O sol e a lua* (Antonio Pinto e Taciana Barros).

Entregar uma lembrancinha ao grupo que remeta à oficina. Pode ser um semáforo feito de EVA ou feltro no formato de chaveirinho ou o que o facilitador achar apropriado.

22

EXPRESSANDO-SE COM ASSERTIVIDADE E DESENVOLVENDO SENTIMENTOS DE EMPATIA E GRATIDÃO

Neste capítulo, apresento duas oficinas, as quais têm por objetivo despertar nos participantes a compreensão da importância de expressar-se com assertividade, bem como de desenvolver sentimentos de empatia e gratidão, a fim de contribuir para o bem-estar individual e para a harmonia nos relacionamentos com as outras pessoas.

MARIA HELENA LOBÃO

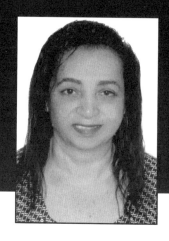

Maria Helena Lobão

Contatos
lobaomariahelena@gmail.com
31 99464 5237

Natural de João Monlevade/MG, reside em Belo Horizonte/MG desde 1985. Possui pós-graduação em Gestão de Pessoas pela Faculdade Única de Ipatinga (2021) e graduação em Psicologia pela Pontifícia Universidade Católica de Minas Gerais (2005). Concluiu os seguintes cursos de formação ou especialização: Psicoterapia Vincular Dialética: de Freud a Bion – uma viagem epistemológica, pela Faculdade de Medicina da UFMG (2013); *Practitioner*, pelo Instituto Nacional de Excelência Humana – INEXH (2015); *Professional & Self Coaching*, pelo Instituto Brasileiro de Coaching - IBC (2015); Constelações Familiares com Bonecos, pelo Instituto Marusa Constelações Familiares (2016) e Terapia Familiar, pelo Instituto de Terapia Familiar (2020). Coautora nas obras, *Contos que curam: oficinas de educação emocional por meio de contos* (2019), *Momento zero* (2020) e *Otimizando relações* (2021), publicadas pela Literare Books.

Os bichos que estavam insatisfeitos uns com os outros

> *E amor é algo que damos de presente. Nós nos damos de maneiras individuais. (...)*
> *Outra forma de nos doarmos tem a ver com a maneira como recebemos a mensagem do outro. É um presente recebê-la com empatia, conectando-nos com aquilo que está vivo na outra pessoa, sem qualquer julgamento.*
> Marshall Rosenberg

Era uma vez uma floresta cheia de plantas e animais. Um dia, algo terrível aconteceu: um terremoto atingiu o lugar, abrindo uma grande fenda, que o dividiu em duas partes, uma bem pequena, que passou a ser chamada de Pequena Floresta, e outra bem grande, que passou a ser chamada de Grande Floresta.

Os estragos causados pelo terremoto deixaram os animais da Pequena Floresta tão assustados, que eles viviam com o coração acelerado e os olhos arregalados, com medo de que outro terremoto acontecesse. Foi, então, que um grupo de animais, formado pelo Gorila, o Javali, o Esquilo, a Lebre e o Grilo, decidiu se unir. Juntos podiam defender-se dos perigos e apoiar-se mutuamente.

Como o Gorila já estava bem idoso e tinha dificuldade para andar, o Javali se dispôs a buscar água para ele, enquanto o Esquilo e a Lebre procuravam folhas de árvores para sua alimentação.

No começo, tudo corria bem, como o deslizar tranquilo das águas em um riacho. Porém, com o passar do tempo, os animais começaram a se queixar uns dos outros, mas, em vez de reclamar diretamente com o animal que os irritava ou incomodava, eles reclamavam com outros animais.

A coruja, que vivia voando entre as duas partes da floresta, ao observar a constante insatisfação daqueles animais, sentiu um aperto no seu coração e resolveu intervir. Aproveitou que estavam todos reunidos, aproximou-se e disse:

— Boa tarde, amigos! Sobrevoando este lado da floresta, tenho observado que já faz um tempo que vocês perderam a leveza da amizade. Antes se ajudavam com alegria, porém, agora os vejo com a cara fechada e com o corpo pesado, como se estivessem carregando um enorme fardo.

Todos concordaram com a Coruja e o Gorila decidiu expor a sua queixa:

— O Esquilo e a Lebre trazem folhas para eu me alimentar. Mas as que a Lebre traz, muitas vezes, são velhas e secas, enquanto as folhas trazidas pelo Esquilo são novas e frescas. Outra coisa que me incomoda é que o Javali traz tantos frutos que acabam apodrecendo e o cheiro é horrível e difícil de suportar. Também me incomoda muito a cantoria do Grilo. Não dá para dormir com esse barulho estridente e desafinado!

O Javali disse que o canto do Grilo também atrapalhava o seu sono, mas achava o Gorila muito exigente e mal-humorado, nada estava bom para ele. Após ouvir as reclamações, a Coruja perguntou o que cada um poderia fazer para que as queixas diminuíssem e a convivência entre eles melhorasse. O Javali foi o primeiro a responder, dizendo que iria diminuir a quantidade de frutas que coletava na floresta.

— Eu não sabia que o meu canto incomodava tanto – disse o Grilo — e até pensava que vocês gostassem de me ouvir cantar. Se pudesse, mudaria o meu canto, mas faz parte da minha natureza cantar desse jeito. O que posso fazer é cantar mais baixo ou afastar-me um pouco para não incomodá-los.

O Esquilo, de quem ninguém havia reclamado, contou que buscar folhas novas e frescas para o Gorila o deixava muito cansado. Além disso, ele também necessitava buscar frutos para alimentar-se e estava construindo um novo ninho, pois o anterior já estava muito velho. Concluiu, dizendo que queria continuar ajudando, mas que necessitava se cuidar também.

A Lebre disse que não tinha a mesma habilidade do Esquilo para subir em árvores e, por isso, tinha dificuldade em encontrar folhas novas e frescas. Disse também que todos os dias ela ia até a Grande Floresta para treinar corrida junto com outras lebres, porque queria participar de um concurso de corrida que haveria por lá. Porém, ficaria mais atenta ao procurar folhas para o Gorila e colheria as melhores que encontrasse.

Os outros animais nem ouviram direito o que a Lebre disse por último, de tão surpresos que ficaram ao saber que ela havia se aventurado a atravessar a enorme fenda e chegar até a Grande Floresta. Apesar do desejo que tinham de conhecer aquele lugar, nenhum deles teve a ousadia de realizar tão grande proeza. Apenas a Lebre teve a coragem de fazê-lo.

Já refeitos da surpresa, os animais dirigiram sua atenção para o Gorila, que falou:

— Tudo o que vocês disseram tocou o meu coração. Eu reconheço que sou muito exigente. Daqui pra frente, vou procurar ser mais tolerante e compreensivo com vocês, meus amigos. Sou muito grato pelo que vocês fazem por mim.

Ao escutar o Gorila, todos ficaram boquiabertos, pois era a primeira vez que ele falava de forma tão amável.

Então, a Coruja disse:

— Parece que vocês já estão se entendendo. Desse modo, vou voltar para minha casa.

Assim, encerrou-se aquele encontro e todos saíram mais alegres e mais aliviados, como se um grande peso tivesse sido tirado de suas costas. A sensação que tinham agora é a de estarem flutuando, de tão leves que estavam se sentindo! E o mais importante é que cada um passou a enxergar o outro com um novo olhar: um olhar de respeito e admiração. Todos compreenderam que cada um deles era um ser único, diferente dos demais, e isso despertava neles maior sensibilidade e maior curiosidade em conhecer o outro, com seus defeitos e seus limites, mas também com suas habilidades, seus talentos e suas virtudes.

Oficinas
Expressando-se com assertividade e desenvolvendo sentimentos de empatia e gratidão

- **Habilidades desenvolvidas:** empatia, assertividade e gratidão.
- **Tempo de duração:** 1 hora em cada oficina.
- **Público:** adolescentes e adultos (grupal, com pelo menos 6 participantes).

Oficina 1

Nesta primeira oficina, os expressantes vivenciarão os sentimentos e comportamentos dos personagens do conto.

1ª parte – dinâmica 05: apresentação com objeto.

2ª parte – conectar os expressantes com o significado das palavras "empatia", "assertividade" e "gratidão".

1. O facilitador pergunta se eles sabem o que significa a palavra "empatia". Após ouvir as respostas, pergunta se eles sabem o que significa a palavra "assertividade". Por último, pergunta o que significa a palavra "gratidão".
2. O facilitador acolhe as respostas e, se necessário, as complementa.

3ª parte – hora da contação: contar o conto sem explicá-lo. Depois, fazer perguntas para despertar a compreensão sobre o texto. Sugestão: Vocês se identificaram com algum personagem? Com qual deles? Por quê? Na opinião de vocês, qual personagem foi mais empático? Qual foi mais assertivo? Por que vocês acham que os animais não expressaram antes as suas insatisfações e dificuldades? Vocês têm dificuldade de dizer "não" quando alguém pede um favor e é custoso para vocês atendê-lo? Vocês acham que a gratidão também foi abordada no conto? Em que parte do conto?

4ª parte – atividade expressiva: colocando-me no lugar do personagem
1. O facilitador proporá ao grupo que façam uma encenação do conto. Se o número de expressantes for maior do que o número de personagens, o facilitador pergunta quem deseja participar da encenação e, em seguida, qual personagem cada um quer representar.
2. O facilitador, que também poderá ser o narrador do conto, entrega a cada um dos personagens o texto com o conto e uma máscara do animal que está sendo representado.
3. Em seguida, solicita que eles acompanhem o desenrolar da narrativa e leiam ou improvisem as falas de seu personagem.
4. Antes da encenação, o facilitador distribui uma folha de papel A4 para cada um dos demais expressantes e solicita que registrem as sensações, lembranças e sentimentos que surgirem durante a encenação.

5ª parte – finalização: roda de conversa e avaliação.
O facilitador convida os expressantes a se sentarem nas cadeiras, formando um semicírculo. Em seguida, pergunta aos que participaram da encenação como se sentiram ao representar o personagem e em que momento ocorreram esses sentimentos e sensações. Após ouvir as respostas, o facilitador pergunta aos demais expressantes como eles se sentiram e em que momento da encenação ocorreram as sensações e emoções neles despertadas. Em seguida, pergunta a todos quais características eles observaram em cada personagem: antes, durante e após a reunião mediada pela Coruja. Perguntar o que eles levam consigo após a oficina.

Oficina 2

Nesta segunda oficina, os expressantes identificarão quais dificuldades eles têm quanto a serem empáticos, assertivos e gratos pelo que recebem do outro.

1ª parte - dinâmica 06: relembrar os nomes.

2ª parte – ponte entre oficinas:
1. Relembrar o que foi feito na semana anterior.
2. Perguntar se alguém gostaria de dizer se ocorreu alguma situação durante a semana que o remeteu à vivência ou à lembrança dos temas abordados na oficina anterior. Perguntar se querem tirar alguma dúvida.

3ª parte – a escuridão e a vela: metáfora que ajudará a compreender a importância de expressarmos para os outros aquilo que sentimos e também de enxergarmos as suas necessidades, sendo empáticos com eles. Nesta etapa, o facilitador deverá estar de posse do material preparado por ele antes da realização da oficina, cuja confecção e modo de apresentação são explicados nos seguintes vídeos: "Lanterna de papel que ilumina de verdade" (https://www.youtube.com/watch?v= NNtrGwwUqzw); "Como fazer tela mágica" (https://www.youtube.com/watch?v= WW9vDCMMnkQ) e "Linterna Mágica de Papel" (craftologia.com). Porém, no lugar da lanterna, deverá ser desenhada uma vela, cuja chama não poderá ser colorida.

Metáfora – a escuridão e a vela: o facilitador diz: "Vamos imaginar que alguém o convide para passar o final de semana em sua casa de campo, onde tudo é muito rústico e não tem energia elétrica. Você nunca foi lá antes e chega de noite. O dono da casa o recebe naquela escuridão e o leva até a porta do quarto onde você deverá acomodar a sua bagagem e depois dormir. Como você nunca foi lá, você não sabe o tamanho do quarto e nem o que tem dentro dele. Você não sabe onde fica a cama nem o armário. Talvez você até esbarre na cadeira que está diante da cômoda. Imaginem que essa folha que tenho nas mãos é o quarto (mostra a folha negra aos expressantes). Nesta folha negra, está desenhado um quarto com os seus móveis. Vocês são capazes de dizer onde está cada móvel? (incitar os expressantes a responder). De repente, o dono da casa aparece com uma vela acesa (introduzir a vela entre a capa plástica e o papel). Agora, você consegue enxergar o quarto e os móveis que estão dentro dele?

Agora, imagine que os móveis são sentimentos, opiniões, o que alegra ou incomoda você. Tudo está dentro de você, e como o dono da casa, que conhece o quarto ainda que o ambiente esteja escuro, só você conhece cada coisa que sente ou pensa. Diga-me, como as pessoas com quem você convive podem conhecer o que está dentro de você para não esbarrar com essas coisas? (Conduzir os expressantes, por meio de perguntas, a compreender que a vela representa a expressão verbal daquilo que pensamos ou sentimos). E, caso você seja o visitante, como pode conhecer o que se passa dentro do outro? (Conduzir os expressantes, por meio de perguntas que devem responder, a compreender o seguinte: do mesmo modo, se eu tenho dificuldade em entender as necessidades do outro, posso conversar com ele e perguntar quais são as suas necessidades, os seus desejos e os seus interesses, de forma que eu fique sensibilizado e sempre os leve em consideração, contribuindo, assim, para que tenhamos um relacionamento mais harmonioso e saudável)."

4ª parte – utilizando um mural ou quadro, o facilitador descreve algumas situações, como nos exemplos a seguir, ou solicita aos participantes que proponham uma situação pela qual passam. Todos terão a oportunidade de dar uma resposta empática e assertiva à situação, propondo diversas formas de resolver o problema. Assim, o grupo verá que há muitas formas de ver a mesma situação ou solucionar um problema. Exemplos de situações que poderão ser descritas pelo facilitador:

1. Seu colega costuma pegar algo seu sem pedir e isso incomoda você, porém, até o momento, não disse nada e, por isso, está a ponto de explodir.
2. Você sente que o seu amigo está incomodado com algo, mas não lhe diz nada.
3. Alguém lhe prometeu algo e não cumpriu. Você se sente incomodado e pensa em dar uma "bronca" na pessoa por isso.
4. Pense em outras situações do dia a dia que sejam difíceis de enfrentar (algum problema de comunicação com os pais, forma como alguém fala ou trata você; no colégio com os companheiros; no trabalho; alguém que lhe pede muitos favores, etc.).

Obs.: Em oficinas aplicadas de forma individual, pode-se entregar ao expressante uma folha com as situações descritas acima, solicitando a ele que, aplicando o que aprendeu, crie frases assertivas e empáticas para expressar-se.

5ª parte – finalização: roda de conversa e avaliação.

O facilitador convida os participantes a dizerem se gostaram das atividades realizadas e o que aprenderam com elas. Ao final, solicita que cada um diga uma palavra que sintetize esse aprendizado e o que levam dali para aplicar na sua vida, no dia a dia.

23

LIDANDO COM PERDAS POR MEIO DE MEMÓRIAS AFETIVAS

Neste capítulo, por meio do conto "Mag e Nólia", proponho duas oficinas nas quais os expressantes irão compreender que as emoções vividas em momentos de perda de familiares, emprego, de um bicho de estimação, de relacionamentos etc., podem deixar memórias que provocam uma resposta emocional e estas podem ser agradáveis de sentir ou não. Também perceberão que é saudável acolher o que se sente e que ressignificar e cultivar boas memórias poderá trazer novo significado para a vida.

MARIA VILELA GEORGE

Maria Vilela George

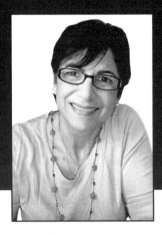

Contatos
www.metodolumen.com
metodolumen@gmail.com
Instagram: @metodolumen
Facebook: Maria Vilela George
Spotify: Dona Joaninha-Histórias para dormir by Maria Villela George

Psicóloga brasileira vivendo nos Estados Unidos desde 2001, também é autora de livros voltados às emoções, com leitores ao redor do mundo, entre eles, *O laço que virou abraço,* já publicado em cinco idiomas. Coordenadora e coautora do livro *Sinto o que conto, contos que sinto*, e por ser considerado um *case* de sucesso no trabalho cooperativo entre mulheres na pandemia de 2020, é parte da antologia *Elas na liderança*. Participante de várias antologias com o tema "emoções". Pós-graduada em Recursos Humanos e Marketing Internacional. Especialista em *Contoexpressão*, *Mindfulness* para Currículo Escolar e Eneagrama. Idealizadora e instrutora da metodologia Método Lumen para educadores, e criadora dos jogos "Lumen Kids – descobrindo as emoções" e "Lumen – reescrevendo sua história". Idealizadora do *podcast* Dona Joaninha – histórias para dormir. Membro da AILE - Academia Itaunense de Letras. Trabalhou por mais de 30 anos em organizações públicas e privadas e foi docente na cadeira de graduação e pós-graduação em Psicologia Organizacional na Universidade São Francisco-SP e na Rede Anhanguera de Ensino. Voluntária em programas educacionais nos Estados Unidos.

Mag e Nólia

Quando penso em você, fecho os olhos de saudade.
Cecília Meireles

Muitos e muitos anos atrás, antes dos prédios e carros existirem, quem passava pela rua de paralelepípedos, lá no Vilarejo dos Pássaros, logo avistava uma casa com janelas e portas azuis, com telhado tão vermelho que parecia um morango gigante! Mas o que chamava atenção naquela casa era uma árvore carregada de flores, plantada no jardim.

— Que árvore será essa? – perguntavam.

— Ela é a Nólia! – uma voz fininha logo respondia lá de dentro da casa.

Era a voz da Margarete, uma menina pequena que passava horas admirando sua amiga, que, para ela, era a mais bonita do mundo. A árvore era uma magnólia, que, na primavera, com suas grandes flores brancas, perfumava o bairro, convidando as abelhas e beija-flores para a festa de aromas.

Quando as pessoas queriam encontrar a casa da Mag, ela logo dizia toda orgulhosa:

— É a casa com uma árvore gigante na frente!

Um dia, Mag pediu para o pai fazer um balanço no braço mais forte da amiga e ele fez. A criançada da rua fazia fila para balançar. Nólia, às vezes, ficava cansada, mas não reclamava; ela adorava ver a alegria da sua melhor amiga.

Entre Mag e Nólia existia uma amizade tão grande, que podiam conversar. Isso mesmo! A Nólia falava com a Mag, algo que ninguém podia explicar, mas que era totalmente verdade.

O bairro de Mag começou a crescer e surgiram mais moradores. A sua mãe disse que os novos vizinhos não gostavam de plantas, especialmente de folhas de árvores em seus quintais.

Quando a menina chegou da escola, percebeu que Nólia estava com as folhas murchas e, apesar da ventania, elas não dançavam como sempre.

— Nólia, o que você tem?

A árvore gaguejou, pois havia prometido para a amiga que nunca ia esconder nada dela. Mas ela tinha um segredo que não poderia revelar porque sabia que machucaria muito o coração da menina.

— Ah, nada, uns esquilos ficaram brincando a noite toda e não me deixaram dormir – respondeu Nólia.

— Tá bom. Vou buscar um pouco de água para você.

— Obrigada, Mag, por sempre cuidar de mim.

Não passou muito tempo, Mag percebeu que as folhas da Nólia começaram a cair. Quando o vento batia, elas espalhavam-se por todo lado.

— Filha, recolha as folhas da Nólia. Lembra que elas não podem cair no quintal do vizinho! – alertou a mãe. Mais do que depressa, Mag pegou a vassoura e foi correndo limpar. Na manhã seguinte, ao passar pela árvore, a menina notou algo diferente na amiga.

— Mag, eu tenho algo para te contar que está me deixando bem triste, mas estava me preparando para essa conversa.

Nesta hora, o vento bateu e as folhas voaram e foram parar no quintal do vizinho. O homem abriu a porta, olhou para a menina, que estava catando as folhas que voavam de um lado pro outro, e disse:

— Ainda bem que os dias dessa árvore sujona estão contados!

— O que o senhor quer dizer com isso? – pergunta a menina, com toda coragem do mundo.

— Ah, essa árvore é grande demais para o seu quintal. Ela terá que ser ARRANCADA! – gritou o homem com os olhos arregalados.

Mag ficou congelada, igual uma estátua. Seu coração parecia que tinha parado de bater e as lágrimas despencavam dos olhos, que nem as gotas da chuva quando caem do céu.

O vizinho ficou ali na porta e, por um momento, seu coração amoleceu quando viu a menina abraçando a grande árvore.

A mãe, vendo a cena, levou a filha para dentro de casa. Mag foi para seu quarto e ficou encolhida na cama até a noite chegar.

— Mag, o jantar está pronto – disse a mãe.

A menina não respondeu nada. Seus olhos estavam ardendo de tanto chorar. A mãe foi até o quarto e com todo amor, disse para a filha:

— Mag, você ficou sabendo que a Nólia não poderá mais ficar aqui no nosso jardim?

— Sim, mamãe, mas eu não posso ficar sem minha amiga. Só de pensar nisso, minha barriga dói, até meu coração está doendo.

— Sabe, Mag, um dia plantamos uma sementinha e, depois de um tempo, ela nasceu e foi crescendo, crescendo. Ela conheceu muita coisa e fez grandes amigos. A vida é assim para todos os seres vivos, incluindo as árvores. Mas, olha, existe um bosque onde não tem nenhuma árvore tão grande como a Nólia. Lá ela terá espaço para crescer ainda mais e dar oportunidade para muitos bichinhos ter uma casa. Você acha importante isso? – perguntou a mãe.

— Sim, quero que a Nólia se sinta bem. Mas e eu, como ficarei? Estou com muita raiva de tudo isso, mamãe. Não quero mais ter nenhum amigo. Sei que eles vão me deixar, igual a Nólia....

Neste instante, a menina ouviu uma voz que falou baixinho no seu ouvido:

— Estarei com você para sempre! – A menina reconheceu a voz. Era a Nólia!

Mag enxugou os olhos, saiu correndo para fora e falou para a amiga que já estava quase sem nenhuma folha:

— Como você vai ficar comigo? Você vai mudar.

— Estaremos juntas na nossa memória, Mag. Quando a gente sentir saudades, basta fechar os olhos e lembrar das aventuras que tivemos juntas! E nós tivemos muitas histórias juntas, não é? – perguntou a árvore, amorosa.

Com a voz meio soluçando, Mag respondeu:

— Isso é verdade... Sabe, Nólia, minha mãe disse que você está sofrendo muito sem ter espaço para crescer. Mas eu não quero que você vá embora. Por que tem que ser assim? Minha mãe me falou do bosque para onde você vai. Será que lá você ficará bem? Vão te dar carinho e água?

— Ah, Mag, tenho certeza de que ficarei muito bem. Sim, terei saudades de você, mas é só fechar os olhos e pronto, estaremos juntas!

Alguns dias depois, Nólia mudou-se para um grande bosque e vive feliz ao lado de outras árvores e muitos animais. Mag, hoje, já tem outras plantas e uma árvore no quintal da frente da sua casa. E, perto dessa árvore, com lindas flores brancas e perfumadas, tem uma placa que diz: "Aqui já morou uma árvore gigante, a minha melhor amiga." e, fechando os olhos, ela sente o perfume das flores da amiga ali, pertinho dela.

Oficinas
Lidando com a perda por meio das memórias afetivas

Habilidades desenvolvidas: consciência e regulação das emoções nas perdas, gratidão, esperança, compaixão, empatia.
Tempo de duração: 1 hora em cada oficina.
Público: crianças, adolescentes e adultos (presencial, online ou híbrido).
Atenção: No QR code o material de apoio e explicação ilustrada desta oficina.

Oficina 1

Nesta oficina, os expressantes irão se conectar ludicamente com as emoções contidas em suas memórias afetivas. Para validá-las e acolhê-las, o facilitador explicará que não há emoções boas ou más, mas emoções agradáveis e outras não tão agradáveis de sentir; que podemos lidar com as memórias e expressar as emoções nelas contidas de forma apropriada.

1ª parte – dinâmica 20: elemento da natureza.

2ª parte: conectar os expressantes com os símbolos trazidos no conto para que tenham uma compreensão mais ampla da importância de validar as emoções contidas nas memórias afetivas.

1. Mostrar a foto de duas árvores: uma florida e outra com galhos secos. O facilitador diz: Quem pode me dizer o que é uma memória afetiva? (se não souberem, explicar e exemplificar). Agora gostaria de saber quais memórias afetivas vocês guardam (anotar o que falarem - será usado a seguir).
2. Mostrar foto das duas árvores.
3. Dizer: Vamos imaginar que a árvore florida são nossas memórias afetivas "positivas" e esta aqui, toda seca, as memórias afetivas "negativas". Em que árvore vocês colocariam cada uma dessas memórias (repetir as frases que falaram).
4. Será que essa árvore seca deixaria de existir se não olhássemos para ela? Será que podemos fazer sumir de vez ou ignorar as emoções das nossas memórias? Isso nos faria bem?

3ª parte – hora da contação: "Mag e Nólia", conto criado por Maria Vilela George, especialmente para esta oficina. O facilitador deverá contar o conto e não explicá-lo. Depois, fazer perguntas para despertar a compreensão sobre o texto. Sugestões: Quem gostou do conto? Por quê? Quem não gostou? Por quê? Qual personagem você gostaria de ser? Qual mensagem este conto deixou para você? Por que a Mag não queria deixar a amiga ir embora? Você já teve alguém que tenha ido embora para sempre?

4ª parte – atividade expressiva: "Memórias deixadas em mim".

Reconhecer e ressignificar emoções e sentimentos nas memórias afetivas.

Material necessário: uma cartolina (branca, de preferência) dobrada ao meio; lápis, borracha, caneta e material para pintar (lápis de cor; de cera; canetinhas, etc).

Como fazer:

1. Cada expressante receberá uma cartolina dobrada ao meio (nesta oficina, utilizarão um lado e o outro, no próximo encontro).

2. Pedir que escrevam no topo da cartolina: "Memórias afetivas deixadas em mim".

3. Desenhar uma árvore com vários galhos grossos. Com uma linha, dividir a árvore ao meio.

4. De um lado, em cada galho da árvore, escrever cinco memórias afetivas e os sentimentos que elas provocam (raiva, tristeza, alegria, medo, afeto). Exemplo: "Tristeza: morte do avô" "Raiva: mudei de escola", "Medo: perdi meu emprego", "Feliz: terminei meus estudos".

5. Olhando para cada uma das memórias e sentimentos, usar as perguntas para refletir: O que essa memória deixou em mim? Como eu manifesto minhas emoções vindas dessa memória? Como me sinto com relação a quem deixou essas memórias em mim?

6. Na outra parte da árvore, para cada memória, desenhe uma flor com o miolo e pétalas grandes.

7. Trace uma linha que vai da memória até a flor.

8. No centro de cada flor, escreva a memória e nomeie a emoção sentida (ex.:Tristeza: morte do avô; Raiva: Demitido).

9. Em cada uma das pétalas da flor, escreva algo especial sobre a pessoa ou como aquela situação difícil te ajudou a ser uma pessoa melhor ou trouxe aprendizados positivos. (Ex.: o avô contava histórias, te fazia rir, dava conselhos; Perda emprego: aprendeu outra profissão). Quem desejar, colorir os desenhos.

5ª parte – finalização: roda de conversa e avaliação.
Cada expressante deverá ter a sua criação diante de si. Aquele que queira, pode expressar como se sentiu durante a atividade ou que aprendeu com ela. Deixar uma palavra do que leva deste trabalho.

Oficina 2

Nesta oficina, os expressantes se conscientizarão de que podem escolher que tipo de memórias afetivas querem deixar por onde passam. Possibilitando vivenciar a compaixão para consigo mesmo e a empatia pelos outros.

1ª parte – ponte entre oficinas: 1. relembrar o que foi feito na semana anterior; 2. perguntar se alguém gostaria de expressar como agiu com relação às memórias afetivas (agradáveis e desagradáveis) ou fazer alguma pergunta.

2ª parte – folhas em branco: metáfora que ajudará a compreender e conscientizar-se do tipo de memórias que deixamos por onde passamos. Utilizar duas folhas de papel sulfite.

1. Pedir um ajudante: "Por favor, amasse bem essa folha. Ótimo, agora desamasse-a e deixe-a como esta (mostrar a folha lisinha)."
2. "Há semelhança entre essas folhas e as memórias afetivas?"
3. "Cada amassado desse pode ser uma memória de dor, saudade, tristeza, alegria ou afeto. Elas deixam marcas. Para lembrar quais as memórias que quero deixar em alguém, posso olhar para os sentimentos que tenho em certas situações e criar uma maneira para escolher "amassar ou deixar a folha lisinha". Respirar fundo já pode me dar esse tempo para avaliar como quero agir."

3ª parte – relembrando o conto: pedir para que alguém comece a contar o conto e passar a vez para outra pessoa. O facilitador pode ajudar com perguntas (alguém lembra o que aconteceu depois? O que ela respondeu? O que ele fez então?). Que memórias cada um dos personagens deixou? Abrir espaço e interagir com perguntas ou comentários.

**4ª parte – atividade expressiva: "Memórias afetivas que eu deixo".
Material necessário:**
1. Utilizar a outra parte da cartolina da semana anterior, lápis, borracha, caneta, material para pintar (lápis de cor; de cera; canetinhas etc), cola, flores em papel branco (recortadas 6cm x 6cm).

2. Cada um escreve no topo da cartolina "Memórias afetivas que eu deixo" e desenha uma árvore com a silhueta de uma grande copa.

3. Distribuir as flores de papel e deixar outras sobre a mesa para que os expressantes possam pegar. Pedir para que pintem as flores.

4. Em cada flor, escrever uma virtude ou qualidade sua, um comportamento, um jeito de pensar ou agir (que você goste ou não).

5. Decore sua árvore com as flores.

6. Olhando para cada flor, refletir: Que memória afetiva deixarei com esta virtude, comportamento, jeito de pensar ou de agir? Fará diferença na vida das pessoas? Me agrada deixar este tipo de memória? Por quê?

7. Para as memórias que te parecem não agradáveis, anote a ação que tomará para deixar uma boa memória na vida das pessoas.

8. Ao final, perguntar: Há alguma pessoa que você gostaria de enviar uma flor com agradecimento por uma memória afetiva deixada em você, ou com um pedido de desculpas ou perdão? Pegue a flor, escreva sua mensagem e entregue para essa pessoa, pessoalmente ou em pensamento.

5ª parte – finalização: roda de conversa e avaliação.

Avaliar grupalmente o que aprenderam durante as oficinas e o que levam deste momento.

Ao final, para as atividades presenciais, o facilitador poderá distribuir um saquinho com sementes de flores para os participantes plantarem e enviarem fotos quando as sementes florescerem.

24

CUIDANDO DO LUGAR
QUE AMAMOS

O conto "O Bosque de Lórin" promove afeto pelo lugar onde vivemos e o cuidado com a natureza. Trabalha a capacidade de imaginação, desperta a atenção, os sentidos, a coragem, a empatia pelos outros seres vivos, o autoconhecimento, pertencimento e consciência plena. Utiliza imaginação como criadora de soluções para desafios, material natural para brincar, e desenvolve noções de localização. Alternativa ao uso excessivo de telas.

NILCEIA BIANCHINI

Nilceia Bianchini

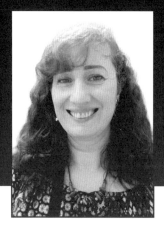

Contatos
nilbia@gmail.com
LinkedIn: Nilceia Bianchini
Instagram: @nilceiabianchini

Geógrafa pela USP há 20 anos, pós-graduada em Geotecnologias pelo SENAC e Líder Inteligente para Cidades Inteligentes pelo Instituto *Smart Citizen*. A maternidade em 2012 aflorou o interesse por autoconhecimento e pelo universo infantil que estavam adormecidos. Realizou formação em *Coaching* pelo Instituto Bruno Juliani e *Kid Coaching* pelo ICIJ-Instituto de Crescimento Infantojuvenil. Tornou-se contadora de histórias com a Tia Tati e Livia Alencar e participou de vários cursos na área de educação ambiental. Encontrou, na formação em Contoexpressão com Claudine Bernardes, o caminho perfeito para trabalhar harmoniosamente esses conhecimentos variados. Dedica parte do tempo a trabalhos voluntários, que vão desde oficinas de educação emocional e ambiental para crianças até aulas de geografia em cursinho comunitário para jovens. Sempre que possível, aplica *coaching* informal para auxiliar crianças e jovens no interesse pelos estudos e no despertar para construir um futuro sustentável.

O Bosque de Lórin

> *À medida que ficamos mais próximos da natureza,*
> *descobrimos que o tema de nosso estudo não é realmente*
> *a natureza, mas sim a vida e a natureza que está em nós.*
> Joseph Cornell

Era uma vez, uma elfa chamada Lórin, que frequentava um singelo bosque no reino de Indriz. Era pequeno, mas tinha árvores, arbustos e plantas de várias cores e tamanhos. Ela amava tanto este lugar que não entendia como mais ninguém se interessava em visitá-lo.

Certo dia, Lórin estava na estrada a caminho do bosque quando viu o mago Rakzás do reino rochoso de Atietáni, que passou amaldiçoando as árvores e os animais, desejando que eles jamais existissem. A elfa, entristecida pelo que viu, chegou no bosque chorando e nem conversou com as árvores, como de costume. Ao sentirem sua tristeza, os pássaros puseram-se a cantar e as árvores, a dançar, provocando assim, uma chuva de flores e folhas coloridas. Tanta bondade e beleza alegraram o coração de Lórin que, emocionada e agradecida, transformou as lágrimas que escorriam pela sua face em vários cristais. Colocou-os no chão e eles emitiram raios de luz azul que iluminaram o bosque inteiro. A elfa, então, batizou o bosque com seu próprio nome e concluiu o encantamento, dizendo:

— A partir de agora, quando o Bosque de Lórin se sentir só, os cristais se transformarão em lindas borboletas azuis que voarão até os viajantes para atraí-los ao bosque. Assim, ele será conhecido e amado por muitos que virão aqui para descansar, acalmar os pensamentos e alegrar seus corações.

Os anos se passaram e o Bosque de Lórin era muito procurado por pássaros que vinham fazer seus ninhos nas árvores, pois sentiam que ali havia proteção e alimento, como insetos e minhocas. Eles brindavam os muitos visitantes do bosque, com seus cantos, que enchiam de encanto todos os corações.

As crianças amavam correr por entre as árvores, subindo nelas e em um pequeno barranco que servia de escorregador natural, onde escorregavam sentadas na terra vermelha. Ah, essa terra vermelha...

— Os adultos dizem que dá muito trabalho lavar as nossas roupas! – disse Mel, uma das crianças que frequentava o bosque, para uma senhora sentada que olhava as crianças brincando. Mel corria para subir no barranco e depois escorregar.

— A roupa é o de menos! Importante mesmo é brincar neste bosque tão lindo! – respondeu a mulher, com um grande sorriso.

Caio, o melhor amigo de Mel, disse:

— Aqui é nosso quintal!

— Ei! Um dia na clareira, nós construímos uma pequena cabana com galhos, folhas e flores que encontramos pelo chão! – relatou Léo, irmão de Mel, que procurava joaninhas com sua lente de aumento.

Alguns jovens ouviam os pássaros cantando e os procuravam entre as árvores. Adultos conversavam entre si e contemplavam o pôr-do-sol alaranjado no horizonte. E os dias corriam assim naquele bosque. Crianças, jovens e adultos iam ali para descansar e apreciar as maravilhas que a natureza daquele lugar oferecia a cada um. Diziam que quando alguém estava triste ou magoado, era só ir lá e logo depois se sentia revigorado e com alegria de viver. Parecia mágica!

Mas em Atietáni, Rakzás, aquele mago sombrio que odiava árvores e tinha uma rocha cinzenta no lugar do coração, elaborava um plano. Ele desejava que tudo fosse como era no seu reino, cercado de rochedos imensos onde a luz do sol quase não chegava e os rios eram negros e viscosos. Decidiu frequentar o Bosque de Lórin, mostrando-se simpático e cumprimentando todos que encontrava. Promoveu festas e banquetes no bosque e, assim, todos passaram a gostar e confiar muito nele.

Depois de algum tempo, seguindo o seu plano funesto, Rakzás começou a lançar ideias que se alojavam na mente das pessoas, como: "O bosque está feio e deve ser melhorado", "as árvores atraem insetos". E, como não podia ver a alegria das crianças brincando com a terra vermelha, também disse:

— Esse barranco é muito perigoso, seria melhor construir um muro ao redor para evitar problemas. E, para deixar tudo mais bonito e seguro, podemos colocar um tapete de borracha e um castelo de plástico no centro do bosque, só precisa cortar algumas árvores!

Então, em uma noite, o mago reuniu alguns adultos no bosque e, com sua magia sombria, convenceu-os a firmarem o acordo para começar a obra em cinco dias. Terminada a reunião, Rakzás levantou os braços e festejou:

— Aqui finalmente será como eu desejo!

No dia seguinte, as crianças, que nem sabiam da reunião da noite anterior, foram até o bosque, como sempre. Mas eis que algo muito estranho havia acontecido. Estava tudo cinza, parecendo uma foto antiga. Não havia nem vento, nem cantar de pássaros, nem insetos nem minhocas, nem joaninhas ou formigas. As crianças sentiram uma tristeza imensa.

— O que aconteceu? – disse Mel.

— O Bosque está morto! – gritou Caio.

Leo correu desesperado pelo bosque sem vida e, no meio da clareira, percebeu algumas pedras azuis cintilantes no chão, que nunca tinha visto antes. Gritou, chamando Caio e Mel para verem também. Ao se aproximarem, um brilho intenso quase os cegou. Assim que reabriram os olhos, viram se aproximar uma menina usando um manto amarelo com detalhes azuis iguais aos cristais, que lhes falou com uma voz suave:

— Olá, crianças, sou Lórin, a guardiã do bosque. O mago Rakzás hipnotizou os adultos e destruirá o bosque em cinco dias. Ao saber das intenções malignas do mago, o bosque se entristeceu e ficou muito doente, perdendo a sua cor. Mas ele ainda não está morto! Existe uma chance de salvá-lo! Vocês devem encontrar o baú que contém a fórmula mágica para vencer o mago Rakzás. Eis aqui um pergaminho que contém um mapa, em que estão todas as instruções para encontrá-lo. Porém, temos pouco tempo, busquem ajuda, enviando cópias deste mapa às pessoas valentes que aceitem enfrentar este grande desafio!

Dito isto, a guardiã desapareceu.

Leo, Caio e Mel não perderam tempo, fizeram muitas cópias do mapa e enviaram a muitas pessoas, conhecidas e desconhecidas. Será que eles conseguirão encontrar o baú e salvar o Bosque de Lórin?

Oficina
Cuidando do lugar que amamos

Habilidades desenvolvidas: consciência espacial, criatividade, trabalho em equipe, raciocínio e imaginação, pertencimento e cuidado. Pode ser feito em salas ou em algum parque para potencializar as atividades em contato direto com a natureza.

Tempo de duração: 2 horas.

Público: crianças de 6 a 10 anos. Pode ser adaptada para pré-adolescentes, adolescentes e adultos, (dupla ou grupos).

Atenção: busque no código QR o material de apoio e a explicação ilustrada desta oficina.

Nesta oficina, os expressantes tomarão consciência de que têm uma missão de resgatar a saúde de um lugar repleto de natureza. A oficina consiste em ler um mapa que terá desafios a serem superados para chegarem ao baú onde encontrarão a revelação de um segredo e a fórmula mágica para vencer o mago e suas maldades contra a natureza.

1ª parte: conectar os expressantes com os símbolos tratados no conto para que tenham uma compreensão mais ampla sobre o lugar descrito no conto e os tipos de brincadeiras que se fazia no bosque, relacionando-os com as que realizam na escola, em casa ou na praça do bairro.

O facilitador deve fazer as seguintes perguntas: Quem sabe me dizer o que é um bosque? Quais outros lugares se parecem com um bosque? Há lugares como esse perto de onde vocês moram ou estudam? Quais brincadeiras e atividades podem ser feitas pelas pessoas em um lugar como o bosque? E quais animais podem se beneficiar em um bosque? Quais pessoas podem se divertir em um bosque? Quais experiências os humanos podem ter em um bosque? O que de ruim pode acontecer a um bosque?

2ª parte – hora da contação: "O Bosque de Lórin", inspirado em fatos reais presenciados pela autora, acrescidos de elementos fantásticos, resultou neste conto original. Atenção para contar o conto e não explicá-lo. Depois, fazer perguntas para despertar a compreensão sobre o texto. Sugestão: Quem gostou do conto? Se você fosse um personagem, qual seria? O que você entendeu sobre o conto? Por que a elfa tinha essa forte ligação com o bosque? Você já sentiu essa ligação com algum lugar que visitou ou frequenta? O que aconteceu para o bosque ficar doente? Conhecem alguém que se parece com o mago, que fazia banquetes e agradava os frequentadores do bosque?

3ª parte – atividade expressiva: receber o mapa e as instruções para solucionar desafios (instruções detalhadas no material de apoio).

Material necessário: o mapa impresso, cartolinas, *post-its* ou quadrados de papéis com fita adesiva, folhas de sulfite brancas e, se possível, também folhas coloridas, lápis, borrachas, cola líquida ou bastão, prendedores de roupas de madeira, barbante, plantas, folhas, flores variadas, galhos e sementes encontrados nas praças ou jardins, coletados previamente para serem usados na oficina. Atenção para coletar os que já estão caídos no chão, não arrancar das árvores e plantas. Sementes de plantas para serem plantadas em pequenos vasos, mas uma boa e simples opção é usar feijões no copo e algodão, que têm crescimento rápido e podem ser observados diariamente após o término da oficina.

Como fazer: o facilitador deve ler previamente as instruções do jogo para conduzir a jornada (detalhes no material de apoio).

4ª parte – conclusão da jornada de desafios realizada por meio do mapa com a conquista do baú e descoberta dos itens mágicos.

Finalizado o jogo e encontrado o baú, descobrem-se três pergaminhos dentro do baú (que estão no material de apoio):

- Pergaminho número 1: contém carta, revelando o Segredo de Rakzás.
- Pergaminho número 2: contém explicação da fórmula mágica para desfazer o mal praticado por Rakzás.
- Pergaminho número 3: contém a resposta final sobre o sucesso da missão.

O Segredo de Rakzás será lido pelo facilitador, que, em seguida, fará algumas perguntas, como por exemplo: O que pensam sobre esses fatos que aconteceram com o mago quando ele era criança? Ele poderia ter agido diferente? Se vocês estivessem com Rakzás quando ele era criança, o que vocês poderiam fazer para ele?

Eis um resumo do Segredo de Rakzás!

Quando criança, o príncipe desejava muito entrar em uma floresta que existia ao lado do Palácio onde morava. Mas o rei e a rainha, que eram seus pais, orientados pelos conselheiros do reino o proibiram de entrar lá, pois consideravam que o jovem príncipe não deveria se expor a perigos. A única coisa que o pequeno príncipe podia fazer era olhar a floresta pela janela do seu quarto e observar os pássaros que sobrevoavam as imensas árvores, sentir o cheiro de terra molhada quando chovia e ver alguns outros pequenos animais que entravam e saíam da floresta.

Certa manhã, o príncipe acordou com um forte barulho de serras, máquinas e explosões. Correu para a janela e viu a floresta sendo devastada e viu alguns animais fugindo como podiam. Durante alguns dias, ele acompanhou a construção de uma calçada imensa de cimento no chão sobre a grama e algumas colunas de pedras coloridas ocuparem o lugar das árvores. Sua tristeza foi ficando tão imensa ao ver aquilo, seu coração doía tanto que ele não suportava mais. Desejou, então, que seu coração se tornasse uma rocha para nunca mais sofrer. E assim aconteceu, Rakzás, a partir daquele dia, não teve mais sentimentos e também deixou de amar a natureza.

Em seguida, será lida a Fórmula Mágica. Esta apresenta três novos desafios que envolvem relembrar o conto "O Bosque de Lórin", relembrar a trajetória de desafios vivenciadas no mapa e o que aprenderam com essa jornada no mapa e, por fim, a elaboração de um desenho de como gostariam que fosse um lugar para brincarem ao ar livre e quais brincadeiras mais gostam de fazer quando estão em espaços abertos (instruções detalhadas no material de apoio).

Concluída a execução da Fórmula Mágica, ler a resposta final existente no pergaminho 3, informando sobre o sucesso da missão, parabenizando a coragem e a honra dos participantes. Informando também que, assim que abriram o baú, Rakzás percebeu que jovens nobres e valentes descobriram o seu segredo e estavam começando a realizar a Fórmula Mágica. Neste momento, o mago ficou paralisado, conseguindo apenas assistir a tudo por meio de seu espelho mágico. Todas as lembranças relatadas pelos participantes foram desfazendo a rocha que havia no coração do mago, então, ele desejou amar a natureza e ser tão corajoso e nobre quanto aqueles que haviam salvado o Bosque de Lórin e transformado o seu coração.

5ª parte – finalização: roda de conversa e avaliação.

Avaliar grupalmente o que aprenderam durante a oficina e o que levam deste momento. Recomenda-se presentear o grupo com uma lembrancinha. No material de apoio está disponível um certificado e um poema que podem ser presenteados aos participantes.

25

AUTORRESGATE
SEU OLHAR PARA SI ILUMINA SUA CAMINHADA

Quando falamos de inteligência emocional, falamos da capacidade de compreendermos e acolhermos nossas emoções e da habilidade de regulação destas. Este capítulo nos instiga a compreender como agimos e pensamos a partir das emoções que vivenciamos em relação a nós mesmos e na relação com o outro. A partir do conto "Edu, o elefante, e o Festival de Sutilezas", vamos fazer uma autoanálise de como recebemos o comportamento do outro e de como nos sentimos a partir dele.

POTYRA NAJARA

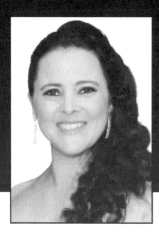

Potyra Najara
DRT: 000831/02

Contatos
Instagram: @potyranajara
Facebook: Potyra Najara

Coautora e consultora literária desta obra, é atriz, escritora, circense, contadora de histórias, produtora cultural e palestrante. Fundadora da NOVA Cia. de Teatro, é professora de teatro e de habilidades circenses. Participou como atriz em mais de 40 espetáculos entre teatro e circo, publicou três livros solo e este é seu quarto livro como coautora, incluído o best-seller *Contos que curam*. Graduada em Artes Cênicas. Especialista em contação de histórias e literatura infantojuvenil. Especialista em Arte, Educação e Terapia. Especialista em Conciliação e Mediação de Conflitos. Certificada pela MasterMind Treinamento de Liderança e Alta Performance. Mestra em Contoexpressão: "Contos e Fábulas como ferramentas psicoeducativas e terapêuticas", pelo Instituto IASE em Valença, Espanha. É confreira na Academia de Letras do Brasil – ALB - Seccional/ Suíça. Premiada com a Medalha de Haia como Guardiã da Arte e da Cultura. Foi diretora do Teatro Municipal Bruno Nitz e é contadora de histórias oficial do projeto Ônibus de Histórias "Conta pra Mim" em Balneário Camboriú/SC.

Edu, o elefante, e o Festival de Sutilezas

Se você vê beleza aqui, não significa que há beleza em mim, significa que há beleza enraizada tão fundo em você que é impossível não ver beleza em tudo
Rupi Kaur

O elefantinho Edu tinha apenas oito meses, um filhote, mas claro que como elefante que era, parecia ter muito mais idade do que realmente tinha. Ele era muito obediente e participativo, sempre ajudava sua mãe e seu pai nas tarefas de casa. Ele não saia para brincar antes de fazer sua cama, varrer a casa e tirar o pó de tudo com sua tromba muito eficiente. O elefantinho caminhava pesado por ter que carregar todo o seu belo corpão e também por sentir-se cansado das tarefas que fazia em casa. A cada passo pesado e cansado, Edu produzia um barulhão batendo com a pata no chão, levantando um vento que fazia voar as folhas em volta e tudo mais que tivesse por perto.

Um dia, quando saiu para brincar na floresta com seus amigos, aconteceu algo muito diferente. Ele estava fazendo seu trajeto pela floresta, onde sabia que encontraria seus amigos, quando chegou perto de onde estavam brincando os filhotes de leão, viu que todos olharam para ele com uma cara chateada e foram embora. O elefante olhou pra lá, olhou pra cá e não viu mais nenhum filhote de leão ali por perto. Continuou caminhando e chegou aonde estavam os filhotes de zebra brincando, todos olharam para ele com uma cara chateada e sumiram dali. O elefante olhou para os lados e não viu mais nenhum filhote de zebra.

Continuou caminhando e chegou aonde estavam os filhotes de macaco, que brincavam cheios de alegria. De repente, todos olharam para Edu com uma cara chateada e foram embora. O elefante olhou para um lado, olhou para o outro e não viu mais nenhum filhote de macaco e eles eram os seus melhores amigos. Muito triste e sem entender nada, Edu, o elefante filhote, parou onde estava e chorou. Nunca havia se sentido tão desprezado e solitário. Ele chorou tanto que até o carreiro de formigas que passava por ali teve que fazer das folhas verdes um barquinho para sair remando das poças de lágrimas que ele fez nascer. Então, Edu decidiu voltar para casa, tomar um chá com torradas e dormir para esquecer o que havia acontecido. Ao chegar em casa, com seu passo pesado e cansado, a mãe logo gritou:

— Meu filho, por que não está no Festival de Sutilezas com seus amigos?

"Festival de Sutilezas? Do que minha mãe está falando", pensou o elefante.

— Que Festival é esse, mamãe? – ele perguntou.

— O novo Festival que lançaram na floresta, meu filho, anunciaram na última aula do senhor Gorila, que você faltou porque era seu aniversário. Ninguém te avisou?

Foi então que o filhote contou tudo o que tinha acontecido e de como seus amigos se chatearam com ele e foram embora sem mesmo dizerem o porquê. Bastou um telefonema da mamãe elefanta para o senhor Gorila, organizador do Festival, para que tudo pudesse se esclarecer. O sr. Gorila e os amigos de Edu logo chegaram em frente à casa dele e começaram a explicar, quem falou primeiro foram os leõezinhos:

— Para o Festival de Sutilezas, nós decidimos fazer um castelo com cartas de baralho, que são leves e sutis, mas quando você deu o seu passo pesado, voou tudo pelos ares e nós corremos para buscar mais cartas para não perder a competição.

Logo depois, falaram os filhotes de zebra:

— Nós pegamos dentes-de-leão para assoprar, essa era a nossa prova na competição. Mas quando você deu seu passo pesado, o vento veio e despetalou tudo e nós saímos correndo para buscar mais e continuar na disputa.

E, por fim, explicaram-se os amigos macacos:

— Nós resolvemos equilibrar bebês borboletas em nosso nariz, cada um estava com uma, mas quando você veio com seu passo pesado e cansado, elas voaram de uma só vez e tivemos que correr atrás delas para continuarmos participando do Festival.

E o sr. Gorila completou:

— Ninguém te contou nada porque o prêmio para o vencedor do Festival de Sutilezas era passar um dia inteiro com você no parque de diversões para comemorar o seu aniversário, já que não te viram na aula. Como você é um amigo gentil, amável e cheio de sutilezas, foi o que eles decidiram fazer, por isso deram este nome ao festival.

O elefantinho ficou tão emocionado com tudo que ouviu que correu para cumprimentar os amigos, cada passo pesado era um salto que os amigos davam do chão. Com tudo esclarecido, o sr. Gorila decidiu que todos iriam juntos ao parque e a diversão na floresta seria geral. Edu, o elefante, andava elegante e fazia um barulho estonteante e, sem querer, fazia o chão tremer. Mas todos sabiam que ele era de muitas sutilezas, sempre colhia uma flor para dar a alguém que estava triste, ajudava os animais mais velhos a atravessarem de uma árvore a outra para não correrem perigo, jorrava água da sua tromba quando os amigos sentiam muito calor, carregava nas costas os animais menores quando brincavam muito longe de casa. Por tudo isso é que resolveram fazer o festival em sua homenagem. No caminho para o parque de diversões, o elefante olhava pra lá, olhava pra cá, e todos os lados estavam cheios de amigos, amigos de verdade, que o amavam de uma maneira tão intensa e sutil que nem ele mesmo podia imaginar.

Oficinas
Autorresgate: seu olhar para si ilumina sua caminhada

Esta oficina tem o objetivo de servir como instrumento para trabalhar o autorresgate. Por meio do conto, despertar a criança interior e resgatar emoções e sentimentos que serão elaborados no decorrer da oficina. Este processo vai nos encaminhar a um resgate de uma narrativa interna mais amável e acolhedora.

Habilidades desenvolvidas: autoimagem, autovalor, autoamor, autoestima, autorresgate, autonomia emocional.

Tempo de duração: 1 hora em cada oficina.

Público: crianças, adolescentes e adultos (grupo ou individual).

Atenção: para que os objetivos desta oficina sejam alcançados, é imprescindível que sejam utilizadas as partes que constam no material de apoio, disponível no código QR.

Materiais: para as participantes, bloco ou caderneta e caneta.

Oficina 1

1ª parte – dinâmica 21: apresentação (nome + qualidade).

2ª parte – contação: *Edu, o elefante, e o Festival de Sutilezas.*

Após o conto, a facilitadora compartilha perguntas com as expressantes, deixando um espaço aberto para quem tiver vontade de se expressar.

1. O elefante Edu tinha amigos?
2. Ele se sentia amado?
3. Ele era realmente amado?
4. Como estava a autoimagem de Edu?
5. Edu estava percebendo suas emoções com clareza?
6. Por que amigos fizeram para Edu um evento chamado Festival de Sutilezas?
7. Você se identifica com a situação de Edu?

3ª parte – atividade didática: a caminho do seu autorresgate.

As perguntas realizadas podem ser respondidas pelas participantes apenas mentalmente, podem também anotar se tiverem necessidade. Este processo será executado para gerar memórias e reflexões sobre experiências vivenciadas pelas interlocutoras ao longo da vida. A facilitadora deve ler o trecho referente à história e, em seguida, realizar as perguntas:

a) O Edu vai até onde estão seus amigos e entende que não querem falar com ele, que o rejeitam, e chora. Chora muito, fica triste e não sabe o que fazer.

Como se sente em relação ao tratamento das outras pessoas para com você? Esta sensação tem razão de ser ou você a cria na sua mente, sem saber de fato o que a pessoa falou a seu respeito? Como você reage?

b) O Elefante se sentiu abandonado e, com isso, ficou arrasado. Mas, na verdade, os amigos o amavam tanto que estavam fazendo um festival em sua homenagem. Todos viam apenas as suas qualidades, mas ele não percebeu.

Como você se vê? Quem é a (seu nome)? Quanto o olhar do outro interfere em quem você é? Qual sua real intenção ao fazer algo para as pessoas à sua volta, é uma obrigação ou um desejo natural? Você tem se respeitado? Você tem olhado à sua volta para buscar compreender o entorno?

4ª parte – atividade sensorial: depois desta reflexão, a facilitadora convida cada expressante a escrever uma carta para si do que gostaria de ouvir naquele momento. Durante dez minutos, ela vai escrever uma carta com palavras positivas, de afirmação e de acolhimento. Escrever em segunda pessoa, por ex.: "Vim falar que és uma pessoa maravilhosa, teu brilho irradia por onde passas, mesmo que alguém não veja teu valor, sabes que és preciosa, etc".

Quando finalizarem as cartas, a facilitadora pede para que se juntem em duplas. Na dupla, terá a participante número 1 e a número 2. A número 1 vai pegar a carta que escreveu e vai ler em voz alta para a participante número 2 e esta vai receber as palavras direcionadas a si. Depois disso, a expressante número 2 lê a carta que escreveu para a participante número 1. Após, elas podem se acolher em um abraço generoso e gentil.

Na sequência, a facilitadora convida as expressantes a fazerem uma automassagem: instruções de como fazer disponíveis no material anexo.

5ª parte – devolutiva do grupo

A facilitadora abre este espaço para as participantes compartilharem suas sensações, emoções e experiências, do que vivenciaram durante a oficina, para relatarem seu processo de **autorresgate**. Para selar a oficina, a facilitadora deve ler essas poesias de Rupi Kaur, do livro *Outros jeitos de usar a boca*. Se desejar, pode ler também outras frases que entenda relevantes para esse processo:

"Se você não é o suficiente para você mesma, você nunca será o suficiente para outra pessoa."

"Você precisa ter vontade de passar o resto da vida, antes de tudo, com você."

"Qual é o maior aprendizado de uma mulher? É que desde o primeiro dia ela já tem tudo o que precisa em si mesma, mas o mundo a convenceu de que não tinha."

Oficina 2

Esta oficina deve ser aplicada após a primeira oficina deste capítulo, para que as participantes experimentem um mergulho mais profundo em seu autorresgate. A base para este processo segue sendo o conto "Edu, o elefante, e o Festival de Sutilezas".

Materiais: para as participantes, bloco ou caderneta, e caneta.

Para a facilitadora, capacete, mosquetão, cinturão de segurança e corda.

Esses elementos podem ser levados pela facilitadora, bem como, apenas imagens individuais deles impressas, com tamanho mínimo de uma folha A4.

1ª parte – nesta oficina, o quebra-gelo precisa ser, impreterivelmente, a dinâmica 22: pantomima literária.

2ª parte – atividade didática: por meio das perguntas abaixo, buscaremos provocar reflexões profundas nas participantes:

Fala da ministrante: "Agora vamos falar de você, por você mesma. Há quanto tempo você não faz algo realmente para você como mulher? Comprar um frasco do seu perfume favorito? Passar a manhã no quarto relaxando, aproveitando para descansar? Tomar um café com as amigas? Sair para tomar o seu sorvete preferido? Saiu pra caminhar, correr, mergulhar, andar de bicicleta, exercitar-se?"

3ª parte – autorresgate em ação: nós vamos usar uma metáfora para compreender melhor como podemos executar nosso autorresgate. Partindo da ideia prática de um autorresgate em uma escalada em altura.

Aqui a facilitadora narra uma situação de autorresgate em escalada, da importância de estar com o equipamento de segurança imprescindível e da necessidade de não carregar pesos desnecessários durante o trajeto. Neste momento, enquanto explica, vai mostrando um a um os itens que compõem o equipamento de segurança e dizendo para que serve cada um. Importante que as interlocutoras visualizem tudo, facilitando a compreensão da analogia e, consequentemente, a compreensão desta atividade.

Cada vez que a ministrante elenca um item, gera uma pergunta que deve ser respondida por escrito pela participante.

Fala da ministrante: vamos falar dos nossos equipamentos de segurança de autorresgate obrigatórios:

- Capacete: nossos pensamentos – como eu tenho gerenciado meus pensamentos?
- Mosquetão: coração – o que eu tenho deixado entrar e se desenvolver no meu coração?
- Cinturão de segurança: emoções – como eu tenho regulado meus sentimentos e minhas emoções?
- Corda: a capacidade de verbalizar – eu tenho conseguido expressar-me, posicionar-me quando algo acontece comigo? Ou guardo e deixo ali parado sem resolver, acumulando uma situação sobre a outra? Em uma escalada, você precisa soltar o peso que não te pertence para dar continuidade ao seu autorresgate. Você só carrega o que é imprescindível para aproveitar a vida.

4ª parte – atividade sensorial: jogo teatral do João bobo.

A descrição desta dinâmica consta no material anexo, disponível pelo QR code.

5ª parte – devolutiva do grupo: a facilitadora abre este espaço para as participantes compartilharem suas sensações, emoções e experiências, do que vivenciaram durante a oficina, para relatarem seu processo de **autorresgate**. Para selar esta vivência, a facilitadora vai ler algumas pequenas poesias de Rupi Kaur, disponíveis integralmente no material anexo.

Se sou o relacionamento mais longo da minha vida,
será que não é hora de encontrar intimidade e amor
com a pessoa com quem durmo toda noite?
RUPI KAUR

26

ACEITANDO MEU PASSADO, ACOLHO-ME EM AMOR E CONSTRUO MINHA HISTÓRIA

Neste capítulo, utilizando o conto "As raízes de Idril", apresento duas oficinas. Elas foram criadas com base no estudo e prática da constelação familiar, criada por Bert Hellinger. Nelas, os participantes compreenderão as experiências emocionais que vivem ao reconhecê-las em seu sistema familiar. Encontrarão sua criança interior e poderão compreender que seus pais um dia também já foram crianças e viveram desafios, trabalhando a empatia, aceitação, amor e perdão.

PRISCILA DANIELA HAMMES

Priscila Daniela Hammes

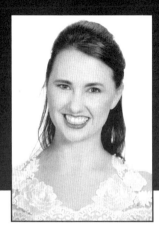

Contatos
prigotasdeamor@gmail.com
Instagram: @priscilagotasdeamor

Fundadora do espaço Gotas de Amor, em que é terapeuta holística de crianças, adolescentes e jovens e professora de yoga para todas as idades. Desenvolve atividades com pais, educadores e instituições sobre orientação familiar, educação emocional, dons, potenciais e propósito de vida. Possui formação acadêmica em Educação Física (UFSC), e em cursos como: Yoga; Contoexpressão; Reiki; Natural Medicina Alma da Terra, com formação em Constelação Familiar, Técnica Florescer, Respiração e Renascimento; Sistema Educ-ce, com formação em Eneagrama, "Educando Crianças com Eneagrama". Contadora de histórias, criadora do projeto Mundo da Magia, desenvolve os temas do autoconhecimento e educação emocional por meio de contos. Autora do livro "A lagarta Tlim Tlim", no qual aborda os temas medo e ansiedade.

As raízes de Idril

Era uma vez uma pequena aldeia de elfos no meio de um bosque encantado chamado Águas Claras. Nela, vivia um jovem elfo chamado Idril. Ele era um artesão muito habilidoso e podia criar objetos mágicos com qualquer peça que encontrasse na natureza. Porém, nas últimas semanas, ele não havia conseguido criar um só objeto mágico... A questão começou em um dia em que estava trabalhando no seu ateliê. De repente, outros elfos jovens entraram, gritando com ele sem qualquer motivo. Estavam furiosos, quebravam coisas e insultavam Idril, o qual se assustou tanto que nem soube o que fazer. Depois daquele dia, tudo mudou: o jovem elfo olhava as pessoas de forma estranha, como se esperasse que a qualquer momento elas pudessem feri-lo. E, então, a magia desapareceu das suas mãos.

Idril não queria viver assim e, por isso, resolveu visitar a Velha Árvore. Na manhã seguinte, lá estava ela, respirava profundo enquanto sentia as gotas da chuva caindo e escorregando em suas folhas. Ela era a mais antiga e sábia árvore daquele bosque encantado e, por isso, todos sentiam-se bem ao ouvi-la.

— O que o traz a este lado de cá, Idril?

— Ah, querida Árvore! Sinto-me cansado, tenho a sensação de que não consigo me entender com ninguém, sou incapaz de amar e até a magia me abandonou!

— Querido, Idril! A magia te abandonou porque dentro de ti uma luta está sendo travada. Uma parte tua acredita no amor entre todos os seres e outra já não quer mais experimentá-lo. Houve um tempo em que me senti exatamente assim! – E como quem sabe que nada melhor para esclarecer algo do que um bom conto, a velha Árvore começou a sua história.

"Um dia, um grande temporal abateu este bosque, removendo e desestruturando muitas de nós. Minhas irmãs árvores sofreram muito, a ponto de não as reconhecer mais. Suas palavras eram como farpas que machucavam os troncos umas das outras. Por vezes, tinha vontade de gritar como elas, como se todo o nosso amor tivesse desaparecido; outras vezes acreditava que o amor ainda existia. Sabe, Idril, relacionamentos são como paisagens: às vezes, há sol e a primavera perfuma o ar, em outros momentos, é inverno e faz frio; há ainda instantes em que tudo parece um deserto. É aí que precisamos visitar nossas raízes, reconhecer de onde saímos, que sentimentos e histórias fluem a partir das nossas origens e deixar brotar novas sementes. Eu fiz isso e percebi que as minhas irmãs árvores também possuem as suas raízes das quais emanam as suas histórias. Sabe, elas precisaram enfrentar grandes desafios e passaram por dores e sofrimentos. Não tomo suas rudezas para mim, porque sei que são as histórias que vivem dentro delas que as fizeram assim. Também aprendi a falar quando algo não está bem e a comunicar aos outros meus limites para que saibam até onde podem ir. Estas são as sementes que brotaram em mim".

— Árvore, é assim que me sinto! – O rosto de Idril estava molhado pelas lágrimas de quem se reconhece na história do outro. – Por vezes, há uma solidão que dói dentro de mim e em outras, sinto um desejo imenso de estar mais comigo e de me conhecer.

— Idril, sente-se aqui ao pé de meu tronco que te levarei a visitar as tuas raízes.

— Mas eu não sou uma árvore – disse o elfo, parecendo confuso. — Como poderei visitar as minhas raízes?

— Todos temos raízes, Idril, as minhas estão debaixo da terra. As tuas estão conectadas contigo através do fio da ancestralidade: seus pais, seus avós, todos fazem parte do que você é.

Ao escutar isso, uma chuva de lembranças caiu sobre ele, ao começar quando aqueles jovens elfos entraram no ateliê e o ofenderam sem motivo. Compreendeu que esse fato só desencadeou outras lembranças cheias de sentimentos difíceis da sua infância, como quando sua mãe utilizava palavras duras que o machucavam ou seu pai se ausentava quando ele mais precisava.

— Sempre amei a minha família, Grande Árvore, mas há coisas que são difíceis de perdoar, e percebo que esses sentimentos foram despertados faz pouco tempo, mas estavam guardados dentro de mim há muito.

Ao reconhecer isso, Idril percebeu que entrava em um lugar escuro onde não se sentia seguro, porém, a Árvore estava ali e não o deixou só:

— Idril, todos nós lutamos e vivemos por uma sobrevivência necessária. Muitos perderam seus entes queridos e se separaram por medo e raiva uns dos outros. Todos, em algum momento, tivemos conflitos com nossos pais e familiares. Você é um dentre todos nós que pode fazer outras escolhas quando se vê diante de alguma discussão: ser humilde e amar, apenas seja você mesmo e deixe que a voz de seu coração seja seu guia.

Idril viu-se diante de seus pais, avós e todos que vieram antes dele. Pôde vê-los por inteiro, como eram, em suas imperfeições e qualidades. E dali nasceu uma vontade genuína de perdoar e perdoar-se.

— Lembre-se de que seus pais também já foram crianças algum dia e também viveram desafios. Somente quando aceitamos e amamos nossos pais como eles são é que aprendemos a gostar de nós e dos outros também – disse a Grande Árvore. — Abrace seu passado e ame-o, pois ele te trouxe até aqui e te tornou quem és hoje. A luz que existe em você brilhará.

Idril viu a imagem de seus pais em sua frente e sentiu a necessidade de dizer-lhes algo:

— Eu os vejo, sinto muito por tudo que viveram. Confio que há em vocês uma fonte de força e vida que dará um bom lugar a tudo. — E, percebendo que dele fluía o perdão, sentiu-se abraçado.

Ele e a árvore foram voltando, retornando tão leves daquela experiência. De repente, Idril se percebeu livre como um pássaro. E os raios de Sol cresceram, tocando-o por inteiro. E o que ficou? Olhos que olhavam além, muito além. A janela de seu coração, então, se abriu e a magia voltou a fluir do seu interior.

Oficinas
Aceitando meu passado, acolho-me em amor e construo minha história

Habilidades desenvolvidas: consciência emocional sobre si mesmo, sobre os membros de sua família. Compreensão da estrutura familiar e como há emoções que se repetem de geração para geração. Reconhecimento de sua individualidade nesse sistema, bem como de cada um que ali habita. Empatia, assertividade, autoamor e auto perdão.

Tempo de duração: 1h.

Público: crianças, adolescentes e adultos (grupal ou individual).

Atenção: estas oficinas foram criadas com base na prática da Constelação Familiar. Ao tratar-se de oficinas terapêuticas, você deve avaliar se está capacitado para aplicá-las.

Oficina 1

Nesta oficina, o objetivo é os participantes entrarem em contato com os membros de sua família, reconhecendo as emoções que surgem a partir deles. Perceberem cada um em sua individualidade, aceitando e incluindo as diferenças na estrutura do sistema familiar. Vale ressaltar a importância do papel do facilitador, que auxilia no reconhecimento das emoções, incluindo-as como são, com amor e auto aceitação.

1ª parte – dinâmicas 21 e 23.

2ª parte – contação: o facilitador poderá fazer o som de um sino. "Isso! Chegou uma história! Abra os ouvidos do coração, agora vamos ouvir e viver uma Contação".

Ao terminar o conto, o facilitador deverá fazer algumas perguntas sobre o conto: 1) O que mais gostaram na história? 2) O que mais angustiava Idril, o elfo? 3) E a árvore, quais características ela tinha e o que mais chamou sua atenção sobre ela? Alguma vez já se sentiram como Idril, ou conhecem alguém que possa se sentir assim também? Qual foi a solução para o Elfo na história?

3ª parte – atividade expressiva: a árvore de minha família.

Material necessário: cartolina, papéis pequenos em formato de círculo, lápis de cor, lápis de escrever, cola e fita adesiva.

Entregar uma cartolina e pedir que cada um desenhe e pinte sua árvore, o tronco e galhos apenas. Deve dizer-lhes que esta será a árvore da sua família. Após isso, entregar papéis menores em formato de círculo e pedir que desenhem membros de sua família ou escrevam seus nomes e colem em sua árvore. Não necessita limitar quais pessoas da família seriam. Também desenhar a si mesmo e encontrar seu lugar nesta árvore. Enquanto este momento acontece, trazer algumas perguntas para conectar os participantes ao que está acontecendo.

1. O que eu sinto quando olho para esta árvore e cada um de minha família que está chegando nela?
2. Perceba quantas pessoas estão aí. Agora olhe para cada um novamente. Como é esta pessoa que está a ver? O que lembra dela? Como é seu jeito de ser, pensar, sentir, falar e agir no mundo? Como você a vê? E como ela é realmente? Já pensou nisso?
3. E olhe para onde você se encontra neste sistema. Qual é seu lugar? Como se sente aí? Reconheça o que sente, deixe vir suas emoções, sejam elas boas ou ruins de se sentir, apenas acolha a experiência que está vivendo.

4ª parte – roda de partilha e compreensão: pedir que cada um tenha em mãos o que criou e possa compartilhar. Convidar a falar: 1) o que sentiu enquanto vivia esta experiência? O que aprendeu? O que leva desse momento?

Oficina 2

Quando olho para esta criança que habita em mim, amando-a, incluindo-a e aceitando-a, posso crescer e me tornar o adulto que sou.

Nesta oficina, os participantes terão a oportunidade de entrar em contato com a sua criança interior e sua história.

1ª parte – o facilitador faz uma pergunta a todos: "como foi esta semana para vocês, desde nosso último encontro para hoje?" Deixar livre para quem quiser compartilhar.

2ª parte: o facilitador pede para todos fecharem seus olhos e coloca a música "Era uma vez", da cantora Kell Smith. Todos ainda estão de olhos fechados e, quando terminar a música, o facilitador inicia uma condução: " Leve sua atenção para seu coração. Agora veja dentro dele: a criança que já foi um dia. Como ela está? Do que ela mais gostava de brincar? Ouça-a, o que ela te diz? Sinta-a, dê-lhe um abraço".

3ª parte: abrem-se os olhos para conversa e partilha. Perguntar para cada um: como foi encontrar sua criança interior? Trazer a ideia de que nossa criança é como uma flor em nosso jardim interior. Sendo assim, o que ela precisa para ficar bem, quais cuidados necessita?

4ª parte – atividade expressiva: "eu e meus pais na árvore".
Material utilizado: fita crepe (branca ou escura a depender do chão onde está sendo realizada a atividade). Números já recortados, de 1 a 12, e uma flor recortada para cada participante. Folha A4, lápis de cor ou giz de cera. Uma foto pequena de cada membro da família nuclear e a árvore que construíram na oficina anterior.

O facilitador pedirá que cada um diga quantos membros há em sua família nuclear – esta é composta pelos pais e irmãos. E trará as perguntas:
1. Como é hoje a relação com estas pessoas deste círculo menor?
2. Como foi esta relação quando você era pequeno(a)?
3. Há ou houve conflitos? Enfatizar que os conflitos nascem para pedir uma nova ordem. Se conseguirmos vê-los como parte intrínseca da evolução humana, veremos que são instrumentos para que nos transformemos nas relações, evoluindo em nossa forma de conviver.

Após, peça para que cada um desenhe com a fita crepe uma forma geométrica no chão de acordo com o número de pessoas de sua família nuclear. Se são em quatro, será um quadrado. Se são em três, será um triângulo. Sendo que, em cada ponto da forma, é colocado alguém da família. O pai é número 1, a mãe é número 2, irmão é 3 e, se houver outro irmão, é 4, e assim por diante. E haverá uma flor que representa a própria pessoa naquela estrutura familiar. É importante que a pessoa que vivencia a experiência não saiba quem são os seus familiares.

5ª parte: neste momento, eles irão vivenciar uma experiência. Cada participante irá caminhar em cima da forma geométrica. Ao parar em cima do número que representa os membros, ele ficará ali por um tempo. Neste momento, o facilitador conduz: 1) Perceba como está seu corpo. Quais sensações lhe chamam atenção. 2) Quais emoções se apresentam? 3) Perceba o que está sentindo e quais vontades que chegam. Logo, a seguir, o facilitador pede para a pessoa passar ao próximo ponto, até que ela tenha percorrido todos os números e a flor que representa ela mesma. No final, pedir que agradeçam e se retirem da forma geométrica, percebendo o que sentem ao sair.

6ª parte: neste momento, ele conta a todos que tudo que sentiram, e vivenciaram era o que sentem, pensam e vivem seus familiares. Pergunta a todos: 1) Como foi viver esta experiência? 2) Cada pessoa de nossa família tem dentro de si uma história e uma criança interior. Você consegue perceber o outro? Muitas vezes, esquecemos de nos colocar no lugar do outro porque, sem querer e sem saber, julgamos e criticamos, para nos defender.

Pede que fechem seus olhos e se imaginem de frente para seus pais. Agora, vejam que dentro deles também há uma criança. Respirando profundamente, ao soltar o ar, repitam as frases: "Eu te vejo. Hoje, posso ver você como você é. E por isso te vejo por inteiro. Eu sinto muito por tudo que passou. Te amo. Gratidão". Permitir, em silêncio, que cada um viva este momento.

7ª parte: entregar folhas de papel A4 e pedir que desenhem sobre a experiência que viveram.

8ª parte: pedir para que cada uma pegue a sua foto e as dos membros da família e as cole em algum lugar da árvore. E leve também o desenho para incluir. E trazer a frase: "há um lugar para todos nesta árvore".

9ª parte: roda de partilha. Permitir que cada participante fale sobre o que viveu. E perguntar o que fica de tudo o que viveu em uma frase ou uma palavra.

10ª parte – finalização: com todos em pé, ouvindo a música: "A criança que eu fui um dia", do grupo Reverb Poesia", ou outra, se o facilitador sentir. Todos caminham, girando pelo círculo.

27

TRAZENDO AS EMOÇÕES PARA A MESA

Neste capítulo, com base no conto "Nutrição da alma", apresento duas oficinas nas quais os participantes compreenderão a importância de identificar, enfrentar, acolher e, principalmente, lidar com as emoções. Além disso, descobrirão que, ao lidar bem e acolher as suas próprias emoções, serão capazes de compreender e aceitar melhor as emoções dos outros, proporcionando-lhes relações mais saudáveis e com vínculos verdadeiros.

REGIANE CANTUSIO

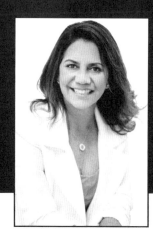

Regiane Cantusio

Contatos
regiane.cassia@gmail.com
Instagram: @regianecantusio
Facebook: Regiane Cantusio

Apaixonada pelas boas relações, a caçula de 13 irmãos, a única da família a alcançar a faculdade (Bacharel em Tradutor e Intérprete), desde muito jovem, ocupou posições em empresas multinacionais, é motivada pela transformação das relações humanas. Em 2019, após 30 anos dedicados ao meio corporativo, com o apoio do marido, abraçou a missão de guardiã do lar, no mesmo ano em que viveu uma experiência no universo da contação de histórias, que norteou o seu propósito de vida - a nutrição da alma feminina para gerar vínculos verdadeiros. Formada na metodologia de Contoexpressão e facilitadora do Método Lumen, também desempenha os papéis de *personal welcome* e consultora de etiqueta e mesa posta. Uma mulher que ama acolher, receber e nutrir pessoas; descobriu na fusão das histórias com a mesa posta, um lugar de experiências memoráveis para gerir as emoções, restaurar relacionamentos e construir momentos de aceitação e regeneração.

Nutrição da alma

> *Quando somos abandonados pelo mundo, a solidão é superável;*
> *quando somos abandonados por nós mesmos,*
> *a solidão é quase incurável.*
> Augusto Cury

O vilarejo era pequeno e tranquilo. As plantas, exibindo sua nova roupagem, e os jardins floridos e coloridos como uma aquarela, anunciavam a chegada da primavera – um espetáculo à parte da natureza naquele belo cenário. Todas as noites, como de costume, os moradores levavam suas cadeiras para o jardim e, enquanto o perfume da dama da noite bailava no ar, compartilhavam suas tortas deliciosas e traziam à lembrança as histórias de infância, exceto dona Ana, que vivia na última casa daquela pacata vila. As mulheres do vilarejo comentavam entre si sobre o isolamento da vizinha. Aquela casa parecia mais um cativeiro, nunca a viam do lado de fora, nem mesmo para cuidar do seu jardim. O que será que a mantinha trancada em casa dia e noite? Perguntavam-se.

Dona Ana vivia sozinha, e era somente avistada através da janela da cozinha quando comia suas refeições em pé, com a barriga apoiada na pia. O estranho era que aquela mulher passava horas e horas comendo diante da janela, porém, nunca inclinava a cabeça em direção ao prato, ao contrário, o seu olhar era fixo para o alto da colina. Os vizinhos até tinham vontade de conversar com ela, mas a sua cara carrancuda e sombria, como uma noite de céu sem estrelas, lhes causava medo. Em um certo cair da noite, Luna, a vizinha mais próxima, ao invés de se juntar aos outros moradores, encheu-se de compaixão e coragem e bateu na porta de dona Ana. Assustada, a mulher não sabia o que fazer enquanto escutava a batida insistente na sua porta. Resolveu espiar pelo pequeno vitral e percebeu que era uma mulher esguia e ruiva, com a qual nunca havia falado antes.

— Boa noite, sou Luna, sua vizinha! Posso entrar? Trouxe algo para partilharmos! – disse-lhe, mostrando uma cesta de palhas que mal podia carregar.

Ao mesmo tempo que o vitral se fechou, o silêncio foi quebrado pelo rangido assombroso da porta, que se abriu. Luna não perdeu tempo, foi logo entrando e seguindo em direção a uma mesa empoeirada e cheia de livros que estava no meio da cozinha. Muito surpresa, dona Ana viu a vizinha abrir espaço naquela mesa e alinhar uma toalha azul bebê, guardanapos de linho muito delicados, dois pratos com contornos dourados, duas taças de cristal e um pequeno vaso com flores recém-colhidas no jardim. Logo retirou da cesta uma torta de carne que fumegava, espalhando um delicioso cheiro de assado por toda a casa. Inesperadamente, dona Ana, encantada pelo gesto de Luna, abriu lentamente a gaveta e resgatou sua prataria há muitos anos esquecida. Depois, ainda buscou no fundo do armário uma garrafa de vinho que estava guardada para uma ocasião especial. À essa altura, as duas já sorriam e, frente a frente, viam uma no olhar da outra o reflexo da lua que adentrava pela janela da cozinha. Luna contou à vizinha que há muito tempo queria aproximar-se, fazer companhia e conversar com ela, por isso teria agido com ousadia. Foi quando a mulher resolveu abrir o vinho e também o seu coração.

— Sabe, minha jovem, Joaquim e eu sempre gostamos de receber os amigos em nossa casa, mas desde o dia em que ele me abandonou, o vazio e a tristeza invadiram minha vida sem pedir licença, como uma tempestade que surge repentinamente e que arranca da terra a mais profunda raiz. Desde então, quando não estou dormindo, estou em pé, frente à janela, na esperança dele voltar.

Comovida, Luna decidiu dizer algo que ajudasse aquela mulher solitária, como uma corda que pudesse lançar em sua direção para resgatá-la daquele profundo e escuro poço no qual estava aprisionada.

— Ana, quando você olha para essa linda colina – disse Luna, indicando a paisagem que se via pela janela. — Nota que os pássaros seguem construindo seus ninhos ainda que as tempestades possam destruí-los? E o perfume das flores, você consegue sentir? – Ana negou de forma encabulada. — Você percebe que lá fora os seus vizinhos estão à espreita, desejando conhecê-la melhor?

— Não, Luna. Na verdade, a única coisa que percebo é a solidão.

— Compreendo a sua dor, mas, ainda que Joaquim a tenha abandonado, há pessoas sedentas da sua companhia. Ali fora também há um jardim cheio de ervas daninhas, que anseia ser cuidado. E aqui dentro – disse Luna, colocando a mão no peito de Ana – igualmente há um jardim que necessita receber a luz do sol para voltar a florescer.

O silêncio pairou, a resposta não veio, o único som audível era o da respiração ofegante de Ana. Minutos mais tarde, vagarosamente e com os olhos marejados, levantou-se e dirigindo-se à janela, abriu-a com tanto entusiasmo como quem desembala um presente na noite de Natal. Sentindo o ar puro, deleitou-se ao escutar o sussurro do vento que, tocando a sua face, enxugava as lágrimas, trazendo alívio ao seu coração. Quando voltou à mesa, partiu a torta delicadamente, serviu o vinho e propôs um brinde, dizendo:

— Pela primeira vez, sinto-me saciada!

— Obrigada, querida, por me receber e, principalmente, por permitir-se abrir os olhos do entendimento! – disse Luna, emocionada.

Daquele dia em diante, a mesa de jantar nunca mais foi desprezada e nem a porta da frente, trancada. A alma daquela mulher foi nutrida e acolhida. Já a janela, esta passou a ser limpa e aberta todos os dias, dando-lhe mais consciência e uma visão ampliada da vida. Quando dona Ana não consegue acomodar todas as visitas à mesa, leva suas cadeiras para fora e faz do jardim, agora bem cuidado, a sua mais linda mesa posta. Ali, todos podem desfrutar de boa comida, bebida e de uma conversa que aquece o coração e cura a alma como um bálsamo.

Oficinas
Trazendo as emoções para a mesa

Habilidades desenvolvidas: autoconsciência, desenvolvimento socioemocional, autocontrole emocional, autoconfiança, gestão de relacionamentos, empatia e assertividade.

Tempo de duração: 1 hora em cada oficina.

Público: adolescentes e adultos (grupo ou individual).

Atenção: busque no código QR o material de apoio e explicação ilustrada desta oficina.

Oficina 1

Nesta primeira oficina, os expressantes tomarão ciência de que emoções mal geridas podem levar ao cativeiro. As suas emoções serão identificadas, enfrentadas e acolhidas, mas, para tal, o facilitador deverá ressaltar a todos que as emoções são úteis, sejam elas agradáveis ou desagradáveis.

1ª parte – dinâmica 24: colorindo flores, gerando memórias.

2ª parte – abordagem simbólica.

Material necessário: uma gaiola (metal, confeccionada de palitos ou de outro material disponível); desenhos de passarinhos (recortes em papel ou cartolina) e canetas. Importante que os passarinhos tenham um tamanho que não passem pelas frestas da gaiola, caso contrário, cairão para fora durante a atividade expressiva.

Como fazer:

1. Coloque a gaiola diante dos expressantes, fazendo as seguintes perguntas: O que essa gaiola representa para você? Quais emoções ela te provoca?

2. Disponha a gaiola, os recortes e as canetas, pedindo aos expressantes para escrever nos passarinhos as emoções presentes no momento, como: medos, sentimentos de incapacidade, situações do passado que ainda os deixam aprisionados ou que os colocam em um cativeiro mental. Usar quantos pássaros forem necessários e depois depositá-los na gaiola.

3. O facilitador fechará a gaiola ao mesmo tempo que fará as seguintes perguntas: na opinião de vocês, um pássaro se sente mais feliz quando está preso numa gaiola ou quando pode alçar voos mais altos? Vocês acham que sufocar as emoções nos faria bem? É possível livrar-se das emoções?

3ª parte – hora da contação: contar o conto "Nutrição da alma" e não explicá-lo. Depois, fazer perguntas para despertar a compreensão sobre o texto. Sugestão: Quem gostou do conto? Por quê? Quem não gostou? Por quê? O que você entendeu sobre o conto? Por que dona Ana vivia isolada? Por que dona Ana não parava de comer? Você já foi impulsionado a comer sem estar com fome?

4ª parte – atividade expressiva: libertando as emoções.

Como fazer:

1. O facilitador deve segurar a gaiola nas mãos e chacoalhá-la, demonstrando que, independentemente do movimento que se faça, os passarinhos não saem da gaiola, pois ela está trancada.

2. Agora, pedirá a ajuda dos expressantes, passando a gaiola de mão em mão para que eles repitam o movimento e, quando a gaiola voltar para as mãos do facilitador, ele deve fazer as seguintes perguntas: Por que os pássaros continuam presos? Se eu pedisse para que vocês removessem os pássaros de dentro da gaiola sem abrir a porta, seriam capazes de resgatá-los?

3. A seguir, o facilitador pode apoiar a gaiola sobre a mesa e abri-la, pedindo aos expressantes, um a um, para retirar seus pássaros e segurá-los nas

mãos. Aqui, o facilitador pode mencionar que somente quem colocou o pássaro na gaiola pode retirá-lo (só eu sei qual pássaro aprisionei).

4. O facilitador coloca ao lado da gaiola um ventilador, pede que os expressantes fechem os olhos e, então, faz as seguintes perguntas, calmamente: Segurando firmemente o(s) pássaro(s) em suas mãos, qual é a sensação? Percebem se é grande ou pequeno, leve ou pesado, com asas longas ou curtas, o bico é pequeno e delicado ou fino e capaz de te ferir? Ele está cantando ou sufocado? Agora precisa tomar uma decisão importante: dar liberdade a ele para que alce voos ou tornar a prendê-lo na gaiola e tê-lo como um animal de estimação? O que decide? Uma pausa para reflexão.

5. Abram os olhos e expressem a sua decisão. Nesse momento, o facilitador liga o ventilador e dá oportunidade para libertarem os pássaros, colocando-os nas palmas das mãos e, diante do ventilador ligado, dar asas a eles. Ou, ainda, prendê-los novamente na gaiola.

Opcional: durante as perguntas do item 4, pode-se colocar um fundo musical para aguçar a reflexão. No caso de público cristão, deixamos algumas sugestões no material de apoio.

5ª parte – finalização: roda de conversa e avaliação.

Cada expressante terá liberdade para compartilhar como foi viver essa experiência e comentar se houve ressignificação de alguma emoção.

Oficina 2

Nesta segunda oficina, os expressantes compreenderão que a mesma corda/emoção que prende também pode resgatar.

1ª parte – dinâmica 25: resgatando memórias afetivas

2ª parte – ponte entre oficinas e relembrar o conto. Contar novamente o conto "Nutrição da alma". Depois, fazer perguntas de resgate da consciência sobre o texto, como: O que percebeu desta vez que não tinha realizado antes? Alguma coisa mudou na percepção de vocês sobre as personagens? Sentiu algo de diferente nessa semana que te remeteu ao conto?

3ª parte – atividade expressiva: corda da conexão e resgate.

Material necessário: pedaços de corda ou sisal de 15cm (de acordo com o número de expressantes), fitas de tecido, canetas para tecido (pode ser substituído por tiras de papel, caneta comum e cola quente).

Como fazer:
1. Distribuir um pedaço de corda para cada expressante.
2. O facilitador deve trazer a figura do poço como elemento simbólico, além de trazer metáforas de como uma corda ajuda a salvar pessoas em diversas situações, como por exemplo, diante de um afogamento.
3. O facilitador coloca os expressantes em roda, em uma distância que, ao esticarem os braços, não consigam tocar uns aos outros, então, pede para esticarem os braços e tentarem tocar os colegas ao lado com intuito de fechar a roda – obviamente, não conseguirão devido à distância propositadamente posta entre eles.
4. O facilitador orienta que repitam a atividade, agora usando o pedaço de corda. Nesse momento, conseguirão fechar a roda e perceber que a corda conecta e ajuda pessoas.
5. O facilitador coloca as fitas à disposição dos expressantes e pede que escrevam nas fitas ações que passarão a colocar em prática para sair da escuridão do poço para se conectarem melhor com as outras pessoas, então, amarram-nas ou as colam na corda (de acordo os materiais utilizados).

4ª parte – mesa posta para nutrição da alma e conexão do grupo: o facilitador deve planejar um "café da tarde" com os expressantes e, para tal, precisará organizar uma mesa posta, usando uma toalha azul clara (pode-se usar TNT). Os demais elementos para compor a mesa ficarão por conta do facilitador, de acordo com os itens que ele tiver à sua disposição. A mesa representará a corda de conexão feita na atividade anterior e, enquanto desfrutam do café da tarde, o facilitador deve provocar conversas nas quais os expressantes partilhem experiências vividas ao redor da mesa, expressem sentimentos do dia a dia, até mesmo aqueles que, porventura, ainda encontram dificuldade de exposição.

5ª parte – finalização: roda de conversa, confecção de lembrancinhas e leitura de um pensamento. Avaliar em grupo o que aprenderam durante as oficinas e o que levam do momento. Confeccionar a lembrancinha (ver material de apoio) e encerrar, lendo o seguinte pensamento de Mário Quintana: "Somos donos de nossos atos, mas não donos de nossos sentimentos. Somos culpados pelo que fazemos, mas não somos culpados pelo que sentimos. Podemos prometer atos, mas não podemos prometer sentimentos. Atos são pássaros engaiolados, sentimentos são pássaros em voo".

28

EU ME OLHO, EU ME DESCUBRO

Neste capítulo, utilizando como base o conto "Para além do espelho", apresento duas oficinas nas quais os expressantes compreenderão a importância de se olharem de forma generosa e acolhedora, buscando não imperfeições, mas o que há de mais genuíno em si. Também compreenderão que cada pessoa é única e especial, não tendo, portanto, que se encaixar em padrões impostos para ser aceita.

**VALDIRENE CARVALHO
DA SILVA RODOVALHO**

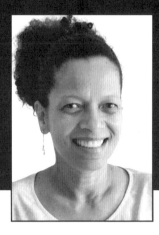

Valdirene Carvalho da Silva Rodovalho

Contatos
letramentoecia@gmail.com
Instagram: val.carvalho2019
Facebook: Valdirene Carvalho

Mulher, filha, irmã, esposa, mãe, professora, mediadora de leitura e Biblioterapia. Facilitadora de Contoexpressão com experiência no espaço escolar. Nasceu em Monte Alegre do Piauí/PI e mora em Goiânia-GO. Graduada em Letras - Licenciatura Plena em Línguas Portuguesa e Espanhola e Literaturas Correspondentes pela Universidade Católica de Goiás – UCG. Apaixonada por literatura, livros, leituras e histórias. É coautora do best-seller, *Contos que curam: oficinas de educação emocional por meio de contos* e também do livro *Vida de escritor: 60 desafios diários para entrar na rotina da escrita criativa*.

Para além do espelho

Os espelhos são usados para ver o rosto; a arte para ver a alma.
George Bernard Shaw

Era uma vez, um velho espelho que vivia esquecido em um canto de um quarto em uma casa, em que quase ninguém parava diante dele para se olhar. A não ser João, um garoto de 16 anos, que vez ou outra parava e se olhava rapidamente. Porém, nesses raros momentos, dizia para si mesmo palavras duras e amargas, as mais tristes de se ouvir. Depois saía cabisbaixo, carregado de tristeza.

Para João, aquele espelho era um monstro assustador que só refletia em si crenças negativas, fazendo-o lembrar das risadas e cochichos dos colegas que o achavam esquisito demais, um bicho do mato. Além disso, ele se achava feio, nariz pontiagudo, orelhas grandes e, para completar, seu rosto era cheio de espinhas. Portanto, não se encaixava nos ditos padrões de beleza.

Às vezes, ele se pegava pensando por que não era bonito, alegre, inteligente e "normal" como seus colegas. Por que tinha que ser tão diferente, gostar de coisas tão diferentes dos demais? Afinal, ele gostava de ficar quietinho mergulhado no seu silêncio, fazendo desenhos que eram verdadeiras obras de arte, mas ficava roxo de vergonha quando alguém via seus desenhos e o elogiava. Naquele momento, entretanto, descobria-se cheio de culpa por não se interessar por uma profissão "séria" que lhe desse condições de ganhar a vida e ajudar sua mãe. E, assim, seguia desanimado e cada vez mais isolado. João achava que ele e tudo o que fazia estavam errados.

O espelho, que tudo observava, não entendia por que os habitantes daquela casa evitavam olhar-se nele. Porém, começou a perceber que aquele comportamento parecia normal para eles, pois a irmã mais velha e a mãe de João, uma jovem senhora, que ali viviam, sempre evitavam se olhar no espelho ao entrar naquele quarto. Parecia até que tinham medo de ver o próprio reflexo. E foi assim que, triste e solitário, o espelho começou a sentir que já não era capaz de refletir o brilho daquelas pessoas.

O tempo foi passando até que, um dia, João passou perto do espelho e, tentando esquivar-se para não ver seu próprio reflexo, bateu o braço em uma estante de onde caiu um pequeno livro empoeirado e com páginas amareladas. Na capa, via-se a imagem de um menino com um doce e largo sorriso estampado no rosto, olhando-se em um espelho. Aquela imagem, de repente, trouxe leveza e cativou João, que resolveu descobrir por que aquele menino sorria alegremente diante do espelho.

João tinha pressa de saber qual o segredo de tamanho sorriso e começou ali mesmo de pé a correr os olhos sobre as palavras impressas naquelas páginas envelhecidas. Seu encantamento pela história aconteceu de maneira rápida e envolvente que parecia lhe faltar o fôlego.

E o que a princípio tinha sido um mero acidente, naquela tarde de verão, transformou-se em uma viagem cheia de fantasia e possibilidades. Ao ler a história de um menino tímido e solitário que se sentia diferente e deslocado, João sentiu uma conexão, afinal, aquele livro parecia contar a sua história, com uma diferença: o menino havia conseguido descobrir sua essência e beleza refletidas no espelho, ele, ainda não.

Durante dias, aquela história reverberou em João, até que uma fagulha de esperança acendeu dentro dele como um raio de Sol iluminando os campos e aquecendo as gotas de orvalho. Então, pensou: "se aquele menino conseguiu encontrar beleza em si mesmo, talvez eu possa encontrar em mim também."

Daquele dia em diante, João passou a se olhar diariamente no espelho e, sem pressa, ficava diante dele no mais absoluto silêncio, observando cada detalhe, cada traço do seu rosto. Agora já não repetia as palavras duras e amargas de antes. Em vez disso, esboçava um singelo e acolhedor sorriso.

E, assim, como um gentil jardineiro que, mesmo nos dias mais secos e cinzentos do inverno consegue ver a beleza e o colorido das flores da primavera, ele passou a enxergar sua beleza e fazer brotar os mais belos sentimentos de gratidão, alegria e paz que lhe permitiam dizer a si mesmo: "eu sou lindo, me amo, me perdoo e me aceito como sou."

E em um diálogo constante com o experiente espelho, aprendeu que não precisava ter medidas padronizadas e que o nariz pontiagudo e as orelhas grandes eram como uma marca pessoal que compunha sua própria beleza, única e rara, tornando-o especial.

João estava feliz. Os livros passaram a ser seus companheiros, afinal, foi por meio da leitura que ele viveu a singular experiência de aceitar-se como era, percebendo seu valor, sua importância e sua beleza. Agora se sentia grato e com vontade de ajudar outras pessoas. Então, pegou o livro e leu para a mãe e a irmã, que suspiraram profundamente ao ouvir a história. Depois, sugeriu a elas que fizessem as pazes com o espelho porque ele desejava refletir o brilho que elas tinham no seu interior.

Certa manhã, algo surpreendente aconteceu naquela casa. De repente, os três moradores estavam ali parados juntinhos diante do espelho. Meio surpresos, eles olhavam-se longamente em silêncio e, pouco a pouco, foram arriscando um levantar de sobrancelha, uma piscadela, um arregalar de olhos até começarem a fazer caras e bocas e gargalhar livremente. Com isso, de permitir enxergar-se para além do espelho, eles viram que não eram melhores nem piores do que ninguém, mas simplesmente pessoas humanas com sentimentos e emoções muitas vezes feridos e ignorados que necessitam ser acolhidos com carinho, respeito e atenção.

E foi assim que aquele quarto, antes sombrio e pouco visitado, passou a ser o palco onde o Espelho e os outros habitantes da casa compartilhavam, felizes, suas conquistas e seu tempo juntos. Agora alegre, o velho espelho percebeu que havia cumprido sua função, refletindo o brilho, a alegria e a autoestima daquelas pessoas. Desde então, os quatro encontravam-se diariamente para contar suas histórias. Naquela casa, agora a vida era bem melhor, os habitantes eram felizes. E o que mudou? A maneira como eles passaram a olhar-se.

Oficinas
Eu me olho, eu me descubro

Habilidades desenvolvidas: autoimagem, autoaceitação, autoestima e autoacolhimento.
Tempo de duração: 1 hora em cada oficina.
Público: adolescentes (grupal ou individual).

Oficina 1

Esta oficina foi idealizada para adolescentes, podendo também ser aplicada com adultos.

Trabalho com adolescentes já há alguns anos e percebo que eles, geralmente, têm dificuldades de se reconhecer como alguém que seja bonito, interessante e capaz. Por isso, venho buscando formas de ajudá-los a desenvolver autoestima, autoimagem equilibrada e autoaceitação. Nesta busca, percebi que o trabalho com as oficinas de contoexpressão, criadas com temas específicos para este público, apresentam excelentes resultados, pois recebo *feedbacks* maravilhosos e observo que muitos deles passam por uma verdadeira transformação.

Para que esta oficina cumpra seu objetivo, é necessário que o facilitador conscientize os adolescentes de que eles não são produtos que devem passar por um rigoroso controle de qualidade para se encaixar nos padrões exigidos, do contrário serão descartados. É necessário guiá-los para que sejam capazes de se perceberem como pessoas únicas nas suas singularidades, mantendo os sentidos livres dos rótulos e ditames, ou seja, que estejam dispostos a aceitar as suas essências. Uma vez que os adolescentes se reconheçam e se aceitem como são, fica mais fácil trabalhar o autoacolhimento.

1ª parte: dinâmica 26: a escolha.

2ª parte: conectar os expressantes com os símbolos tratados no conto para que tenham uma compreensão mais ampla sobre o impacto da autoaceitação e da autoestima ou do não reconhecimento delas.

1. O facilitador inicia, perguntando: Como vocês se veem quando olham no espelho? O que costumam dizer para si mesmos quando estão diante dele? São palavras positivas de acolhimento e gratidão por quem são? Despertam sentimentos positivos ou apenas criticam-se e cultivam pensamentos negativos? Buscam imperfeições ou admiram-se?

3ª parte – hora da contação: para além do espelho, conto escrito para esta oficina. Ler o conto, mas não explicá-lo.

Depois, fazer perguntas que permitam uma melhor conexão com o conto. **Sugestões:** o que vocês gostariam de dizer a respeito deste conto? Será que alguém aqui se identifica com o personagem do conto? Alguém aqui também evita olhar-se no espelho?

4ª parte – atividade expressiva: "autorretrato".

Material necessário: papel A4, lápis, borracha, caneta, material para pintar (lápis de cor; giz de cera etc.).

Como fazer: cada expressante receberá o material necessário e poderá fazer o autorretrato no formato que desejar.

O facilitador deve pedir para os expressantes fazerem um autorretrato, mostrando como eles se percebem. Este autorretrato pode ser em formato de texto ou desenho. O objetivo desta atividade é abrir um espaço para que os adolescentes possam expressar artisticamente como se observam. Isso lhes ajudará a projetar no desenho ou na escrita suas angústias em relação à sua imagem, e poder avaliá-las a fim de encontrar uma forma de resolver esses conflitos.

Após a realização da atividade, o facilitador poderá fazer algumas perguntas direcionadas, por exemplo: Foi difícil se desenhar ou se descrever? Olhando para o seu autorretrato, o que você sente?

Conversar com eles sobre suas angústias ao olhar-se e deixar que se expressem com liberdade.

Depois, introduzir perguntas, como: quem sabe dizer o que é autoaceitação, autoconhecimento e autoimagem? Ótimo! Agora, partindo do que vocês sentiram ao fazer esta atividade, acreditam que conseguem aceitar a imagem de vocês? Ou sempre estão buscando um defeito quando se olham no espelho?

5ª parte – finalização: roda de conversa e avaliação.

Cada expressante deve estar com seu autorretrato em mãos, o facilitador lerá a seguinte frase:

> *Você mesmo, tanto quanto qualquer um no universo inteiro, merece seu amor e afeição.*
> Buda

Abrir um espaço para que os expressantes compartilhem o que sentiram durante a oficina. Dizer se a vivência fez sentido ou não. Caso queiram, recomenda-se deixar o material exposto para que possa ser visto pelos demais.

Combinar com os expressantes que façam um exercício de se olharem diariamente no espelho sem pressa, julgamento e ou comparações. De forma acolhedora, cuidadosa e generosa, dizer palavras e frases bonitas, gentis e positivas para si mesmo, depois escrevê-las em um papel e colocar em um lugar visível para que possa revê-las frequentemente.

Oficina 2

Nesta segunda oficina, os expressantes compreenderão a importância de gerir o autoconhecimento, autoacolhimento, e a autoaceitação. E, assim, poderão descobrir os inúmeros benefícios do amor-próprio.

1ª parte – dinâmica 27: dançar em espelho.

2ª parte – ponte entre oficinas:

   1. O facilitador poderá perguntar: vocês se olharam no espelho de forma acolhedora e gentil?

2. Como se sentiram? Durante o exercício, alguém sentiu alguma emoção diferente (um choro, uma risada, uma raiva...)? Alguém conseguiu ter um novo olhar sobre si mesmo? Como foi esta experiência?

3ª parte: perguntar aos expressantes: se eles tivessem a oportunidade de refazer seus autorretratos, se mudariam alguma coisa ou deixariam como está. E por que mudaria ou deixaria como está? A proposta é que eles possam perceber como se sentiam e que, sob uma nova perspectiva, tenham a oportunidade de se enxergarem como sujeitos que, às vezes, se veem incapazes e tristes, mas, outras vezes, estão confiantes e felizes, podendo até enxergar com clareza suas competências e qualidades, ressaltando, assim, seus traços positivos, aceitando sua singularidade e, portanto, aumentando sua autoestima.

4ª parte – atividade expressiva: "carta da gentileza".
Material necessário: papel A4, caneta, lápis de cor, canetinhas, giz de cera, canetão, cola branca e papel pardo para fazer um painel.
Como fazer:
1. Distribuir folhas de papel e todos os outros materiais necessários para a realização da atividade.
2. Cada participante deve escrever para si uma carta contendo uma mensagem gentil, em que identifique suas qualidades, valorize suas habilidades, elogie suas conquistas. Deve-se utilizar palavras bonitas, elegantes e positivas. Sugere-se decorar a carta com elementos do seu agrado.
3. Depois de terminar. O adolescente deve ler sua carta silenciosamente, desfrutando deste momento.
4. Quando todos terminarem, o facilitador deve pedir àqueles que se sentirem confortáveis que leiam suas cartas para o grupo.
5. Após este momento. Cada um deve colar sua carta no painel para ser apreciada pelos demais.

Observação: projetar no papel as palavras de autoaceitação ajudará a desenvolver a autoestima nos adolescentes. Por outro lado, expor esta carta em um mural coletivo ajudará a empoderar o adolescente, pois estará compartilhando com outros aquelas partes de si que estavam escurecidas pelo autojulgamento.

5ª parte – finalização: roda de conversa e avaliação.
Avaliar grupalmente o que aprenderam durante a oficina e o que levam deste momento. Recomenda-se presentear o grupo com uma lembrancinha.

29

A CAIXA DE MEMÓRIAS

Neste capítulo, utilizando como base o conto "A Casa dos Carregadores de Memórias", apresento duas oficinas nas quais os expressantes refletem sobre as memórias afetivas criadas ao longo de suas vidas, despertando seus pensamentos, sentimentos e emoções, conectando-se, resgatando e acolhendo as suas histórias.

VANESSA MONDIN MARTINS

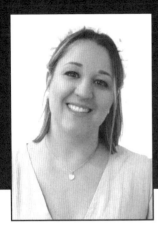

Vanessa Mondin Martins

Contatos
vanessamondinmartins@gmail.com
Instagram: @vanessamondinmartins
11 98184 0497

Casada com Leandro, mãe do Lucas, facilitadora do desenvolvimento humano, especialista em Eneagrama, educadora parental, emocional e educacional, praticante de Barras de *Access*, graduanda em Psicologia, idealizadora do projeto "Um livro por sexta" e coautora dos livros *Coaching para pais 2, Orientação familiar: teoria e prática*, dos best-sellers *Contos que curam: oficinas de educação emocional por meio de contos* e *Professores extraordinários*.

A Casa dos Carregadores de Memórias

*Memórias que nutrem boas lembranças são
capturadas pelos olhos da alma!*
Re Vieira

Era o começo de mais uma manhã de Sábado e a mãe de Lucas o despertou com um beijo carinhoso.

— Aonde vamos tão cedo, mamãe? É Sábado. – Lucas perguntou, curioso.

— Hoje é dia de visitar a bisa Maria na Casa dos Carregadores de Memórias. Lembra?

— Ah! Lembro sim! Mas não entendo, que casa é essa, mamãe?

— É onde moram pessoas que já viveram muitos anos, cheios de histórias para contar. São pessoas muito especiais que amam dançar, cantar e brincar, igual você.

— Que legal, mamãe. Eu posso cantar e dançar com elas?

— Se eles quiserem, pode sim.

— Brincar também, mamãe? – Lucas arregalou os olhos, esperando um sim.

— Sim, pequeno. Vocês podem fazer o que quiserem.

Desde sempre, Lucas visitava a bisa Maria. Quando ele chegava, ela sempre estava de banho tomado e de batom na boca. A diversão dos dois era a bisa pegar sua caixa de memórias e contar as suas histórias de infância. Dentro dessa caixa, tinha de tudo! Cartas escritas à mão, fotos em preto e branco, muitos objetos de seus familiares e até um binóculo super antigo. A saudade sempre aparecia em forma de lágrimas no rosto da bisa. Lucas adorava escutar as histórias que a bisa Maria contava, principalmente aquela de quando ela veio para o Brasil de navio. Filha de pais portugueses, a bisa atravessou o oceano com toda a família para começar uma nova vida. Todas as vezes que contava suas histórias, se emocionava e logo mudava de assunto:

— Por hoje está bom de histórias, Luquinhas! Vou arrumar a mesa para tomarmos o nosso café com leite e comermos um pedaço do seu bolo predileto, quentinho como você gosta. – Lucas sorria e agradecia.

Enquanto Lucas crescia, a bisa Maria envelhecia. Ela chegou a ser cuidada pelos filhos, mas depois foi morar na Casa dos Carregadores de Memórias. No começo, toda a família estranhou em não ter mais a casa da bisa Maria para visitar e comer suas deliciosas comidas, principalmente aos domingos, mas quando conheceram a nova casa, toda estranheza passou e todos encontraram muita paz e muito amor. A Casa dos Carregadores de Memórias não era muito grande, mas era espaçosa e muito aconchegante. Todos que moravam lá eram muito vividos e cheios de histórias para contar, principalmente o misterioso Sr. Antônio. Sempre que Lucas chegava na casa, ele o recebia com um abraço e logo trazia sua caixa, que tinha a seguinte descrição: "Caixa de Memórias do Tonico". Lucas ficava muito curioso para saber o que tinha dentro daquela caixa, mas ele só contava as histórias, deixando guardadas as memórias. Quando o pequeno ia embora, o Sr. Antônio gritava da porta da casa:

— Volte logo para conhecer minhas memórias! – Lucas sorria e se despedia.

Em uma manhã de dia de visita, Lucas chegou na casa e o Sr. Antônio estava sentado sobre um grande tapete colorido, junto da sua caixa de memórias aberta. No tapete, havia muitos objetos espalhados e Lucas, morrendo de felicidade, correu em direção ao amigo, dando-lhe um forte abraço, dizendo:

— Quantas coisas legais, amigo. Então é hoje que você vai me contar as histórias sobre as suas memórias?

Sr. Antônio soltou uma risada gostosa que contagiou todo mundo, e respondeu:

— É claro, amigo! A minha cabeça anda um pouco confusa, mas já vou começar contando de quando eu tinha por volta de 7 anos.

— Oba! – gritou Lucas todo empolgado, se ajeitando no tapete colorido para ouvir a tão esperada história.

— Quando eu tinha 7 anos, era um menino muito levado! Minha mãe vivia correndo atrás de mim com um cabo de vassoura, gritando: "Volta aqui, Tônico! Quando eu te pegar, você vai ver o que vai te acontecer." E eu corria ainda mais rápido, direto para a casa do Sr. Elias e da Dona Divina, nossos queridos vizinhos. Dona Divina me escondia debaixo do armário da pia da cozinha para ninguém me encontrar. Quando minha mãe chegava, Dona

Divina fingia lavar a louça e já tratava de falar que não sabia onde eu estava. Depois, descobri que ela fazia sinal de silêncio para a minha mãe, apontando onde eu estava. Fazia isso para que minha mãe não ficasse preocupada e me procurando pela vizinhança. Logo Dona Divina me tirava do meu esconderijo e me oferecia um copo de água fresquinha para espantar o susto do meu corpo. Logo depois, me servia um sonho de creme delicioso feito por ela com um copo de café com leite bem quentinho, como eu gostava. A gente sempre lembrava das minhas sapequices durante o nosso café e gargalhávamos muito. Sinto muitas saudades da Dona Divina e da minha mãezinha. Sinto também muita falta do Sr. Elias, da sua sabedoria e da sua memória de dar inveja.

O Sr. Antônio parou para enxugar seu rosto da emoção que aquelas lembranças traziam, aproveitando o fim da visita de Lucas. Todos da casa, inclusive a bisa Maria, contavam os dias do próximo encontro. A despedida era sempre cheia de emoções. Certo sábado, Lucas acordou assustado com o silêncio de sua casa e percebeu que tinham perdido a hora, correndo pela casa, gritando:

— Mamãe, estamos atrasados para irmos à Casa dos Carregadores de Memórias.

Quando encontrou sua mãe, Lucas viu que ela estava chorando. Ele queria saber o motivo e a mãe respondeu:

— Pequeno, lembra que te contei que a bisa Maria estava bem doentinha, esquecendo os nossos nomes, não conseguia mais caminhar muito e que seu coração já não batia mais tão rápido? Então, ele parou de bater essa manhã e ela morreu.

— E agora, mamãe? – perguntou o menino, chorando.

— Nós encontraremos a bisa Maria de uma forma diferente agora, em nossas lembranças. Guardaremos todos os momentos em que tivemos com ela em nossas caixinhas de memórias, igual a que o Sr. Antônio tem, e lembraremos dela com muito amor.

Os dois se abraçaram e choraram juntos a saudade que a bisa Maria já tinha deixado.

— Mamãe, e a Casa dos Carregadores de Memórias, o Sr. Antônio e todos os meus amigos que ainda moram lá? – perguntou Lucas, soluçando.

A mãe afastou-o um pouquinho de perto dela e disse:

— Podemos ir quando você quiser. A bisa Maria não estará mais lá, mas estará para sempre dentro do nosso coração. E seus amigos nos ajudarão a encher as nossas caixinhas de memórias até a hora de partirem também.

E foi assim que a Casa dos Carregadores de Memórias continuou recebendo o pequeno Lucas e sua mãe, sempre com muita alegria por todos seus moradores.

Oficinas
A caixa das memórias

Habilidades desenvolvidas: inteligência emocional, afetiva, empatia, comunicação, adaptabilidade, autocompaixão.
Tempo de duração: 1 hora em cada oficina.
Público: crianças alfabetizadas, adolescentes, adultos, idosos.
Atenção: encontre no código QR o material de apoio e explicação ilustrada desta oficina.
Materiais: 1 tapete colorido ou estampado (de tecido ou TNT); 1 folha com imagem de baú; 1 folha decorada (ambas encontradas no material de apoio); caneta (azul, preta ou colorida), lápis de cor ou canetinhas; pérolas de plástico; cola ou fita adesiva (durex); linha de lã vermelha; folhas em branco; papel cartão/cartolina vermelho; 1 caixa de com para as músicas da oficina.

Oficina 1:

Nesta primeira oficina, os expressantes trarão objetos antigos de seus familiares ou que ganharam de presente, de preferência de seus pais ou avós, trazendo para esse primeiro momento as memórias afetivas como lembranças vivenciadas e músicas que fazem lembrar dos seus entes queridos.

1ª parte – dinâmica quebra-gelo 1: conhecendo-se. Disponível no material anexo.

2ª parte – apresentando e refletindo: logo após a apresentação, os expressantes serão convidados a apresentarem os objetos trazidos e a contarem as suas histórias a partir desses objetos. Ao término das apresentações, o facilitador deve trazer a reflexão do quanto as memórias afetivas são importantes para a nossa formação como indivíduos, afinal, através delas é possível sentir e experimentar as boas sensações e sentimentos desde a primeira infância até o fim da vida. Encerrar esse momento com as seguintes perguntas: Qual é a memória desse objeto? Qual foi a emoção despertada? Por quê? Se você tivesse a oportunidade de falar com essa memória, o que falaria?

3ª parte – hora da contação do conto: contar "A Casa dos Carregadores de Memórias", inspirado em fatos vivenciados. O conto deve ser contado e não explicado. Logo após, fazer as seguintes perguntas para despertar a compreensão: Quem gostou do conto? E quem não gostou? Por que gostou ou não por que não gostou? Alguém se reconhece nas personagens? Com quem? Quais foram as memórias e emoções despertadas ao escutar o conto?

4ª parte – conectando as histórias com as memórias: pedir aos expressantes para conectarem os objetos do conto com os trazidos por eles para estimular suas percepções em relação às suas memórias e emoções. O facilitador convida os expressantes a fazerem uma roda em volta do tapete estendido no chão e se sentarem e, em seguida, entregar a cada um uma folha com a imagem de um baú e quatro pérolas, trazendo uma provocação. Sugestão: Lembrem-se de momentos vividos com seus entes queridos através dos objetos que trouxeram. Em seguida, o facilitador estimula cada um dos expressantes a colar as pérolas na folha entregue e escrever ao lado de cada uma delas, de forma resumida e carinhosa, as histórias que mais marcaram as suas vidas através dos objetos. As pérolas serão utilizadas para simbolizarem as memórias e/ou histórias da família, que são nossos verdadeiros tesouros. Em seguida, o facilitador vai ler a seguinte frase de Edna Frigato: "Felicidade é um colar de pérolas raras, construído lentamente com a simplicidade de pequenos acontecimentos do dia a dia."

5ª parte – conversando e despedindo: ainda sentados em roda, o facilitador cita a seguinte frase: "As nossas histórias conectam pessoas e suas histórias", convidando os expressantes a contarem como se sentiram ao trazerem essas lembranças durante a atividade da pérola; em seguida, pedir a cada um que traga em uma palavra como foi o momento vivenciado e, se sentirem-se à vontade, compartilhar com todos suas histórias.

Importante: Para a oficina 2, o facilitador deve pedir aos expressantes que tragam fotos ou desenhos feitos pelos seus pais e/ou avós.

Oficina 2

Nessa segunda oficina, os expressantes compreenderão a importância das memórias afetivas e deixarão as emoções virem através delas. A atividade será iniciada com um exercício de respiração escolhido pelo facilitador.

1ª parte – (dinâmica quebra-gelo 2): olhando e conectando – disponível no material anexo.

2ª parte – relembrando e vivenciando: perguntar aos expressantes se alguém quer compartilhar como foi a semana após a primeira oficina, falar sobre as emoções vivenciadas durante a semana ou se alguém tem alguma pergunta.

3ª parte – recordando e revivendo o conto: convidar os expressantes a falarem sobre os personagens do conto, vivenciados na oficina anterior. Caso eles não se recordem, faça uma breve fala sobre o conto, trazendo a seguinte pergunta: Qual é a memória afetiva que você traz no coração? O facilitador entregará a cada expressante uma folha de papel em branco e pedirá para que desenhem um coração. Deixar disponível pedaços de fio da lã vermelha e orientar cada expressante a preencher o coração com essas lãs. Os expressantes podem completar o coração com várias camadas de lã para que fique em formato 3D. Sugestão: Colar dentro do coração as fotos e/ou desenhos trazidos ou escrever os nomes, palavras ou frases que lembrem as pessoas da família, vivas ou não. É importante trazer todos que fazem parte da família e vivem em seus corações. Também é possível que os corações sejam feitos com papel cartão ou cartolina vermelha, recebendo, em seguida, as fotos, desenhos, frases ou palavras dos seus entes queridos. Quando encerrada a atividade de criação do coração, trazer perguntas. Sugestão: Como foi fazer essa atividade? Todas as pessoas importantes estão nesse coração? Identificou na Casa dos Carregadores de Memórias alguém da sua memória afetiva?

4ª parte – presenteando: o facilitador separa o grupo em duplas ou trios, entregando uma folha em branco ou um pedaço de papel cartão aos expressantes, solicitando que cada um faça um recorte no formato de um coração. O facilitador pede aos expressantes para escreverem dentro desse coração uma frase significativa, uma reflexão ou que façam um desenho que represente a vivência, com nome e data. Em seguida, o facilitador convida os expressantes a se presentearem com os corações uns dos outros para que cada um leve para a sua vida um pouco da história do outro, considerando o quão valiosas são todas as histórias, finalizando a atividade com a seguinte frase: "Atrás de cada pessoa há uma história que a tornou quem ela é".

5ª parte – despedindo: para finalizar a oficina, o facilitador lerá o poema de Cora Coralina, Colcha de Retalhos, que está no anexo do material.

6ª parte – finalizando: para encerrar a oficina, o facilitador convida os expressantes a escolherem uma música e finalizar com uma grande roda e cantando a música escolhida.

30

O SEMEAR DO JARDINEIRO
O TRABALHO DE UMA VIDA

Neste capítulo, tendo como base o conto autoral "Sobre sementes e espelhos", apresento duas oficinas por meio das quais as expressantes compreenderão mais profundamente seu papel no sistema familiar, bem como a importância de (re)conhecer-se, cuidar-se para então cuidar; acolher sua jornada individual e única na parentalidade; cultivar um olhar empático para si e compreender que o gerar da consciência e presença na maternidade é parte essencial e constante do processo de desenvolvimento humano.

VIVIAN FARIA

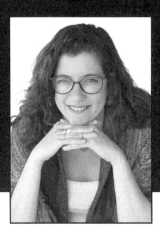

Vivian Faria

Contatos
coachparental.com.br
contato@coachparental.com.br
LinkedIn: https://bit.ly/3tJbGfv
Instagram: @maternanciacomafeto

Contadora de histórias, educadora parental e escritora; vive na Turquia desde 2018; tem textos publicados no Brasil e plataformas da internet. Deixou a carreira corporativa em 2010 para contar histórias em escolas e centros culturais. Apaixonada pela infância e artes, é pós-graduada em Arte e Cultura, Ensino de História e Cultura Africana e Afrobrasileira e cursou Pedagogia. Especialista em Desenvolvimento Parental no método Disciplina Positiva e facilitadora do Método Contoexpressão; atua como educadora parental, contadora de histórias e contoterapeuta transpessoal. Realiza atendimentos individuais e em grupo com mães, pais, educadores e crianças. Torna-se mãe desde 2016, ano em que descobriu que a melhor forma de cuidar de uma criança é cuidando de sua família.

Sobre sementes e espelhos

Os olhos são a lâmpada do corpo. Portanto, se teus olhos forem bons, teu corpo será pleno de luz.
Matheus 6:22

Ela sempre quis ter uma flor. Sempre, sempre. Via outras pessoas e seus jardins floridos e desejava com muita força que um dia seria ela a cuidar de uma semente. Pensava ser natural, um processo pelo qual todas devem passar; algo que se deva fazer, e que já se sabe instintivamente. E, claro, ela tinha certeza: a sua flor seria a mais bonita, cheirosa e colorida.

Preparou-se com o que pensava ser o necessário. Pegou o melhor vaso que tinha, aparentemente confortável para o tamanho da semente; pintou-o e decorou-o. A terra era fértil e, mesmo assim, ela cuidava de adubá-la regularmente. A semente foi colocada em ninho fofo, regada com amor e água. Mas a resposta não veio como o esperado. A semente começou a germinar, sua raiz saindo timidamente. Vieram também as primeiras folhas, não tão verdes como ela imaginava que seriam. A mulher se perguntava o que estava fazendo de errado e, por muitas vezes, gritava com seu pequeno broto:

— Vamos! Desenvolva-se! Quero ver sua beleza!!! Estou te alimentando com o melhor adubo que há!

A frustração a colocava naquela situação irracional e repetitiva. O cansaço a dominava. Um ciclo vicioso e doloroso estava criado: a mulher cuidava, o pequeno broto não respondia, ela gritava e se sentia mal e incapaz. Sentia-se falha. E a culpa tornou-se sua gaiola, sua prisão. Ela não conseguia agir, estava paralisada. Então, em uma noite de angústia em que seu peito pesava tanto que mal conseguia respirar, acabou perdendo-se nos seus pensamentos e adormeceu. No sono profundo, ela teve um sonho especial, em que recebeu a visita de uma fada, que a levou até um lugar desconhecido. Era um campo florido, muito florido; ela se via feliz em meio às flores, e queria para si uma daquelas belezas de cheiro tão doce.

Tentou, mas não conseguiu arrancá-las, nem para tirar uma muda. Aquelas flores eram tão lindas, tão perfeitas, que não pareciam reais. Procurou, mas não havia sementes à mostra. Não havia sementes! Sentiu-se triste e chorou. A fada a olhou compassivamente e viu em seu rosto uma angústia profunda, então, a guiou por um breve caminho. Juntas, cruzaram um bosque escuro até chegar a uma clareira às margens de um lago. Ao olhar para aquela água cristalina que a refletia como um espelho, a mulher surpreendeu-se ao ver-se menina. Menina, como há muito fora. Cabelos desgrenhados e brilhantes, olhos grandes e curiosos. No seu reflexo, viu que uma semente germinava em seu peito; sua raiz se fortalecia, fincando-se fundo em seu coração. Seus ramos, com as duas primeiras folhas recém brotadas, seguiam a luz dos seus olhos, como todo primeiro ramo segue a luz do Sol. A semente brotava dentro de si e a tomava, fazendo com que ela se transmutasse em flor. Aquela visão era, ao mesmo tempo, aterrorizante e bela. Então, a fada lhe falou pela primeira vez:

— Você foi semente, foi broto e é flor. Agora, é hora de perceber-se e ser jardineira também. – Depois disso, tocou sua testa e o seu coração.

E, em um estalo, ela acordou, assustada. Tocou seu peito, seu rosto. Era mulher, não era mais menina-broto. Estava tudo normal e, apesar de ter ainda em suas narinas o perfume doce daquele jardim, não virara flor. Eram cinco da manhã, o Sol já estava para nascer. Olhou para o seu vaso especial, aquela terra fofa. Seu pequeno broto ainda dormia. Ela não gritou. Sentou-se próxima do vaso e, com doçura na voz, disse:

— Bom dia, luz do meu dia!

Pensou bem de que forma poderia ajudar aquele pequeno broto a se fortalecer e, pela primeira vez, percebia-se agindo como uma jardineira. Foi até a cozinha e se alimentou. Comeu com gosto, como há muito tempo não comia. O cuidar de si fortalecia e ajudava no fazer da jardinagem. Resolveu tentar outro alimento para seu brotinho, pensou que talvez outra coisa fosse mais adequada para esse estágio da planta. Mudou o vaso de lugar. "Mais luz? Menos luz? Como reage?" Ajustou a rega. Ações diferentes, espera, entrega. A resposta não foi imediata, a natureza - assim como o amor - precisa de tempo para se estabelecer e se desenvolver. Mas, dessa vez, mesmo ainda sentindo a ansiedade e frustração, ela sabia, de alguma forma, que a semente já estava florida dentro dela.

Além de sua flor, percebeu-se cultivando paciência. Acolheu-se e, assim, pôde acolher e respeitar o tempo de seu brotinho e o seu próprio. Foi só uma questão de tempo para que um dia ela acordasse e visse que seu pequeno broto agora expandia-se com autêntica vitalidade. Novos ramos se formavam e essas novas folhas espelhavam-se nela, seguindo a luz do Sol de seus olhos.

Cuidado, atenção, ajustes, paciência, água, luz, alimento e amor. Flores reais, incrivelmente belas em sua imperfeição, brotavam dentro e fora dela.

Oficinas

Habilidades desenvolvidas: provocar a consciência de que a relação com filhos necessita de uma base sólida de autoconhecimento, conhecimento, inteligência emocional, autorresponsabilidade e empatia.
Tempo de duração: 1 hora.
Público: mães, pais, educadores/cuidadores da infância, em geral.
Atenção: busque no código QR material de apoio a versão estendida da oficina.

Oficina 1

O semear do jardineiro: cultivando a si mesma

1ª parte – dinâmica de quebra-gelo: "espelhos"
Objetivo: promover interação entre as participantes, gerando conexão, empatia e diversão, que, normalmente, acontecem quando nos apresentamos como se fôssemos nossos filhos.
Tempo de duração: 15 minutos.
Facilitador: apresente-se brevemente enquanto profissional/facilitador(a) da oficina. Você pode dizer o que te motiva a realizar esse trabalho (3 minutos). Crie uma atmosfera acolhedora, deixe claro aos participantes que este é um lugar seguro onde não há julgamentos, todos que estão presentes aqui têm a mesma busca: de se desenvolver enquanto pessoas a partir do campo da maternidade/parentalidade.
Como fazer: oriente e demonstre como será a dinâmica: convide os expressantes a se apresentarem, explicando a partir do seu exemplo como é a proposta. A dinâmica de apresentação é composta de dois ciclos:
Ciclo 1: nome + idade + característica marcante + *hobby* + habilidade que domina + habilidade/característica que deseja desenvolver.
Ciclo 2: apresentar-se como se fosse seu filho ou filha (s) – (em primeira pessoa) "Seu" nome + idade + característica marcante + *hobby* + habilidade que domina + habilidade que deseja desenvolver.

2ª parte – preparação para o conto com atividade expressiva: nesta parte, os expressantes entram em estado de relaxamento, conectando-se com a sua Flor Interior e, aos poucos, com o simbolismo do conto.
Material: papel A4, massa de modelar; caixa de som, difusor com essência "verde" suave (floresta, por ex.) de sua preferência, música (sons da natureza).

Como realizar: em ambiente preparado, 1) convide os expressantes a sentarem confortavelmente e massagearem pés e mãos. 2) Inspire em 3 tempos, expire em 6 (3x). 3) Imagine-se em um bosque denso, caminhe até chegar em uma clareira onde há um lago, a luz do Sol reflete lindas cores nele. Você tem sede. Vá até a beira do lago e beba dessa água, olhe seu reflexo e veja brotar em seu coração uma linda flor. Você toca a imagem no lago e toca a flor. Qual a cor, textura? 4) Esta é SUA flor: O que sente ao vê-la? Observe suas emoções. 5) Quais cuidados adequados para sua flor? 6) Estenda sua mão e dela receba uma semente. Abra os olhos lentamente. Diante de você há massa para modelar: crie um vaso para aninhar sua semente.

Facilitador, pergunte: "Como foi a sua caminhada até o lago? O que sentiu ao receber a semente? E ao manipular a massa, fazer o vaso? Quais dores e desafios você encara na sua jornada?

É natural que relatos surjam, portanto, o facilitador deve acolher e validar as emoções sem julgamento, ratificando que o objetivo do desenvolvimento parental não é buscar perfeição ou receita pronta (isto não existe), mas autoconhecimento e recursos para encontrar sua forma autêntica no maternar, cultivando presença e conexão. Palavras-chave do momento: acolhimento, autenticidade e consciência emocional.

3ª parte – hora da contação: "sobre sementes e espelhos", conto autoral criado para trabalhar com mães no processo de autoconhecimento e desenvolvimento parental (adaptável para pais e educadores).

Contar o conto.

Perguntas posteriores: O que você sentiu durante a contação? O que você entendeu sobre o conto? Com qual personagem/emoção você se identificou? Já se sentiu presa em uma gaiola, como a personagem? Quem é a fada? O que seria a postura de jardineira?

4ª parte – atividade expressiva: sementes de autoamor.
Material necessário: papel semente, lápis coloridos, papel espelho, pedrinhas de aquário.

Os expressantes devem escrever uma carta para si mesmos, reconhecendo seus sentimentos, potenciais e habilidades que desejam desenvolver, registrando para si palavras de amor, comprometendo-se com novas ações para acolher e cuidar-se, encorajando-se para ocupar o lugar de cuidador.

Plantio simbólico: Prepare o vaso modelado anteriormente com as pedrinhas e espelho, posicionando-o de forma que consiga se ver. Imagine e conecte-se com a semente que a sua flor te deu e plante-a. Leia a carta em voz alta, para si e para sua semente.

5ª parte – finalização: roda de conversa e avaliação.

Quem quiser pode expressar como se sentiu durante a oficina ao escrever/ler sua carta e plantar suas intenções. Resuma, em uma palavra esse encontro/momento, o que significou para você.

Facilitador: Oriente os expressantes sobre a continuidade do processo, conforme Ritual de Plantio anexo.

Oficina 2 – Cultivando o semear

1ª parte – dinâmica 30: enquanto criamos os nossos filhos, somos nós que crescemos.

2ª parte – (re) leitura do conto: como o conto ressoou em você nesses dias?

3ª parte – sugestão de contextualização da atividade expressiva: a família é um centro de aprendizagem constante. Ao passo que você, mulher, torna-se mãe, a cada instante seu bebê cresce para tornar-se criança/jovem/adulto. A Mãe Jardineira é aquela que se observa e à sua semente, buscando as melhores condições de desenvolvimento para sua criança e para si. Para cultivar a si e a sua Flor, são precisos atenção plena e autoconhecimento. O exercício a seguir propõe gerar um olhar curioso que busca ver além dos desafios e da dor, acolher sem julgar e a partir da compreensão provocar ações conscientes, estimulando o processo de desenvolvimento.

4ª parte – criando seu diário: plano de jardinagem.
Material necessário: 1 caderno para cada expressante; tesouras, tecidos de diversas cores, imagens, cola branca para encapar.

Instruções ao facilitador: "Esse será seu Caderno de Desenvolvimento Parental, o diário no qual você vai se cultivar enquanto jardineira. Decore-o com a sua cara, com elementos que te traduzem."

Depois de decorar, vamos trabalhar no interior do diário:

Convide-as a escreverem a data de hoje e um ou mais desafios que estejam tendo com os filhos (alguns daqueles que compõem a lista criada na dinâmica de quebra-gelo, o qual você encontra no material complementar junto ao Código QR).

Os expressantes devem escrever também como se sentem e quais de suas reações geram culpa e arrependimento.

Não pense agora em mudar comportamentos, foque em observar e perceber-se.

Agora, exercite a perspectiva de cultivar-se: quais oportunidades de aprendizado esses desafios trazem? O que pode ser trabalhado: como você reage e como gostaria de agir? O que seu exemplo passa para sua criança agora, o que você quer cultivar?

A tecnologia ao nosso favor: Convide os expressantes para um trabalho continuado, mantendo o Diário vivo e aproveitando ao máximo o que a Escrita Terapêutica pode proporcionar: "Esse é seu Diário de Jardineiro, por isso, não deve ser esquecido no fundo de uma gaveta até que as ações voltem a funcionar no automático, deixando passar oportunidades de diálogo interno e reflexão que a vida propõe. Por isso, utilizaremos a tecnologia para continuar nosso trabalho. Você receberá um convite para adicionar à sua agenda eletrônica lembretes com provocações que faremos ao longo dessa jornada. A prática da auto-observação e escrita traz clareza ao olhar e fortalece a presença na relação com os filhos."

Facilitador: Anote o e-mail dos expressantes para continuar o processo. Combine um período para o envio de e-mails com lembretes/incentivos/provocações para que o Diário seja utilizado e a presença, cultivada.

5ª parte: finalização.

Cada participante compartilha como se sente ou resume em uma palavra o encontro.

Frase de fechamento: O poeta Antonio Machado disse

"Caminhante, não há caminho, o caminho se faz ao caminhar"

Eu o parafraseio: "mulheres, não há jardim, o jardim se faz ao semear, como não há 'maternidade', essa se faz ao maternar."

Referências

LOTT, L.; NELSEN, J. *Disciplina Positiva, manual do educador parental – ensinando habilidades para criar os filhos no modelo da Disciplina Positiva*. Sétima Edição, Editora Filosofia Positiva, 2017.

NELSEN, J. *Disciplina Positiva*. 3. ed. São Paulo: Editora Manole, 2015.

SALDANHA, V. *Psicologia transpessoal – abordagem integrativa: um conhecimento emergente em psicologia da consciencia*. Editora Unijui, 2008

SIEGEL, D. J; HARTZELL, M. *Parenting From the Inside Out - How a Deeper Self-understanding can help you raise children to thrive*. Editora Tarcher Perigee.

DINÂMICAS DE QUEBRA-GELO

Dinâmica 1: frases célebres

Essa dinâmica é muito fácil de planejar e possui variações infinitas. Além disso, é uma excelente maneira de apresentar o tópico que será tratado na oficina.

Duração: 10 a 15 minutos O tempo total depende do número de frases que você deseja comentar com os grupos.

Número de participantes: Grupos de 3 a 5 pessoas, sem limite.

Instruções:

1. Divida os participantes em grupos de três pessoas. Você pode selecionar as pessoas que estarão no mesmo grupo.
2. Entregar a cada grupo uma frase relacionada com a temática da oficina.
3. Diga aos grupos que eles devem pensar individualmente por 3 minutos sobre a frase que você entregou e responda a estas perguntas: "O que a frase significa para você?", "Qual é a relação entre a frase e o tópico de hoje?"
4. Depois, peça aos participantes que compartilhem suas respostas com o grupo. Quando você as expuser, pergunte se as respostas são semelhantes ou se, durante a conversa, eles perceberam algo importante que desejam compartilhar.
5. Depois que os participantes terminarem essa primeira conversa espontânea sobre a frase, peça aos voluntários de cada grupo que compartilhem com todos os participantes as ideias principais que podem ser extraídas do que eles falaram.

Dinâmica 2: em uma palavra

Essa dinâmica quebra gelo ajuda o grupo a aprofundar seus pensamentos sobre um tópico conhecido e é uma ótima maneira de introduzir o tema da oficina. Normalmente, os participantes ficam impressionados com a variedade de palavras que eles mesmos escolheram.

Duração: 10.

Número de participantes: Grupos de 3 a 5 pessoas.

Variantes: faça as perguntas em relação à própria equipe, por exemplo: "Qual palavra você usaria para descrever o grupo?" ou em relação a aspectos específicos, "Qual palavra melhor descreve a comunicação no grupo?" (Essa variante se recomenda para grupos que já se conhecem.)

Instruções:

Forme grupos de 3 a 5 pessoas aleatoriamente. Diga aos grupos que sua tarefa é pensar por um minuto qual palavra melhor descreve um tópico comum relacionado à sua história de vida. Exemplo: maternidade; estudos; trabalho.

Incentive-os a compartilhar a palavra com o resto do grupo. Uma conversa surgirá entre os participantes de cada equipe que pode levar a uma primeira abordagem muito interessante.

Reúna todos os grupos para compartilhar as palavras sugeridas. Para isso, o mais comum é pedir voluntários a cada grupo: o bom é que, como são apenas porta-vozes e não precisam defender as palavras escolhidas, mesmo as pessoas mais tímidas geralmente não têm nenhum problema em intervir nesse momento.

Depois que todos os participantes ouviram as palavras, uma série de perguntas é feita aos grupos sobre o tópico escolhido para o qual eles propuseram as palavras.

Dinâmica 3: meu nome

O facilitador pede que os expressantes caminhem pela sala, então ele dá a comanda: "grupos de 2. Se observem, digam seus nomes e voltem a caminhar". Depois, este repete a comanda aumentando a quantidade de pessoas no grupo até chegar ao total de participantes, formando uma roda.

Dinâmica 4: música e movimento

O facilitador coloca uma música de fundo que remete a um ambiente de floresta. Depois, pede que os expressantes caminhem pela sala e se movimentem no ritmo que a música cria em seus corpos. Solicita, ao final da música, que eles se mantenham em silêncio e formem uma roda. Conversa com os expressantes a respeito do que estes perceberam neste processo.

Dinâmica 5: apresentação com objeto

Formar um círculo com os participantes. O facilitador segura um objeto (pode ser uma bola), e diz aos participantes que irá se apresentar e jogar o objeto para um deles, que também deverá se apresentar, dizendo o seu nome e algo que gosta de fazer e o motivo que o levou a participar da oficina (este último no caso de adultos). Em seguida, esse participante jogará o objeto para outra pessoa, que, após se apresentar, jogará o objeto para outro participante que ainda não se apresentou. Essa atividade termina depois que todos os participantes tiverem se apresentado.

Dinâmica 6: relembrar os nomes

No início da oficina todos os participantes, em pé, formam um círculo. Cada participante receberá um pedaço de fita estreita (com cerca de 80 cm de comprimento) e um pedaço de cartolina branca (de mais ou menos 10 cm de largura e 5 cm de altura), com um buraco no centro da parte superior (que dê para introduzir a fita). Os participantes introduzirão a fita no buraco do pedaço de cartolina e amarrarão as pontas da fita, formando um colar (onde o pedaço de cartolina será o pingente). O facilitador começará a atividade, pedindo para que um dos participantes se coloque no centro do círculo. Então, o facilitador dirá aos participantes o que sabe sobre aquele que está no centro. Por exemplo: nome, profissão, o que ele gosta de fazer etc. Em seguida, vai até o centro, coloca o colar no pescoço da pessoa escolhida e, utilizando uma caneta hidrocor disponibilizada pelo facilitador, escreve o nome dela no pedaço de cartolina (apoiado sobre um caderno). Agora, aquele que está no centro, deve fazer o mesmo: voltar ao seu lugar, escolher outro participante para colocar-se no centro e apresentá-lo ao grupo, colocando depois o colar nele. Quem já tiver recebido o colar não poderá ser escolhido por outro participante. Caso algum participante não se lembre do nome, profissão e outras informações sobre o participante em quem colocará o colar, poderá ser auxiliado pelos demais participantes.

Dinâmica 7: receita de dizer o nome

O facilitador inicia a oficina com uma pequena apresentação sua e declama o poema *Receita de dizer o nome* de Roseana Murray.

Dizer o nome
como se diz uma semente
uma pedra
um pedaço de sol

dizer o nome
como se diz um arco-íris
um temporal uma ilha
de água luz e coral

Com o objetivo de promover a integração dos participantes, o facilitador propõe a formação de um círculo e convida cada um a dizer o seu nome em voz alta: silabando, soletrando ou cantando, fazendo movimentos e ritmos diferentes. Após cada apresentação do nome, o grupo repete, na mesma entonação, movimentos e ritmos indicados. O facilitador deverá enfatizar que no mundo simbólico (contos de fada e lendas populares), dizer o nome de uma pessoa representa fazer um desejo por ela ou abençoá-la cada vez que seu nome é pronunciado. Ao final, os participantes poderão compartilhar o que sentiram ao ouvir o seu nome apresentado dessa forma.

Dinâmica 8: um passarinho me contou

O facilitador deverá providenciar imagens de passarinhos de diversas cores (tomar o cuidado de separar ao menos duas cores de cada) que deverá ser entregue a cada participante na chegada. Atrás de cada figura de passarinho haverá uma frase contendo algumas características de pessoas resilientes. Exemplo: "Um homem não está acabado quando enfrenta a derrota. Ele está acabado quando desiste." (Richard Nixon)

Formar um grande círculo e cada participante deverá encontrar seu par de passarinho que será determinado pela cor. Cada dupla de "passarinhos" deverá sentar-se próximo e iniciar um bate papo a partir da leitura da frase previamente colada na figura. Em seguida, cada um terá dois minutos para elogiar o colega, um por vez. Ao término do tempo, os participantes deverão retornar ao círculo inicial e partilhar livremente com o grupo como foi esse momento. Para finalizar, cada um lê para o grupo a frase que recebeu.

Dinâmica 9: o ambiente que há em nós

1. O facilitador apresenta-se e mostra seu nome feito de recortes de revistas numa folha de papel com as letras colocadas verticalmente, uma abaixo da

outra. Conectar-se com o grupo narrando alguma passagem de sua vida que precisou tomar decisões para poder superar um problema (ser breve). Após este processo, enfatizar a importância de compartilharmos nossos desafios, narrativas e o quanto isso pode ajudar a prosseguirmos.

2. Conhecendo a si e aos outros: Organizados em duplas, ou trios, os expressantes se apresentarão no pequeno grupo. Um pode contar para o outro, como apresentação, uma breve história, aventura ou superação. Além disso, cada colega pode registar um o nome do outro numa folha a partir de recortes de revistas ou jornais, de modo que posteriormente, na continuidade da oficina, seja utilizada para um acróstico (porém, não precisa ser dito ao grupo sobre o acróstico para que haja surpresa). Sugestão: No retorno ao grupo maior um colega poderá apresentar o outro.

Dinâmica 10: entre aventuras e forças

Os expressantes serão incentivados a pensarem (mentalmente) em alguma aventura de sua infância que lhe trouxe momentos alegres (registrar: pode ser desenho ou palavras soltas numa folha de papel). Logo em seguida dialogam como pensam em si com mais idade, que desafios acreditam que podem assumir (registrar: pode ser desenho na parte traseira do papel anterior ou palavras numa folha de papel). Socializar com o coletivo. O facilitador incentivará com algumas perguntas mobilizadoras, tais como: "Destes registros que pensamentos vêm a sua mente?"; "Quais emoções estou sentindo agora após esta vivência e socialização?"; "Qual é sua força pessoal?"

O facilitador entrega um pedaço de papel-cartão para cada expressante com o título Minhas Principais Forças, neste cada um registra suas forças. Estas serão mediadas pelo facilitador que também incentivará os participantes a refletirem a respeito das principais forças.

Dinâmica 11: jogando a bolinha (apresentação)

O facilitador escreve o seu nome numa etiqueta autocolante e pede que todos os participantes façam o mesmo.

A dinâmica começa com o facilitador que lê e mostra a etiqueta com o seu nome que foi previamente escrito nela, cola a etiqueta de maneira visível em sua roupa e em seguida joga a bolinha (ping pong, papel ou outra) para uma pessoa aleatoriamente. A pessoa que acabou de se apresentar da mesma maneira que o facilitador, joga a bolinha para outra pessoa e assim por diante.

Quando a última pessoa se apresentar, peça que ela devolva a bolinha para a pessoa que jogou para ela se apresentando e nesse momento diga uma qualidade dela: " eu sou…". Essa tarefa irá fortalecer a atenção e a memória dos participantes e os fazer lembrar o quanto é importante prestar atenção nas pessoas a sua volta.

Caso os participantes do grupo já se conheçam, aplique a mesma dinâmica, mas os participantes não precisam escrever o nome na etiqueta, apenas dizer como se chamam e uma de suas qualidades.

Dinâmica 12: localização geográfica

Cada integrante do grupo é de uma região diferente que juntos formam um mapa. Importante: se os participantes forem todos do mesmo local, pergunte se os seus pais ou avós são de outros lugares, e assim o participante pode representar esse lugar. Peça para que todos imaginem que no chão há um grande mapa do país, e o facilitador com um giz deve escrever no chão os pontos cardeais (Norte, Sul, Leste Oeste). Depois cada participante, da melhor forma possível, deve colocar-se na parte do mapa imaginário onde imagina que está a sua cidade ou estado de procedência.

Dinâmica 13: liberação de emoções

A bexiga (balão) pode ser utilizada como instrumento de liberação de emoções, esvaziamento de si mesmo para focar na história e, consequentemente, na oficina. O facilitador deve oferecer uma bexiga para cada participante e, então, instruí-los a encherem-na pausadamente. Em cada sopro devem lembrar-se de como foi aquele dia e que descarreguem ali, através do ar, qualquer frustração ou emoção forte, repetindo o movimento até que a bexiga estoure. Com o rompimento da bexiga, provavelmente estarão mais aliviados e desbloqueados para iniciar a oficina (ao invés de estourar o balão, é possível soltá-la para voar pelo ar).

Dinâmica 14: *storyline* (história resumida)

Material: papel, canetas.

Após o facilitador se apresentar, dizer ao grupo que antes de se apresentarem, devem fazer uma pequena biografia (história de vida – deve contar em 3ª pessoa) de três linhas usando a primeira para a infância, a segunda para a adolescência e a terceira para a vida adulta. Deverão escolher o que melhor define cada época de sua vida. Caso o grupo seja grande e não der tempo que todos leiam, pode escolher alguns participantes para lerem ou pedir voluntários. Após a leitura das "storylines", dizer que provavelmente o que colocaram em cada linha foi algo que marcou muito aquela fase e que ficou registrada na memória. Perguntar se concordam com o exposto e se foi difícil encontrar o que dizer sobre cada fase.

Dinâmica 15: memórias afetivas

Material: bolinha (pode fazer uma bolinha de papel)

O facilitador diz ao grupo que fará uma atividade para puxar o fio das memórias. Comentar que as memórias afetivas compreendem lembranças sensoriais e emocionais, que vêm à tona, muitas vezes por meio de sabores, cheiros, algo que se vê, alguns sons, entre outros. Por exemplo, uma determinada música ou um aroma pode trazer lembranças de momentos especiais (o facilitador poderá dar algum exemplo pessoal, ou o seguinte: Quando você come um bolo ou um doce e isto lhe faz lembrar de quando era criança e se deliciava com tal guloseima, esta é uma memória afetiva). Dirigir-se ao grupo, dizendo: "Vou jogar a bolinha e quem pegá-la deverá responder a seguinte questão: 'Qual destas sensações traz a você uma memória especial e por quê?' Depois de responder deve jogar a bolinha para outro participante que também responderá a mesma questão e assim por diante."

Obs.: É desejável que todos participem, mas depende de quanto tempo tem disponível para a dinâmica.

Finalização: Observar quais os sentidos mais comentados. Perguntar ao grupo se quando ouviram o outro participante surgiram outras lembranças. Estimular a interação entre os expressantes.

Dinâmica 16: aliviar o estresse

Fazer um círculo com cadeiras que tenham encosto, nas quais as participantes irão se sentar. Pedir que iniciem fechando os olhos e inspirando profundamente, devem enquanto inspiram elevar os ombros até altura das orelhas e num sopro forte soltar a respiração e deixar as mãos caírem pesadamente. Importante ao soltar o ar com boca aberta emitir som alto de alívio, um forte AAAAH. Repetir por 3 a 5 cinco vezes. Depois esfregar as mãos umas nas outras bem forte até ficarem quentes, fazer movimento circular com o corpo desencostando e voltando para encosto da cadeira e à medida que a mão esquentar, passá-la por todo o rosto, cabeça, pescoço, peito, braço, pernas e pés. Como quem faz um carinho em si mesma. Enquanto o movimento acontece, quem estiver aplicando a atividade deve estimular que as participantes se entreguem ao movimento sem medo. Devem sentir que o encosto da cadeira lhes serve de apoio e segurança por todo o tempo, lembrando que dentro de nós também existe uma estrutura psíquica que nos sustenta o tempo todo, principalmente nos momentos mais difíceis da vida e na qual também podemos confiar. Terminar com um autoabraço enquanto ainda sobre a cadeira fazem leve movimento de ninar, para lá e para cá, bem devagar. Ao abrir os olhos pedir que percebam como estão se sentindo e que por meio de uma palavra descrevam a sensação.

Dinâmica 17: sentimento x atenção

Combinar com o grupo que todas as vezes que você disser a palavra SENTIMENTO, eles, juntos, devem dizer ATENÇÃO e que quando você disser a palavra ATENÇÃO, eles dirão SENTIMENTO (fazer umas cinco vezes ou até que o grupo esteja focado). Quando todos estiverem concentrados, seguir trocando o comando. Combinar com o grupo que todas as vezes que você disser a palavra AGITAR, eles, juntos, devem agitar o corpo, e que quando você disser a palavra RESPIRAÇÃO, eles deverão permanecer estáticos e respirando profundamente e bem devagar (fazer umas cinco vezes ou até que o grupo esteja focado).

Dinâmica 18: equilibrando as emoções

Distribuir um balão aos participantes e pedir que estes encham seus balões e amarrem seus bicos. Ao som de uma música, indicar que devem dançar e ao mesmo tempo manter seus balões flutuando apenas com pequenos toques. Não pode segurá-lo e nem mesmo deixar cair. Ao fim, fazer uma associação com nossas emoções, que quando não as mantemos em equilíbrio e em gerenciamentos podem perder o controle e sermos dominados por elas.

Dinâmica 19: cumprimento personalizado

Criar uma forma de cumprimentar cada expressante. Levar crachás de identificação e quando estiverem presentes, se identificarem começando pelo facilitador que pode dizer: "Dê um passo à frente, com confiança, e diga seu nome."

Dinâmica 20: elemento da natureza

Dinâmica superbacana para integrar a pessoa ao grupo e com ela mesma. Escolha um elemento da natureza (ar, água, mar, pedra, flores, árvores etc.), e apresente-se por meio dele e diga por que escolheu este elemento.

Dinâmica 21: apresentação (nome + qualidade)

Com as participantes sentadas em círculo (em almofadas previamente organizadas) a facilitadora as convida para apresentarem-se uma a uma falando seu nome e uma qualidade própria com a primeira letra do nome, seguida de um gesto que represente esta qualidade. Após a apresentação de uma pessoa todas repetem o nome, a qualidade e o gesto, e assim sucessivamente.

Dinâmica 22: pantomima literária

Relembrar o conto com as expressantes por meio do jogo teatral Pantomima Literária. As participantes sentam em círculo, juntas irão recontar a história da forma que lembram, porém cada uma só tem o direito de falar uma frase por vez. Ex.: A participante que começa a atividade vai dizer: "Era uma vez um elefante que andava pesado e cansado". A próxima participante continua com outra frase: "Ele foi pra floresta encontrar seus amigos para brincar". A subsequente diz: "Mas chegando lá seus amigos não lhe deram atenção", e assim sucessivamente, até que cheguem ao final do conto "Edu, o Elefante, e o Festival de Sutilezas". O jogo segue o círculo, e é possível que as participantes contribuam com a história mais de uma vez, até que em conjunto cheguem ao final.

Dinâmica 23: sou uma árvore feliz

Cantar a música: "Sou uma árvore feliz, tenho tronco, folhas e raiz. Minha alegria é servir. Ando pelo mundo a florir". O facilitador convida a todos para ficarem em pé e cantarem junto a canção, fazendo gestos. Quando falar "tronco" mostrar seu tronco, "folhas" mostrar seus braços, e quando falar "raiz" mostrar suas pernas e pés. Além disso, na parte da música "...minha alegria é servir. Ando pelo mundo a...." pedir a cada um que complete o que anda a ser ou fazer pelo mundo.

Dinâmica 24: colorindo flores, gerando memórias

O facilitador deve levar, impresso em papel, diversos desenhos de flores variadas e distribuir entre os expressantes, sendo que cada um deve escolher a flor que mais gostar. A seguir o moderador orienta que os expressantes venham a colorir. Enquanto os expressantes executam a atividade, o facilitador pode borrifar no ar um aromatizador de ambiente, preferencialmente com a fragrância de uma flor (lavanda, dama da noite, por exemplo) a fim de gerar memória daquele momento. Ao término da tarefa, os expressantes devem trocar os desenhos entre si, simbolizando o acolhimento uns para com os outros.

Dinâmica 25: resgatando memórias afetivas

O facilitador deve dispor de cadeiras ou banquetas individuais e posicioná-las em formato circular (roda). Antes de recepcionar os expressantes no local, o facilitador deve borrifar no ar o mesmo aromatizador de ambiente utilizado na primeira dinâmica, assim quando os expressantes chegarem já farão conexão com o perfume.

Estando todos sentados em roda, o facilitador inicia a fala trazendo uma curiosidade da sua cidade natal ou atual. Em seguida sugere que os expressantes façam o mesmo, ou seja, contem sobre hábitos, palavras, costumes ou curiosidades de suas cidades, da vida em comunidade no bairro ou algo de sua infância.

Dinâmica 26: a escolha

O facilitador entregará três imagens para cada expressante sendo uma balança, uma fita métrica e um espelho. Explicar que eles devem descartar duas delas, ou seja, ficando só com uma e depois dizer ao grupo o porquê da escolha.

Dinâmica 27: dançar em espelho

Dividir os expressantes em duplas. Explicar que eles devem dançar em "ESPELHO" ou seja, um deles irá fazer os movimentos e o outro irá imitar. Quando o facilitador disser "TROCAR" o que estava imitando passará a conduzir a dança. E quando disser TROCAR DE PAR, devem buscar outra pessoa e seguir com a dança dos espelhos. Eles dançarão sem a necessidade de tocar-se. Colocar a música sugerida para que possam dançar ao seu ritmo.

Sugestão de música: Julia Gama – "Ser feliz é se encontrar" – disponível em: https://youtu.be/bmXyODUq9yo.

Dinâmica 28: conhecendo-se

O facilitador formará duplas ou trios e solicitará que se apresentem entre eles de maneira diferente dizendo o nome, o que gosta, o que não gosta e alguma curiosidade, algo que poucas pessoas sabem. Essa apresentação vai acontecer no tempo de uma música escolhida pelos expressantes, que faz parte das suas memórias afetivas.

Dinâmica 29: olhando e conectando

O facilitador convida todos os expressantes a ficarem em pé e caminhar pela sala, se olhando e se conectando por meio do olhar, no tempo da música escolhida por eles. Ao terminar a música fazer uma roda e se sentar para a próxima atividade.

Dinâmica 30: enquanto criamos os nossos filhos, somos nós que crescemos

Objetivo: Ampliar o olhar, buscando uma perspectiva positiva diante dos desafios internos e externos que vivenciamos diariamente com a maternidade: "Erros são oportunidades valiosas de aprendermos sobre nós, sobre os outros e sobre a vida." Vivian Faria

Tempo de duração: 30 minutos.

Material: Quadro branco/*flipchart* ou papéis para serem colados direto na parede. – 2 canetas de cores diferentes (azul e vermelho, por exemplo) – Tiras de papel, de aproximadamente 21 × 7 cm (medida folha A4 dividida em 4 retângulos). – Fita durex ou massa adesiva

Como fazer? Criamos uma lista com 4 colunas

- Coluna 1: os desafios de comportamento da sua criança hoje (azul).
- Coluna 2: como você se sente/reage diante desses comportamentos (vermelho).
- Coluna 3: o adulto do futuro – quais características você deseja que sua criança desenvolva, que adulto você espera que ela se torne. (azul).
- Coluna 4: como você gostaria de se sentir/reagir (vermelho).

Os expressantes devem escrever suas respostas em letra legível nas tiras de papel, utilizando as cores correspondentes, e então preencher as colunas colocando suas respostas nos devidos espaços.

Perguntas provocadoras: roda de conversa/ finalização

- Após lermos juntos: "Vocês veem alguma relação entre as colunas?"
- "Podemos dizer que os erros/desafios são oportunidade para aprendermos? Um convite a desenvolver, em nós e com nossos filhos, as habilidades que desejamos no futuro?"

Se o grupo tiver dificuldade em visualizar essa relação entre o desafio e o aprendizado, o facilitador pode relacionar os itens entre as colunas, para exemplificar. Aponte a relação entre as cores: a coluna em azul está relacionada aos desafios do momento e a coluna em vermelho, com as habilidades que desejamos desenvolver.

Adaptação para oficina on-line: O facilitador compartilha a tela e preenche as colunas de acordo com a fala dos expressantes.

POSFÁCIO

Ao escrever, o autor apresenta um mundo de possibilidades por meio de suas palavras. E não foi diferente nesta obra. Cada coautora, para falar das emoções, usou a magia dos contos para ajudar as pessoas a olharem para as emoções e acender a luz da esperança nos corações.

Ao ler os textos originais da obra *Conto expressão*, lembrei-me de que ao receber o convite duplo da Claudine Bernardes – para escrever um conto para esta antologia e para escrever o posfácio da obra, fiquei lisonjeada por dois motivos: o primeiro, pelo convite ter vindo de uma pessoa que admiro pelo trabalho em educação emocional; e o segundo, por ser uma obra composta por contos, recontos e oficinas criadas por 30 mulheres, com o objetivo de auxiliar aqueles que buscam o crescimento do ser enquanto Humano (com letra maiúscula).

Esta obra é um baú repleto de joias, em que a maior riqueza está no significado contido em cada uma delas. Estes contos e oficinas possibilitam encontrar opções de atividades para o trabalho com a educação emocional. Os trabalhos vão direto ao coração do leitor/ouvinte que é convidado a viajar por reinos e florestas encantadas, onde vivem povos indígenas, reis, rainhas, fadas e, também, gente comum; onde, pela magia, as flores, árvores e animais, até falam.

Que nossos desejos como coautoras do *Conto expressão* sejam realizados, para que cada um desses trinta trabalhos possa colaborar na construção de um mundo novo e composto por pessoas emocionalmente melhores.

Maria Vilela George
Psicóloga e autora do conto "Mag e Nólia"

BIBLIOGRAFIA

ALVES, R. *A alegria de ensinar*. Papirus Editora, 2012.

ANDER-EGG, E. (1999). *El taller una alternativa de renovación pedagógica*. Río de la Plata: Editorial Magisterio.

BETTELHEIM, B. *Psicanálise dos contos de fadas*. 36. ed. Rio de Janeiro. Editora Paz e Terra, 2018.

BUSATTO, C. *A arte de contar histórias no século XXI: tradição e ciberespaço*. Petrópolis (RJ): Editora Vozes, 2007.

CASHDAN, S. *La Bruja debe morir: de qué modo los cuentos de hadas influyen en los niños*. Editorial Debate. 2017.

DIEZ RIENZI, L.; DOMIT PALAZUELOS, V. – La capacidad de los cuentos de hadas de desarrollar un horizonte de significado desde la niñez temprana.In: – *Odiseo, revista electrónica de pedagogía*. MÉXICO. AÑO 4, NUM. 7. JULIO-DICIEMBRE 2006. ISSN 1870-1477.

DURLAK, J. A.; WEISSENBERG, R. P. (2005). A major meta-analysis of positive youth developmental programs. Invited presentation at the Annual Meeting of the American Psychological Association. Washington, D.C.

HILLMAN, J. Myth and the quest for meaning, A note on story, by James Hillman. *Story telling and education*, Parábola, volumen IV, número 4, USA, 1979.

IBARRA LOPEZ, B. Educación emocional a través del cuento. Justo de la Rosa, Marisol. *La lectoescritura y la inteligencia emocional* (Ponencia). Ei Editora de la Infancia.

KISNERMAN, N. Los Talleres, ambientes de formación profesional. En el taller, *Integración de teoría y práctica*. Buenos Aires: Editorial Humanitas.

MAYA BETANCOURT, A. *El taller educativo*. Bogotá: Cooperativa Editorial Magisterio: Ed. 2, 2007.

MURRAY, R. *Receitas de olhar*. 3. ed. São Paulo: FTD,1999. (Coleção falas poéticas)

OKRI, B. (2015) *The Mystery Feast: Thoughts on Storytelling*. Clairview Books.

SOSA , G. M. (2002) *El taller estrategia educativa para el aprendizaje significativo*. Bogotá. Círculo de lectura Alternativa.

STEINER, R. *Os contos de fadas: sua poesia e sua interpretação*. 2. ed. São Paulo: Antroposófica, 2012.

ÍNDICE POR TEMAS

Aceitação do outro:
39-193-203-229-239

Acolher e expressar as emoções:
23-5 -73-167-185-193-271

Adaptar-se às mudanças:
39-65-99-125-143-185-193-203-211

Adolescência:
99-125-167-177

Ancestralidade:
99-159-177-221-239-263

Assertividade:
31-73-81-99-203

Autocompaixão:
39-91-255

Autoestima:
31-39-57-117-177-229-247-255

Autoconceito:
23-49-39-81-91-117-177-229-255

Autorresgate (autocuidado):
49-229-255-271

Bullying:
57-177

Compaixão:
117-133-247-263

Comunicação não violenta:
23-73-167-203

Consciência emocional:
23-167-193-239-271

Contato com a natureza:
221

Criatividade:
49-109-221

Cura interior:
23-49-81-133-159-185-239

Divórcio:
49-247

Dores do maternar:
65-91-151-271

Empatia:
39-109-117-203-221-229-247

Gestar:
91-159-271

Gratidão:
203-211

Identidade pessoal frente ao grupo:
57-73-99-177-203-239

Integração das polaridades:
23-185-239

Medo (acolher e afrontar):
65-125-133-159

Memórias Afetivas:
143-211-263

Morte (luto):
159-211

Mudar de cidade:
125-177

Nascimento (filho):
65-91-159-271 – **(irmão):** 193

Raiva – Frustração:
23-167-193

Reconhecer a história pessoal:
39-91-177-239-263

Relacionamentos abusivos:
31-39-73-81-177-203

Relacionamento familiar:
65-81-151-177-193-203-239-185

Relacionar-se melhor:
23-39-73-81-109-151-167

Resgate da identidade:
31-39-49-81-99-117-143-229-255

Resiliência:
31-39-57-81-177-185-211

Respeito:
109-151-203-221-263

Ressignificação de dores e traumas:
49-133-143-159-185-211-247

Sentido da vida:
39-125-143-185

Trabalho em equipe:
39-203-221

Tristeza:
39-49-65-117-247

Valorização do idoso e suas histórias:
39-203-211-263

Vínculo familiar:
65-91-125-151-177-193-239-263-271

Materiais complementares para oficinas

Escaneando o QR code ao lado com o seu celular, você terá acesso aos materiais complementares das oficinas, além de outros presentes exclusivos.

Nem todas as oficinas necessitam de um complemento para sua aplicação, mas algumas requerem moldes, modelos ou fotos demonstrativas para trazer mais clareza e para servir de apoio na hora do preparo e da realização da oficina. Outras oficinas necessitam do material  complementar, do contrário será difícil a sua correta aplicação. Portanto, não deixe de baixar o material. No caso de ter algum problema para acessá-lo, ou dúvidas sobre determinada oficina, basta entrar em contato com as coautoras do livro.